もう悩まない！
喘息・COPD・ACOSの外来診療

名医が教える 吸入薬の使い分けと効果的な指導法

田中裕士［編］

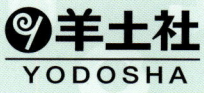

謹告

本書に記載されている診断法・治療法に関しては，発行時点における最新の情報に基づき，正確を期するよう，著者ならびに出版社はそれぞれ最善の努力を払っております．しかし，医学，医療の進歩により，記載された内容が正確かつ完全ではなくなる場合もございます．

したがって，実際の診断法・治療法で，熟知していない，あるいは汎用されていない新薬をはじめとする医薬品の使用，検査の実施および判読にあたっては，まず医薬品添付文書や機器および試薬の説明書で確認され，また診療技術に関しては十分考慮されたうえで，常に細心の注意を払われるようお願いいたします．

本書記載の診断法・治療法・医薬品・検査法・疾患への適応などが，その後の医学研究ならびに医療の進歩により本書発行後に変更された場合，その診断法・治療法・医薬品・検査法・疾患への適応などによる不測の事故に対して，著者ならびに出版社はその責を負いかねますのでご了承ください．

序

　呼吸器・アレルギー領域の外来治療で最も困るのは，喘息やCOPDの診断だと思われます．次にガイドラインに準じた治療を行ってもうまくいかないときの次の一手をどうするか．本書はこの2点に絞って，日常診療に役立つ実践の書として企画されました．

　私自身は28年間札幌医科大学で呼吸器・アレルギー領域の研究・診療・教育に携わった後に，大学の目の前で専門内科を開業しましたが，このとき大学病院と市中クリニックとで大きなギャップがあることを知りました．大学診療では解決済みと思われた気管支喘息，COPD（従来の肺気腫と慢性気管支炎），ACOS（気管支喘息とCOPDのオーバーラップ症候群）の初期像が典型的でないことも多く，1つの症状に多くの疾患が関与していたり，隠蔽されているため診断に迷うことが多いことに気づかされたのです．また，重症例・難治例が予想より多く，50m先の私の大学外来にこれまでなぜ来院しなかったのかの理由にも驚かされました．それは単に「大学病院で診療しているのを知らなかった」というものでした．

　外来で診る喘息やCOPDは，高血圧，動脈硬化，糖尿病などのように数値で診断できる疾患とは異なり，問診・病歴聴取・聴診が重要です．胸部X線も除外診断には有用ですが，喘息・COPD・ACOSの重症度，治療方針を立てるうえでは非力です．本書ではこのような状況を理解されている専門医で名医の先生がたの助けをお借りして，第一線で診療されている幅広い層の医療関係者に，根拠のある明日から使える診断方法と，吸入薬の使い分けや患者指導を解説していただきました．さらに，第一線での診療を経験しているからわかること，これまでの教科書では書きづらかったことまで，図表を豊富に使ってわかりやすく解説することを心がけました．本書の内容が喘息・COPD・ACOSの適切な診断・治療に少しでもお役に立てればと願っております．

　最後になりましたが，本書の企画から出版に至るまで御尽力いただきました羊土社の鈴木美奈子氏・山村康高氏に深謝いたします．

2016年2月

NPO法人　札幌せき・ぜんそくアレルギーセンター 理事長
医療法人潮陵会　医大前南4条内科 院長
田中裕士

もう悩まない！
喘息・COPD・ACOSの外来診療

名医が教える吸入薬の使い分けと効果的な指導法

contents

- 序 .... 田中裕士

序章　目で見る喘息・COPD・ACOS

1. まずは，喘息・COPD・ACOSの違いを3次元的にイメージしよう .... 田中裕士　10
2. 喘息・COPD・ACOSの鑑別はどう進める？ .... 松永和人　15
3. 4次元的に病態をイメージする .... 田中裕士　20

第1章　胸部X線から読み取れるもの

1. COPD・ACOSでの見えない肺炎，肺癌と肺過膨張 .... 福家　聡　29
2. 喘息の気管支陰影のボケ像と粒状陰影 .... 田中裕士　38

- 聴診ミニレクチャー 🔊 audio .... 福家　聡　47

第2章　プライマリでの一発診断・鑑別

1. 病歴・治療歴から見えてくる診断 .... 加藤元一　50
2. 「咳」から診断する方法 .... 松瀬厚人　55
3. 感冒での受診は診断のよいきっかけ .... 加藤　冠　62
4. 視診・聴診・呼吸方法 🔴movie .... 金子教宏　67
5. どんな呼吸困難を見逃してはいけないのか？ 🔴movie ... 田中裕士　72
6. 無視できない咽頭後壁の発赤 .... 田中裕士　78

休憩室 実はマスクの種類で異なる予防効果 〜PM2.5対策 .... 田中裕士　84

第3章　治療薬の基本

1. 吸入ステロイド薬 〜ICS，ICS/LABA配合剤 .... 保澤総一郎　86
2. 吸入抗コリン薬・吸入β_2刺激薬 〜LAMA，LABA，LAMA/LABA配合剤 ... 津田　徹　96
3. 非吸入薬 〜ロイコトリエン受容体拮抗薬，テオフィリン，去痰薬 ... 福永興壱　113

休憩室 アレルギーは食べ物から治す!? 〜抗炎症性脂質メディエーター .... 福永興壱　122

第4章　患者さんに喜ばれる外来診療

1. 吸入薬の使い分けの本音① 〜喘息で使用する吸入薬 .... 大道光秀　123
2. 吸入薬の使い分けの本音② 〜COPD治療の基本は気管支拡張薬！ ... 金子教宏　130
3. 吸入指導法でこんなに臨床効果が違う .... 大林浩幸　139
4. 喘息治療のステップダウンをどうするか？ .... 田中裕士　148
5. 喘息は季節によって治療薬を変更する .... 田中裕士　153
6. 効率のよい外来診療 .... 平松哲夫　157
7. 治療費を安くするにはどうしたらよいのか？ .... 田中裕士　163

休憩室 温泉療法 〜どこの温泉にエビデンスがあるのか .... 加藤　冠　166

第5章　専門医へのコンサルトのポイント

1．喘息関連疾患 .... 松瀬厚人　167
2．COPD・ACOS関連疾患 .... 松永和人　171

第6章　名医から学ぶ外来診療ケースファイル（北から南へ）

1．長期に受診しなかったが呼吸機能がよかった喘息患者 .... 大道光秀　177
2．COPD？　それともACOS？　〜呼吸音からの診断 🔊 audio .... 福家　聡　180
3．肺癌を合併するCOPD患者の診断 .... 金子教宏　183
4．睡眠障害を合併する喘息患者 .... 平松哲夫　187
5．吸入薬変更により喘息が改善した例 .... 大林浩幸　190
6．吸入薬により口渇を訴えるCOPD患者への対応 .... 加藤元一　193
7．診断に苦慮した例 .... 保澤総一郎　195
8．重積発作をきたしたACOSの10年間の経過 .... 津田　徹　197

◆ 索　引 200

WEB付録
動画・聴診音の視聴方法のご案内

- ▶movie ◀audio のマークのある稿では，視診・聴診の動画や呼吸音を視聴できます．
- 紙面の **QRコード** を読み込むことによって，お手持ちの端末でご覧いただけます．

> QRコードのご利用には，専用の「QRコードリーダー」が必要となります．
> お手数ですが各端末に対応したアプリケーションをご用意ください．
> ※QRコードは株式会社デンソーウェーブの登録商標です．

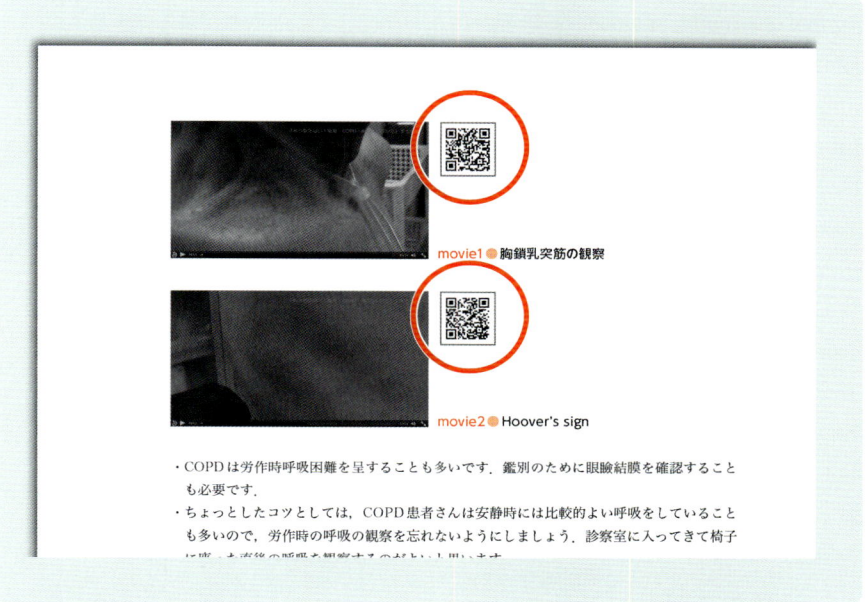

- また，弊社ホームページの**本書特典ページ**からも動画をご覧いただけます
  （本書特典ページへのアクセス方法は以下をご参照ください）．

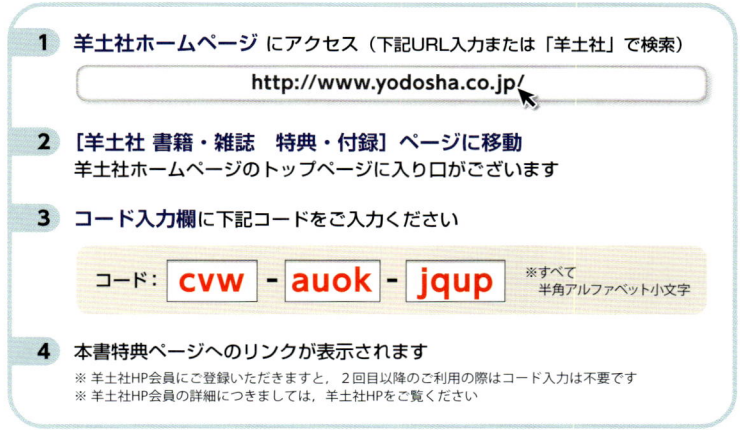

1. 羊土社ホームページ にアクセス（下記URL入力または「羊土社」で検索）
   http://www.yodosha.co.jp/
2. ［羊土社 書籍・雑誌 特典・付録］ページに移動
   羊土社ホームページのトップページに入り口がございます
3. コード入力欄に下記コードをご入力ください
   コード：**cvw** - **auok** - **jqup**　※すべて半角アルファベット小文字
4. 本書特典ページへのリンクが表示されます
   ※ 羊土社HP会員にご登録いただきますと，2回目以降のご利用の際はコード入力は不要です
   ※ 羊土社HP会員の詳細につきましては，羊土社HPをご覧ください

略語一覧

略語	欧文	日本語
ABPA	allergic bronchopulmonary aspergillosis	アレルギー性気管支肺アスペルギルス症
ACOS	asthma-COPD overlap syndrome	喘息COPDオーバーラップ症候群
ACT	asthma control test	
AERD	aspirin-exacerbated respiratory disease	
BAC	brochioloalveolar carcinoma	細気管支肺胞上皮癌
CDTM	collaborative drug therapy management	共同薬物治療管理
COPD	chronic obstructive pulmonary disease	慢性閉塞性肺疾患
CPAP	continuous positive airway pressure	
DL_{CO}	diffusing capacity of CO	
DPB	diffuse panbronchiolitis	びまん性汎細気管支炎
DPI	dry powder inhaler	ドライパウダー吸入器
EGPA	eosinophilic granulomatosis with polyangiitis	好酸球性肉芽腫性多発血管炎
ESS	Epworth Sleepiness Scale	エプワース眠気尺度
FSSG	frequency scale for the symptoms of GERD	
GERD	gastroesophageal reflux disease	胃食道逆流症
GGO	ground glass opacity	すりガラス陰影
GINA	Global Intiative for Asthma	
GOLD	Global Initiative for Chronic Obstructive Lung Disease	
ICS	inhaled corticosteroid	吸入ステロイド薬
ISI	Insomnia Severity Index	不眠重症度指標
LABA	long-acting β_2 agonist	長時間作用性β_2刺激薬
LAMA	long-acting muscarinic antagonist	長時間作用性抗コリン薬
NaSSA	noradrenergic and specific serotonergic antidepressant	ノルアドレナリン作動性・特異的セロトニン作動性抗うつ薬
NSAIDs	nonsteroidal anti-inflammatory drugs	非ステロイド性抗炎症薬
pMDI	pressurized metered-dose inhaler	加圧噴霧式定量吸入器
PSQI	Pittsburgh Sleep Quality Index	ピッツバーグ睡眠質問票
QIDS-J	Quick Inventory of Depressive Symptomatology	簡易うつ症状尺度
SABA	short-acting β_2 agonist	短時間作用性β_2刺激薬
SMART	single inhaler maintenance and reliever therapy	
SMI	soft mist inhaler	ソフトミスト吸入器
SPMs	specialized pro-resolving mediators	
VCD	vocal cord dysfunction	声帯機能不全

もう悩まない!
喘息・COPD・ACOSの
外来診療
名医が教える吸入薬の使い分けと効果的な指導法

序章　目で見る喘息・COPD・ACOS

1. まずは，喘息・COPD・ACOSの違いを3次元的にイメージしよう

田中裕士

ここがポイント！

- 中枢気道病変では喘息とACOSは類似している
- 末梢気道病変ではCOPDとACOSは類似している
- 喘息発作をくり返すと気道リモデリングが進行して気管支内腔が狭小化する

　呼吸困難をきたす気管支疾患の代表は，これまでは**喘息**と**COPD**（chronic obstructive pulmonary disease, 慢性閉塞性肺疾患）でしたが，2014年から新しい概念として米国呼吸器疾患学会（ATS）から**ACOS**（asthma-COPD overlap syndrome, 喘息COPDオーバーラップ症候群）が提唱されました．この疾患は新しく出てきたものではなく，以前から喘息発作類似の増悪を示すCOPD患者，または喫煙をしている喘息患者として多くの研究から除外されていた一群をまとめたものと考えてよいでしょう．詳しい定義などについては**序章-2**で述べられますので，**表1**にその概略をまとめました．お気付きのようにその定義には，吸入気管支拡張薬に対する反応が大きくクローズアップされていますが，実際の病理学的所見についてはほとんど述べられておらず，疾患をイメージできない状況になっています．

　そこで本稿では，筆者の臨床経験に基づいて喘息，COPD，ACOSの中枢気道から末梢気道・肺胞までの病理像をイメージで捉えていただくことを目的に**図1，2**を作成しました．

表1 ● 喘息，COPDおよびACOSの臨床上の特徴

	喘息	COPD	ACOS
年齢	すべての年齢	通常40歳以上	40歳以上だが，小児時期や成人で症状あり
気管支拡張薬吸入後の1秒率<70%	治療や自然に改善する	COPDの診断に必須で存在	通常あり
気管支拡張薬吸入前後の1秒量（FEV_1）の変化量が200 mL以上かつ12%以上	通常あり しかし，治療でよくコントロールされている場合にはない	FEV_1が低い例であることもある しかしACOSを考慮	FEV_1が低い例であることもある しかしACOSを考慮
気管支拡張薬吸入前後の1秒量の変化量が400 mL以上かつ12%以上	喘息の可能性が高い	通常ない	ACOSの診断で妥当

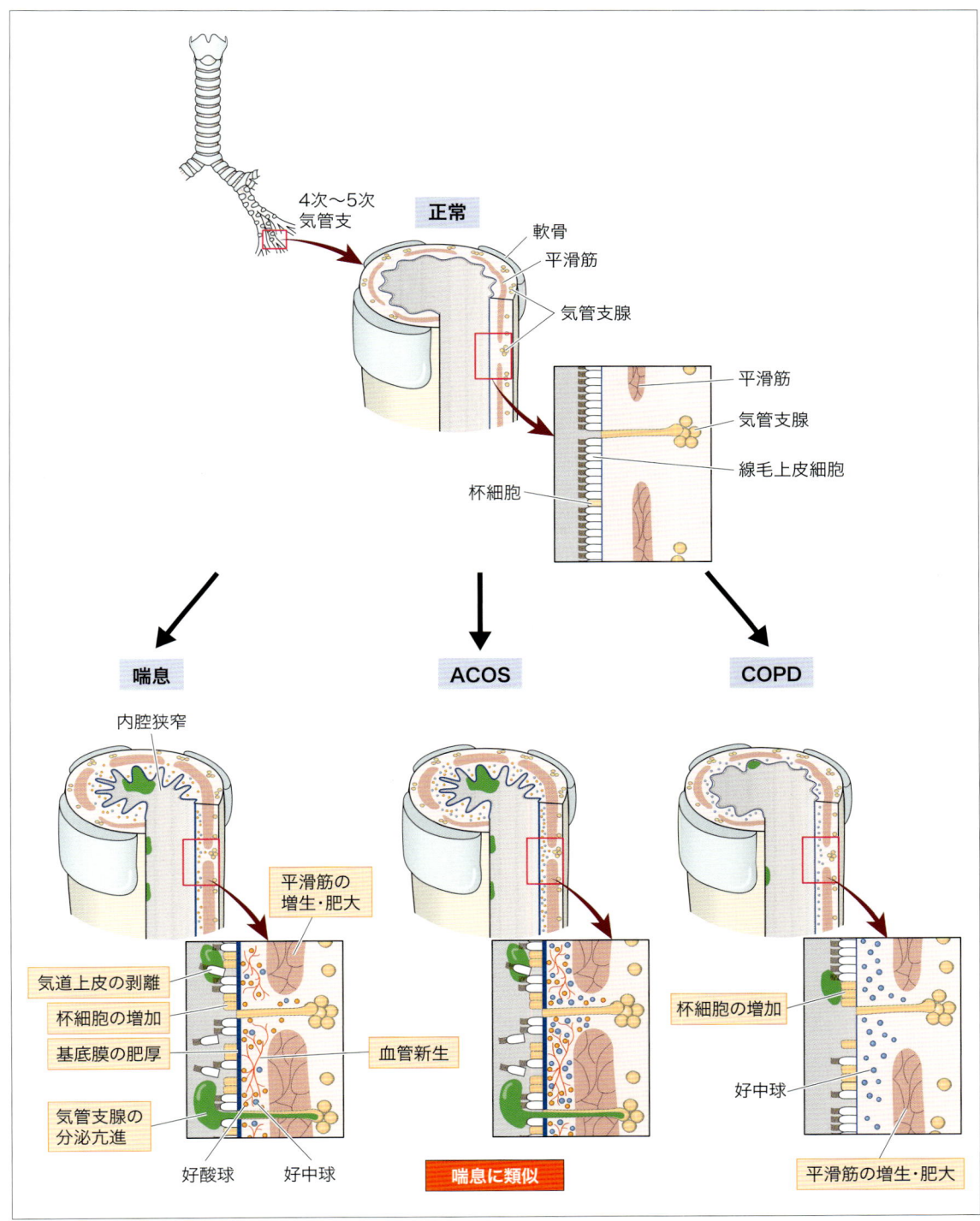

図1 ● 喘息・COPD・ACOSの中枢気道（4〜5次気管支）の壁の変化

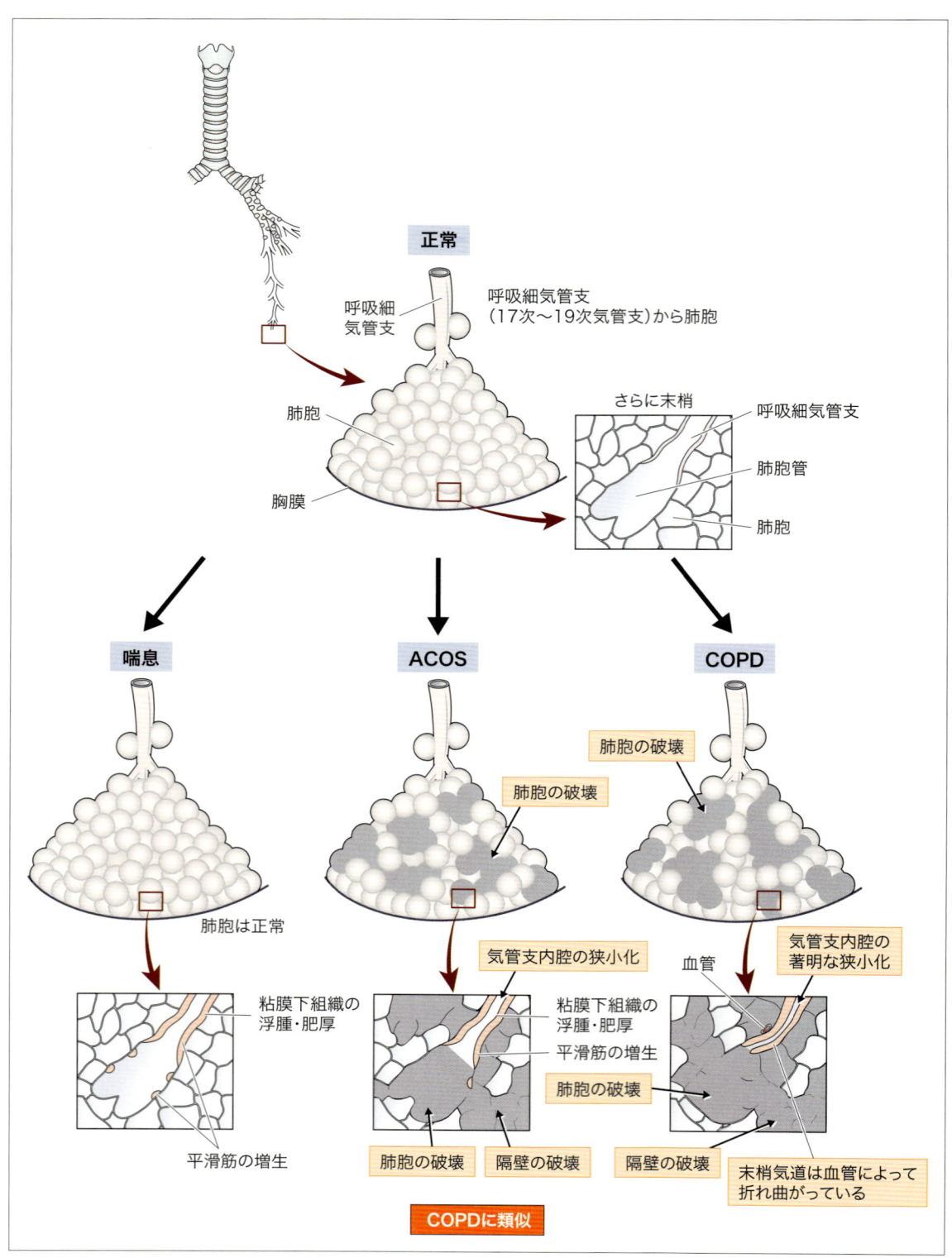

図2 喘息・COPD・ACOSの末梢気道（内径2mm以下）の壁の変化

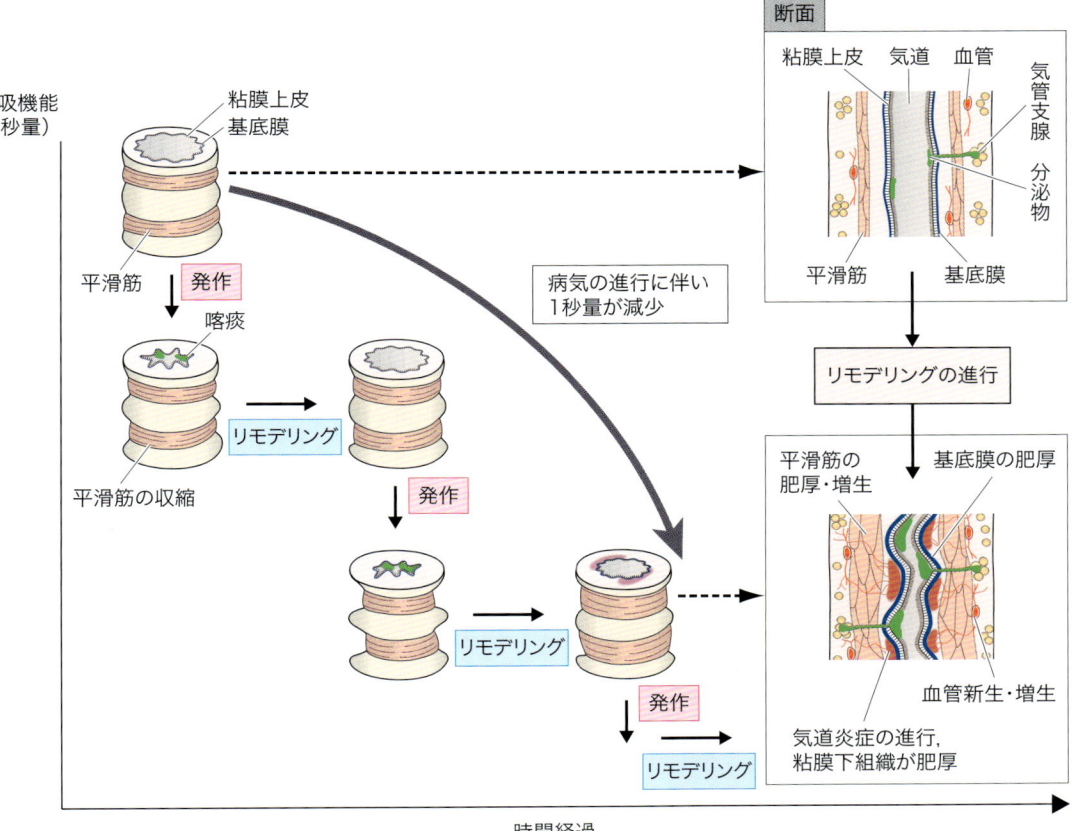

図3 ● 喘息発作をくり返すと気道リモデリングが進行して気管支内腔が狭小化し，呼吸機能が低下する

1 喘息の病態

　喘息は**慢性気道炎症**で，**好酸球**を主体とした炎症が長く継続することにより，気道が過敏となり気管支平滑筋が少しの刺激でも収縮するようになります．その病態は**中枢気道〜末梢気道にかけて起こりますが，肺胞には炎症は起こりません**．図3に示したように，喘息発作が起こるたびに気道リモデリングが進行し，呼吸機能が次第に悪化しますので，治療目標は「**一度でも喘息発作を起こしてはいけない**」ということになります．**気道リモデリング**とは，高血圧での動脈硬化と類似した病態で，気道線毛上皮の杯細胞化，基底膜の肥厚，粘膜下組織での炎症や細胞外器質沈着，気道平滑筋の増生，血管新生・増生，気管支腺の増生などにより，**気管支壁の肥厚**が起こり最終的に**気道内腔の不規則な狭窄**が起こります．

2 COPDの病態

　COPDの病態は喫煙が原因で起こる**中枢と末梢の両方の気道の炎症**と**肺胞の破壊**です．以前は慢性気管支炎と肺気腫と呼んでいた疾患で，100％慢性気管支炎のみという症例はなく，また100％肺気腫のみという症例もなく，それぞれある程度の割合で合併しているため両方

合わせてCOPDという名称になりました．

　図1，2に示したように，COPDは中枢気道よりも末梢気道に病変の主体があり，呼吸細気管支（気管分岐部から17〜19回分岐した気管支）がおそらくは病変の始まりとされており，それより末梢の肺胞の破壊が最も特徴的です．末梢気道とは内径が2 mm以下の気管支をさしますが，図2右下に示したように，末梢気道は肺胞の壁によって外側に引っ張られることでようやく内腔の開存を維持しています．したがって，COPDではその外側に引っ張られる張力が弱いため簡単に**末梢気道の狭窄**をきたし，**呼吸困難**を引き起こします．

3　ACOSの病態

　ACOSは**中枢気道から呼吸細気管支までは喘息と類似，肺胞はCOPDと類似**していると考えたほうが理解しやすいと思います．ACOSの呼吸細気管支は喘息と異なり，平滑筋は増生していますが，肺胞がある程度破壊されていますので，喘息発作が改善しても元に戻りません（**図2中央下**）．ACOSではウイルス感染などにより喘息発作を起こしやすく，呼吸機能が元に戻りづらいため，喘息・COPD・ACOSのなかでは呼吸機能の経時的な低下が最も著しいことが予測されます．

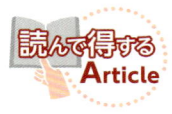

1) Asthma, COPD and Asthma-COPD Overlap Syndrome（ACOS）: The global strategy for asthma management and prevention and the global strategy for the diagnosis, management and prevention of chronic obstructive pulmonary disease 2014
http://www.goldcopd.org/uploads/vsers/files/AsthmaCOPDOverlap.pdf
↳ ACOSの診断・治療の初めてのバイブルです．

序章　目で見る喘息・COPD・ACOS

2. 喘息・COPD・ACOSの鑑別はどう進める?

松永和人

ここがポイント!

- 喘息・COPD・ACOSは病態生理や予後が異なるため，鑑別を行ったうえで治療薬を選択する
- 症候学的診断とスパイロメトリーに基づいて初期治療を開始し，有効性を判定する
- 正確な病歴や呼吸機能の評価が困難な場合には，柔軟に治療薬を調節する

喘息，COPD，ACOSとは?

　喘息とCOPD（chronic obstructive pulmonary disease：慢性閉塞性肺疾患）は病因，炎症機序，気道の障害部位，症状，薬物療法に対する反応性が異なり独立した疾患と考えられていますが，両疾患の特徴がオーバーラップする症例が存在します．喘息患者のなかには，労作時呼吸困難を主訴とし，正常に復することのない気流閉塞を示す場合があります．一方，COPD患者のなかには気管支拡張薬で1秒率が正常化しなくても，大きな気道可逆性を認める場合があります．このように，喘息の特徴とCOPDの特徴を併せ持ち，持続性気流閉塞を有する疾患を **ACOS**（asthma-COPD overlap syndrome，喘息COPDオーバーラップ症候群）と呼称することが提唱されています．各疾患の定義を**表1**に示します．

表1 ● 喘息，COPD，ACOSの定義（GINA 2015）

喘息	・喘息は不均一な病態を呈する疾患で，通常は気道の慢性炎症を特徴とする ・可逆性の気流制限を伴い，経時的に強度が変動する喘鳴，息切れ，胸部絞扼感，咳などの呼吸器症状の病歴で特徴付けられる [GINA 2015]
COPD	・COPDとは予防や治療が可能なよくみられる疾患であり，持続性の気流制限を特徴とする．この気流制限は，通常，進行性で有害な粒子やガスに対する気道および肺の慢性炎症反応の亢進と関連している ・増悪および併存症が，個々の患者の全般的な重症度に悪影響を及ぼす [GOLD 2015]
喘息COPDオーバーラップ症候群（ACOS）	・ACOSは喘息とCOPDの特徴を併せ持ちながら，持続性の気流制限を呈する

文献1より引用

15

2 なぜ鑑別が必要なのか？

1) ACOSの診断が困難な場合

　高齢者や喫煙者の閉塞性肺疾患では，喘息とCOPDが高率に合併していると報告されていますが，ACOSには両疾患の合併が明らかなものと，両者の特徴を呈するがどちらとも診断できないものが含まれます．若年発症の喘息患者が喫煙を続けCOPDを併発するような典型例の診断は容易ですが，COPD患者が高齢発症型喘息を併発する場合や，典型的な症状に乏しく未診断の喘息患者が中高齢期に正常に復さない気流閉塞を指摘されCOPDと診断された場合などは，ACOSの診断が困難で，適切な治療の導入が遅れる可能性があります．

2) 各疾患の治療薬の選択は？

　喘息は好酸球優位の気道炎症を本態とし，変動性を持った気道狭窄（喘鳴，呼吸困難）で特徴付けられる疾患であり，気管支拡張薬を単独で使用すべきでなく，**吸入ステロイド薬（inhaled corticosteroid：ICS）が治療の中心**となります．

　COPDは吸入された有害粒子により肺が傷害され，持続する高度な気流閉塞（労作時呼吸困難）が存在するため，**気管支拡張薬が薬物療法の基本**となります．通常のCOPDでは好酸球性気道炎症に乏しく，吸入ステロイド薬による単独治療は承認されていません．

　一方，**ACOSの治療においては吸入ステロイド薬を含めることが重要**であり，症状や気流閉塞の程度に応じて**気管支拡張薬を併用**します．また，喘息やCOPDの単独病態と比べて，ACOSでは気流閉塞の進行が速く，増悪が高頻度であり，長期予後が不良であることが知られています．

　このように喘息，COPD，ACOSは病態生理や予後が異なるため，鑑別診断を行ったうえで，治療薬を選択することが推奨されています．しかし，喘息には典型的な発作性の呼吸困難や喘鳴がなく咳嗽のみが持続する「咳喘息」なども含まれ，明確な診断基準は確立されていません．そのため「喘息でない」ことを診断することは容易ではありません．

　ただし，吸入ステロイド薬が基本治療であるのは喘息とACOSであり，**「吸入ステロイド薬の効果が期待しにくい」症例**を予測することは治療薬の選択に有用です．現在，喘息でもCOPDでも喀痰中や血中の好酸球増多や呼気一酸化窒素濃度の上昇など好酸球性炎症の存在を示唆する所見がなければ，吸入ステロイド薬の治療効果が乏しいことが報告されています．

　実臨床においては，病歴，症状，呼吸機能の評価に基づいて初期治療薬を選択し，効果と副作用をモニタリングしながら治療薬の調節を行っていくことが重要です．正確な病歴や呼吸機能の評価が困難な症例が存在することからも，臨床診断に囚われることなく，個々の患者に応じた柔軟な治療戦略が求められます．

3 実地臨床における鑑別診断の進め方

　喘息，COPD，ACOSの鑑別診断の進め方として，**「慢性気流閉塞を示す疾患への症候群的アプローチ」**が推奨されています．これは図1に示したように，STEP 1〜STEP 5まで段階的に鑑別のアプローチを進めていく方法です．

　まずSTEP 1として，表2に示した病歴・身体所見・画像所見を参考に，**慢性気道疾患の**

STEP1	慢性気道疾患の診断	（表2参照）
STEP2	成人における症候群的診断	（表3参照）
STEP3	スパイロメトリー	（表4, 5参照）
STEP4	初期治療	（表6参照）
STEP5	専門医への紹介	

図1● 喘息，COPD，ACOSの鑑別診断の進め方
文献1をもとに作成

表2● STEP 1（慢性気道疾患の診断）の要点

病歴	・慢性的または反復する咳や痰，息切れや喘鳴，くり返される急性下気道感染症の存在 ・過去に喘息やCOPDと診断された病歴 ・過去に吸入薬で治療を受けた病歴 ・喫煙歴や大気汚染や職業的に有害な粒子やガスへの曝露歴
身体所見	・時に正常 ・慢性気道疾患の特徴である肺過膨張所見や呼吸不全の存在 ・喘鳴やラ音などの異常な聴診所見
画像所見 （胸部X線・胸部CT）	・早期症例では時に正常 ・過膨張所見，気道壁肥厚，エアートラッピング，ブラや気腫病変の存在 ・気管支拡張症，肺結核などの肺感染症，間質性肺炎，心不全などの鑑別診断が必要

文献1をもとに作成

存在を判定します．慢性気道疾患が示唆される場合には，**STEP 2の症候学的診断**に進みます（表3）．ここで，喘息らしさ，COPDらしさの特徴のなかから，おのおの**3項目以上の陽性所見**があれば喘息もしくはCOPDを強く疑います．また，同一患者が喘息とCOPDの特徴を併せ持つ場合はACOSを考慮します．

次に，より確実な診断のために**STEP 3のスパイロメトリー**を行います（表4）．喘息，COPD，ACOSの典型的なスパイロメトリーの所見を表5に示します．喘息では気管支拡張薬投与後の気道可逆性が大きく，1秒率も正常化しています．一方，COPDでは気道の可逆性がほとんど認められず，気管支拡張薬投与後でも高度な気流閉塞を認めています．ACOS症例では気管支拡張薬を投与しても正常に復さない気流閉塞が残存していますが，有意な気道可逆性を認めています．

ここまでの症候学的診断とスパイロメトリーの結果を踏まえ，**STEP 4**として**初期治療**を開始します．表6に示したように，ACOSと診断した症例における治療の基本は喘息に準じた治療であり，吸入ステロイド薬を中心とした治療となります．その後，必要に応じてSTEP 5の専門医への紹介を行います．専門医への紹介が推奨されるケースについては第5章で詳しく述べます．

表3 ● STEP 2（症候学的な診断）の要点

特徴	喘息らしい症候	COPDらしい症候
発症年齢	☐ 20歳以前	☐ 40歳以上
呼吸器症状のパターン	☐ 分，時間，1日単位での変動 ☐ 夜間や早朝の悪化 ☐ 運動，大笑いなどの感情，埃やアレルゲン曝露が引き金になる	☐ 治療にもかかわらず症状が持続 ☐ よい日も悪い日もあるが，常に日常的に症状があり，労作時呼吸困難がある ☐ 誘因に関係なく，慢性の咳・痰が続く
呼吸機能	☐ 気流閉塞の変動がみられる（スパイロメトリー，PEF）	☐ 持続的気流閉塞がみられる（気管支拡張薬使用後の1秒率70％未満）
寛解時の呼吸機能	☐ 正常	☐ 異常
既往歴 家族歴	☐ 医師による過去の喘息診断 ☐ 喘息やアレルギー疾患の家族歴	☐ 医師による過去のCOPD，慢性気管支炎，肺気腫の診断 ☐ タバコ煙やバイオマス燃料などリスク因子への過度の曝露
時系列変化	☐ 症状の経年悪化はない．季節や年により変化がある ☐ 自然に，または気管支拡張薬で即効的に，ICSにより週単位で改善する	☐ 症状は徐々に悪化する（年単位で悪化する） ☐ 即効性の気管支拡張薬の救済効果は限定的
胸部X線写真	☐ 正常	☐ 高度な過膨張（重症例）

> おのおの3項目以上の陽性所見があれば，喘息もしくはCOPDを強く疑う
> 同一患者が喘息とCOPDを疑う所見を併せ持つ場合は，ACOSを考慮する

文献1をもとに作成

表4 ● STEP 3（スパイロメトリー）の要点

特徴	喘息	COPD	ACOS
気管支拡張薬投与前後で1秒率が正常	診断に合致する	診断に合致しない	他の慢性気流制限が存在しない限り合致しない
気管支拡張薬投与後1秒率<0.7	気流制限を示唆するが，一時的であり治療介入により改善する可能性あり	GOLDの診断基準として必須	通常は認める
予測1秒量≧80％	診断に合致する（コントロール良好例もしくは症状間欠例）	（気管支拡張薬投与後1秒率<0.7であれば）軽度気流制限のGOLD病期として合致する	軽症ACOSの診断に合致
予測1秒量<80％	診断に合致する 喘息増悪の危険因子	気流制限が重症であることや将来のイベント（例えば死亡やCOPD増悪）のリスクを示唆する	気流制限が重症であることや将来のイベント（例えば死亡や増悪）のリスクを示唆する
気管支拡張薬投与後1秒量12％以上かつ200 mL以上増加	喘息の経過として典型的であるが，コントロール良好例や治療薬使用例では認めない場合がある	1秒量が低い場合には認めてもよいが，ACOSも考慮されないといけない	1秒量が低い場合には認めてもよいが，ACOSも考慮されないといけない
気管支拡張薬投与後1秒量12％以上かつ400 mL以上増加	喘息の可能性が非常に高い	COPDとしては非典型 ACOSを考えるべき	ACOSの診断に合致

文献1より引用

表5 ● スパイロメトリー所見

症例	喘息（20歳 男性）	COPD（67歳 男性）	ACOS（62歳 男性）
気管支拡張薬後の1秒率	76.8%	26.8%	46.0%
気管支拡張薬前の1秒量（%予測値）	2.18 L（54.6%）	1.11 L（37.5%）	1.26 L（45.5%）
気管支拡張薬後の1秒量（%予測値）	2.84 L（71.2%）	1.04 L（35.1%）	1.55 L（56.0%）
1秒量の変化量（改善率）	+660 mL（+30.3%）	-70 mL（-6.3%）	+290 mL（+23.0%）
フローボリューム曲線 吸入前 ── 吸入後 ──			

表6 ● STEP 4（初期治療の選択）の要点

診断	喘息	喘息の特徴がある	両方の特徴がある	COPDの特徴がある	COPD
診断の確からしさ	喘息	おそらく喘息	ACOSの可能性	おそらくCOPD	COPD
治療	喘息治療薬　LABA単剤治療は避ける	喘息治療薬　LABA単剤治療は避ける	ICSとLABAかつ/またはLAMA考慮	COPD治療薬	COPD治療薬

※喘息とCOPDのガイドラインを参考にする
文献1より引用

1) GINA Report Global Strategy for Asthma Management and Prevention. Global Intiative for Asthma (GINA) 2015. http://www.ginasthma.org/
　喘息とCOPDは独立した疾患ですが，両疾患の特徴が合併する症例が存在します．喘息の特徴とCOPDの特徴を併せ持ち，持続性気流閉塞を有する疾患を，喘息COPDオーバーラップ症候群と呼称することが提唱されました．

序章 目で見る喘息・COPD・ACOS

3. 4次元的に病態をイメージする

田中裕士

ここがポイント！

- 気管支・肺病変を3次元的に捉え，さらに時間軸を加えて4次元的に病態をイメージすることで途中から別な病態へ変化しても柔軟に対応できる
- 喘息・COPDが進行すると気道は狭窄・変形し（気道リモデリング），ACOSはこれら2つの疾患病態が共存している
- COPDは喫煙などにより，呼吸細気管支が破壊され，連続している肺胞が拡大する
- 喘息は気管支壁に慢性炎症が生じるため，発作時には喀痰で気管支が狭窄・閉塞するが，肺胞の構造は最後まで保たれている
- ACOSは呼吸細気管支・肺胞の破壊と，気管支壁の炎症による狭窄があり，喘息・COPDと比べ，経過によって増悪しやすくなり，呼吸機能も悪化しやすい

1 気道構造から病気を考える

　喘息・COPD・ACOSでは，安定期では気管・気管支・細気管支（気道）に狭窄・変形など**気道リモデリング**が起こり，増悪期にはさらに気道の狭窄・閉塞が起こることが特徴ですが，それらの違いを頭で3次元的に構築し，それを時間軸で変化を想像するのは至難の業です．
　気道は図1に示すように，代表的な下葉では23回同大に分岐して肺胞に至ることが知られていますが，各葉により分岐回数が少ないものもあります．内腔の直径で便宜的に**中枢気道**と**末梢気道**に分けて考えられています．喘息は中枢気道の病変で，COPDは末梢気道から肺胞にかけて病変が強く存在する傾向があり，ACOSでは両方の特徴があります．
　気道リモデリングを一目で理解するのには気管支キャストが最もわかりやすいです．このキャストはカルガリー大学のGreen教授（図2）が大学と医師会での教育目的で作製されたもので，剖検肺と手術切除肺に対し，4日間陰圧でシリコンを呼吸細気管支まで注入して作製されています[1,2]．図3の気管支キャストを比較してもらうと，健常者では気管支の内面がスムーズで，気管支内腔の狭窄・閉塞がほとんどないことに気がつきます．

2 COPDにおける末梢気道病変の進行を4次元的に理解する

　図3-Dに示したように，COPDの気管支キャストでは，次のような状態が観察できます．

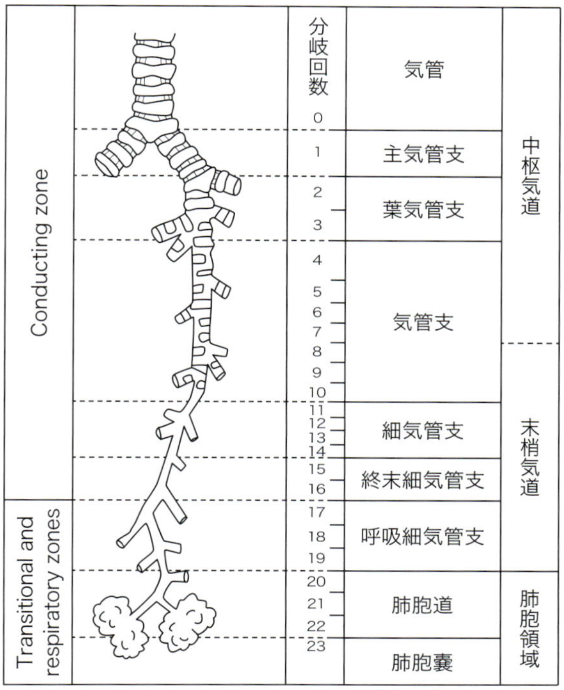

図1● 気管支分岐の命名

中枢気道は内径2 mm以上で1次〜7，8次気管支まで，末梢気道は内径2 mm以下の7，8次気管支以降としている

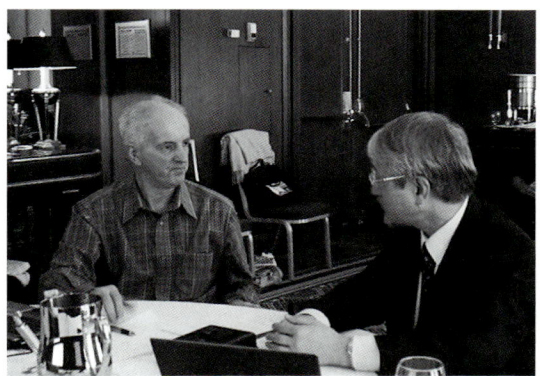

Prof. Green FHY　　　　　　　　　　　著者

図2● 気管支キャスト製作者のGreen教授

①破壊された呼吸細気管支
②比較的正常な中枢気管支
③細くなり，一部折れ曲がっている末梢気管支

　このことは，初期には喫煙などによる有害物質が沈着しやすい呼吸細気管支が先に破壊され（図4），好中球を主体とした炎症が肺胞や中枢の気管支にも及ぶことを示しています（図5）．したがって，CTで低吸収域（LAA）として認められるのは，呼吸細気管支〜肺胞にかけての気腔の破壊による異常拡大であることが理解されます（**序章-1 図2**参照）．その後こ

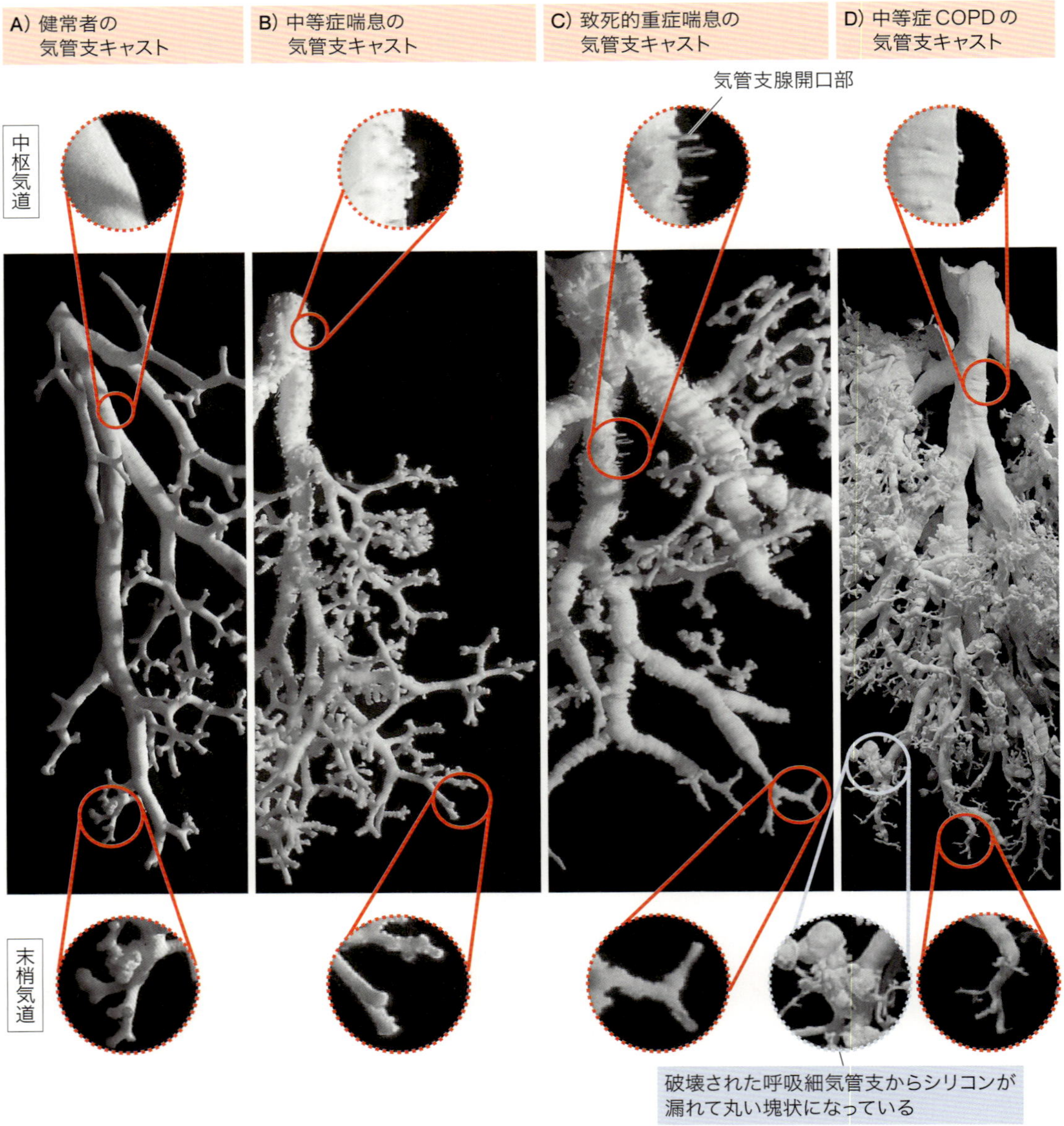

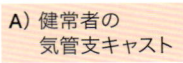

図3 ● 気管支キャスト

中枢気道：喘息（B，C）では気管支内腔は気道リモデリングのため，内腔の凹凸が強く，気管支腺開口部がバラのとげのように発達している（特に致死的重症喘息）
末梢気道：中等症喘息と比較すると，致死的重症喘息では，末梢気道は喀痰で内腔が詰まって途切れている．COPDでは呼吸細気管支の破壊によってシリコンが大量に漏れ出して丸いダンゴ状に散在している．喘息と比較するとCOPDでは気管支がくにゃくにゃして折れ曲がっていて，容易に折れて閉塞しやすくなっている
文献1より改変のうえ転載

れらの気腔の異常拡大が融合して巨大な囊胞に進行するものと思われます．
　また，細気管支周囲では肺胞が破壊されていますが，比較的細い血管は保たれています．
COPDでは細い血管，毛細血管は減少しますが，比較的しっかりした血管は残存するため，

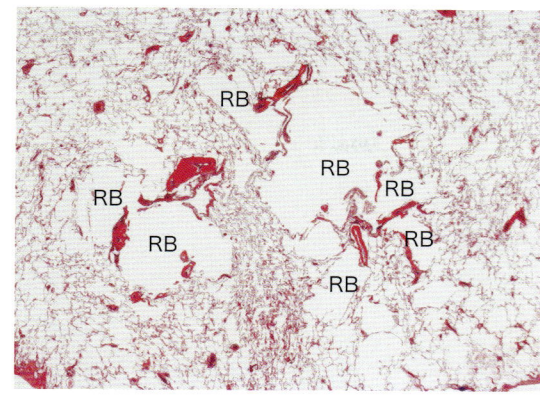

図4 COPD初期における破壊され拡大した呼吸細気管支（RB）

（北海道中央労災病院 岡本賢三先生のご好意による）

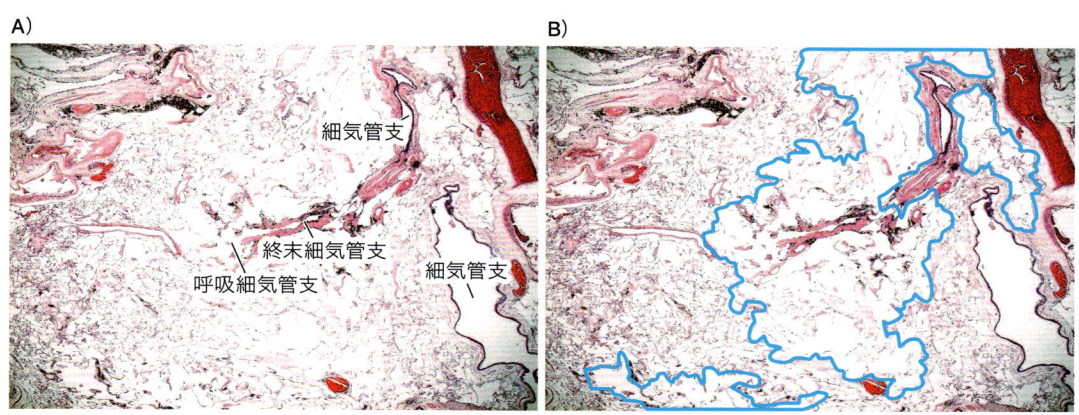

図5 進行したCOPDにおける呼吸細気管支の拡張と肺胞の破壊

BはAの再掲．進行したCOPDにおける気腫領域をラインで囲んだ図．この領域がCT画像で低吸収域（LAA）として観察される．
（北海道中央労災病院 岡本賢三先生のご好意による）

ふにゃふにゃになった細気管支をまたぐ血管によりCOPDの細気管支は折れ曲がっていることが観察されます（図3-D）．ヒトの肺は呼気時には横隔膜や肋骨により外から押しつぶされる力が加わり呼吸が成り立っています．そのため，呼気時には血管で折れ曲がりそうになっている呼吸細気管支は完全に折れ曲がり，呼気できる細気管支の絶対数が減少し，呼気時のスピードが出なくなり，呼吸機能のフローボリュームカーブでの呼出曲線が下に凸になります．また，これらの末梢気道病変は図3-Dをみていただくとわかるように，肺内で一様に起こっているのではなく，不均等に起こっています．COPDが進行すると，おそらくこれらの病変は全肺に起こり，Stage 4となり，呼吸機能がさらに低下するものと思われます．

③ COPDと喘息の末梢気道病変は全く異なる

COPDでは後述する喘息と違い，末梢気道の内腔は細くなっています．その原因は細気管支周囲に存在する肺胞が破壊されているため，alveolar attachmentと呼ばれる肺胞壁と細気管支の接点が少なくなり，直径1 mm程度の細くて薄い細気管支のペラペラな壁を引っ張る力が不足して，内腔を拡げていく力がなくなった結果と思われます（図6-A）．

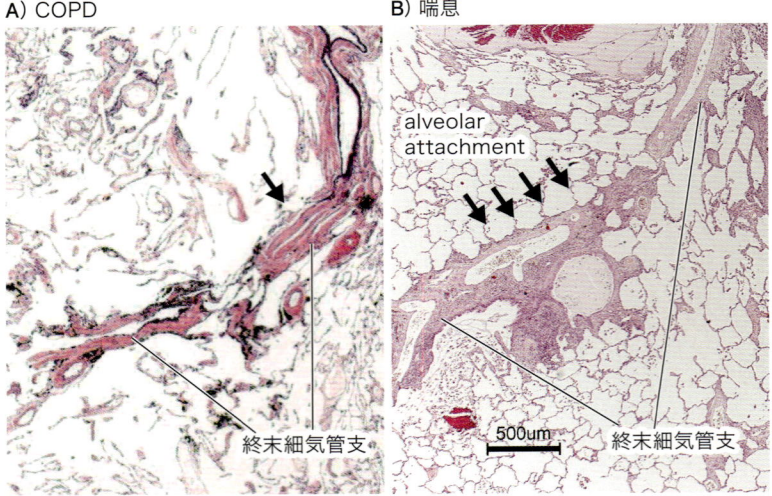

図6● COPDと喘息の末梢気道（終末細気管支）レベルの比較
終末細気管支と肺胞壁の接合点（alveolar attachment）は喘息では➡のように保たれているが，COPDではほとんど破壊されている

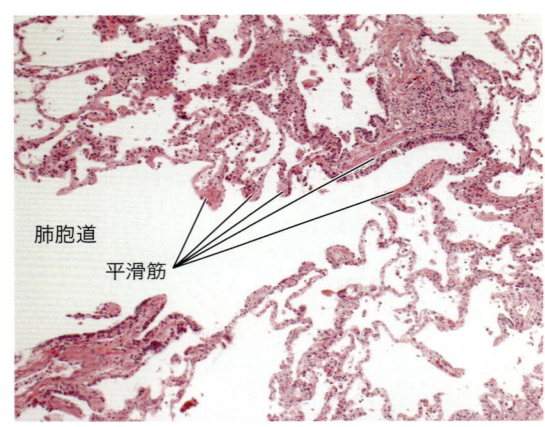

図7● 喘息安定期の末梢気道
末梢気道の平滑筋が増生している

　これに対して喘息の末梢気道は，気管支壁の炎症による肥厚があるため，細気管支の壁は厚くなり，さらにalveolar attachmentも破壊されないため（図6-B），発作時に末梢気道内に浸出した喀痰が消失した後は，末梢気道内腔は保たれています．COPDでは急性増悪がよくなっても呼吸機能が戻らないのに対して，喘息の発作では気管支内の喀痰さえなくなれば，呼吸機能は元に戻りやすいことが理解されます．

4　喘息における進行過程・発作時の病態を4次元的に理解する

　中等症の喘息までは，発作期が過ぎて気管支内腔の喀痰が消失すれば内腔は十分開通し（図3-B），呼吸機能は元に戻ります．しかし，気管支壁には気道リモデリングと呼ばれる高血圧での動脈硬化に似た変化が安定期になっても残ります．図7，8に示したように，肺胞の直前まで，気管支平滑筋や筋線維芽細胞の増生，気管支壁の慢性的炎症による細胞浸潤，

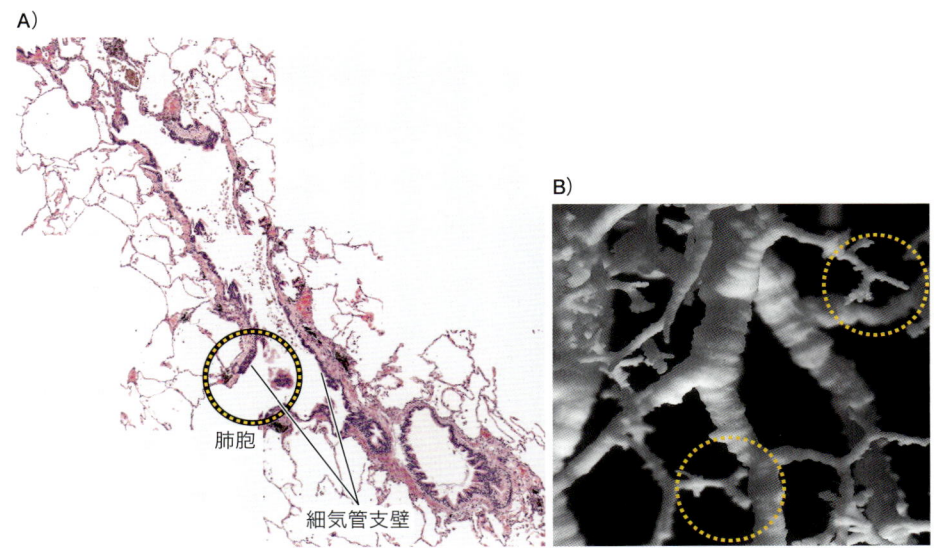

図8● 喘息安定期の病理組織と気管支キャスト
肺胞の直前まで細気管支壁の肥厚があり気道リモデリングが進行している
◯は，呼吸細気管支から肺胞道へ続く部位

　気道浮腫，血管新生があり，外部から再度アレルゲンが吸入されるといつでも反応できるようになっています．これが喘息は一時改善しても，しつこく何回も発作を起こす原因であることが理解できます．
　喘息発作時の肺の中はどうなっているのでしょうか？　図9に喘息増悪期のCT像と開胸肺生検の病理組織像の対比を示します．増悪期には末梢気管支の中は喀痰で詰まっていますが，4年後の安定期には中の喀痰が取れ，肺動脈と併走している図9の円（◯）の中に示しましたように，気管支の輪切り像がきれいにみえています．増悪期の末梢気道は平滑筋の収縮と気道炎症の浮腫と喀痰により，ある意味窒息状態になっていることが理解できます．図9の五角形（⬠）に囲まれた領域では，気管支動脈に連続する粒状陰影がみられ，病理組織像では細気管支に詰まった喀痰の陰影であることがわかります（図9 →）．ここで明らかになったことは，喀痰の貯留により末梢気道はかなり伸びて拡張することでした．

5 初期は喘息の過膨張に似ているびまん性汎細気管支炎（DPB）

症例

　図10に示したのは16歳女性の症例で，10歳から喘息として近医でICS/LABA，ロイコトリエン受容体拮抗薬で治療（ダニ，ハウスダスト，シラカバなど多数の花粉で特異的IgE陽性）していましたが，効果はあまり実感していなかったようでした．その後，感冒をきっかけに咳嗽と呼吸困難が悪化するようになり，ICS/LABAを最高量投与するも全く改善なく，当院へ受診となりました．2年前の胸部X線写真では異常陰影なく，来院時では両下肺

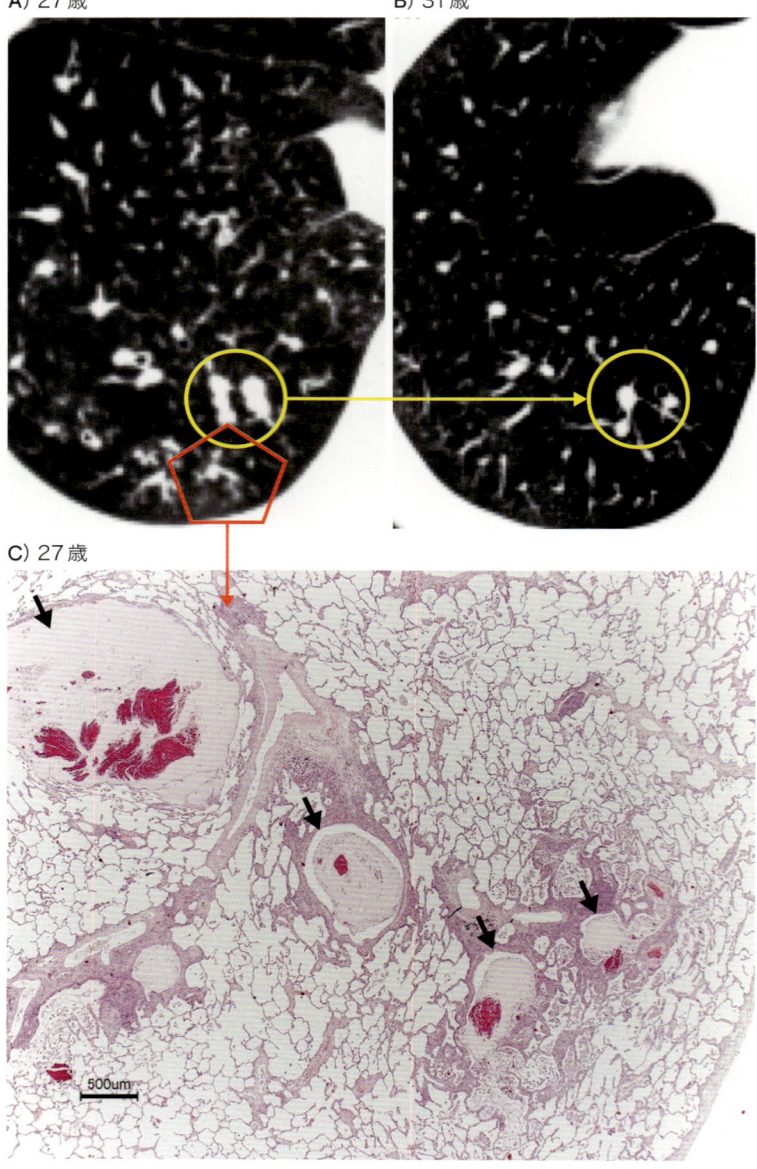

図9● 高好酸球血症を伴ったコントロール不良喘息
A）27歳開胸肺生検直前のCT，B）31歳時の安定期でのCT，C）27歳喘息増悪期の開胸肺生検標本
細気管支に詰まった喀痰（→）

　　に粒状陰影が出現していました（図11-A）．CT検査では両側副鼻腔炎と肺野には気管支壁の肥厚像と小葉中心性粒状陰影があり（図11-B），最終的にびまん性汎細気管支炎（diffuse panbronchiolitis：DPB）と診断しました．

　　この症例を見直してみると，14歳時の初診時には過膨張が主体で粒状陰影は目立ちません．アレルギー体質であり，呼吸機能正常，咳嗽と呼吸困難が症状となれば，咳喘息や喘息

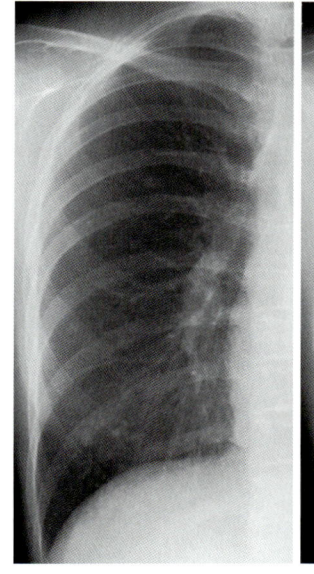 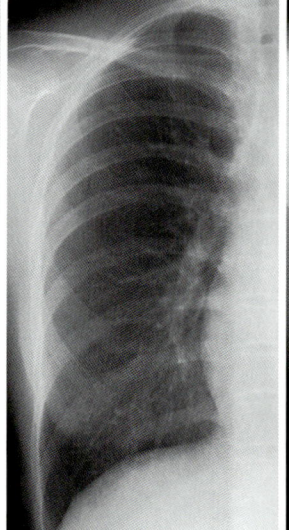 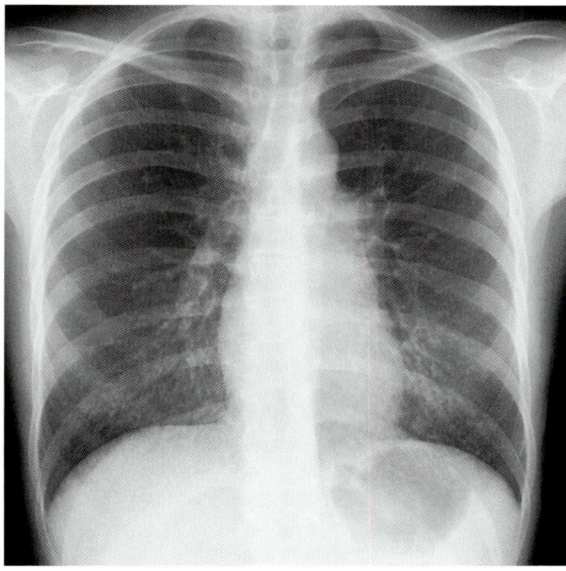

図10 ● びまん性汎細気管支炎の胸部X線写真の経過
10歳から喘息として治療していたが経過で咳嗽と呼吸困難が進行，粒状陰影も出現し，びまん性汎細気管支炎と診断した16歳女性．14歳時は過膨張が主体で粒状陰影は目立たない

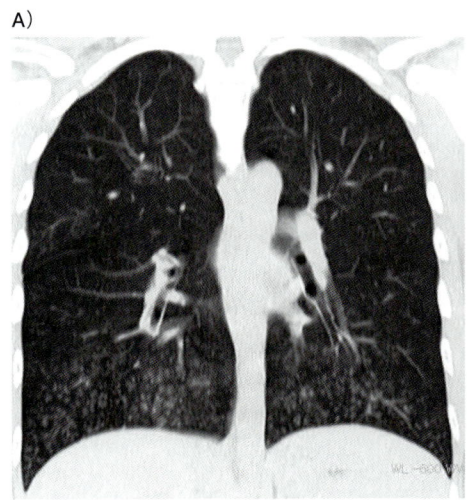 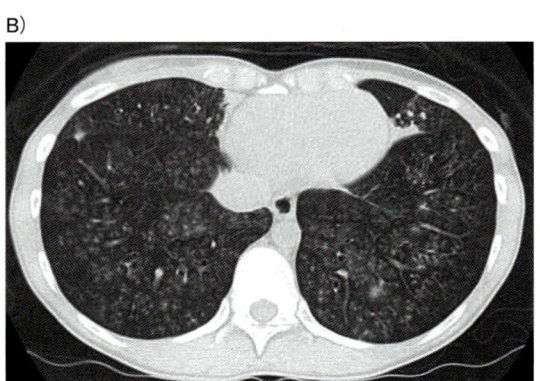

図11 ● 16歳女性　びまん性汎細気管支炎のCT像
典型的な小葉中心性粒状陰影が認められる

を考えICSやICS/LABAを投与します．この症例では，これらの吸入薬の効果が実感できないと患者さんは言っていましたが，前医では合併する副鼻腔炎のため，吸入方法が悪いため，アドヒアランスが悪いためというように片づけられていました．治療効果のよくない場合には，再度診断をする重要性について再認識した症例です．DPBは今どき珍しい症例ですが，このように若年者にも多く発症します．また，原発性線毛機能不全症候群の可能性がありま

すが，初期は過膨張のみで来院しますので喘息との鑑別で注意が必要です．時間の経過で，胸部X線写真の所見が変わることを念頭に置き，4次元的な考え方をもって柔軟に診断したいものです．

1）Green FHY, 田中裕士：喘息および慢性閉塞性肺疾患（COPD）と末梢気道病変—気管支キャストと病理組織からのアプローチ．呼吸, 28：568-572, 2009
　↳ 対談という形式ですが，Green 教授がカルガリー大学で製作した貴重な気管支キャストから，喘息，COPDの気道リモデリングを，末梢気道に焦点を当て，本書の解説に必要な画像を提示しています．喘息の末梢気道は呼吸でつぶれにくいですが，COPDの場合は alveolar attachment の消失からつぶれやすいです．また気管支喘息の中枢気道は，気管支腺の発達でキャストではバラのとげのように観察され，気道の平滑筋のリモデリングで増生し，気管支の太さが平滑筋の存在している場所で細くなり，じゃばらのようになっている様子がみられます．

2）「臨床医が知っておきたい呼吸器病理の見かたのコツ」（河端美則，他／編），羊土社，2015

第1章 胸部X線から読み取れるもの

1. COPD・ACOSでの見えない肺炎，肺癌と肺過膨張

福家 聡

ここがポイント！

- 胸部X線写真の特徴を踏まえて読影
- 胸部CT所見は高分解能CTで評価

1 COPD・ACOSに特徴的な画像所見

1）胸部X線・CT

COPD・ACOSでの胸部X線写真の特徴[1]として，表1，図1のような所見があげられます．

表1 ● 胸部X線の特徴

正面像（図1-A）	側面像（図1-B）
①肺野の透過性の亢進 ②肺野末梢血管影の狭小化 ③横隔膜の平低化 ④滴状心による心胸郭比の減少 ⑤肋間腔の開大	①横隔膜の平低化 ②肋骨後腔の拡大 ③心臓後腔の拡大

A）正面像

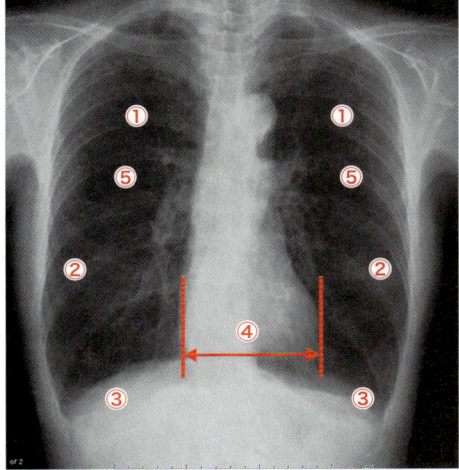

B）側面像

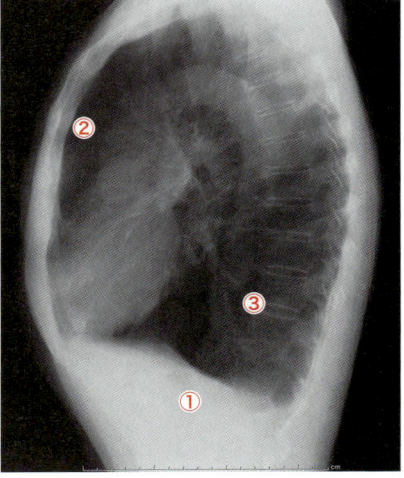

図1 ● Ⅲ期COPD患者の胸部X線写真

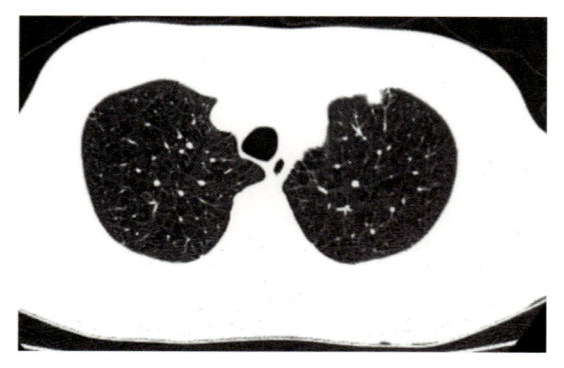

図2● Ⅲ期COPD患者の胸部CT像
胸部CT画像の表示条件はウインドウレベル（WL）−700〜−900 HU，ウインドウ幅（WW）800〜1300 HUで行う
両上葉に小葉中心性に低吸収域を認め，肺気腫の所見である

表2● 胸部CTの特徴

- 気腫型では，気腫病変は，画像上数mm大以上の低吸収域として認められる
- 非気腫型では，気道壁の肥厚や内腔の狭小化などの気腫病変が認められる

胸部CT[1]（図2）では表2の所見が認められます．

2）画像診断のポイント

しかし，Ⅰ期（軽症）やⅡ期（中等症）では，画像所見を捉えることが難しいときがあります．その場合も，下記の所見を意識してみると，ヒントが見つけられることがあります．

① 上肺野から透過性亢進が出てくる
② 横隔膜の平低化に注目
③ 側面像を忘れずに撮影，観察する

次の症例1を見てみましょう．

症例1

76歳，女性．重喫煙者です．胸部X線正面写真（図3）では下肺野と比較して両上肺野に，側面像では胸骨後腔と心後腔に透過性亢進を認めました．また，肺野の末梢の血管影を追いづらくなっていることや，横隔膜の軽度な平低化所見からも肺気腫が疑われます．胸部CT（図4-A, B）では両上葉にブラを伴う肺気腫の所見を認めました．
呼吸機能検査（図4-C）では呼気終末では下に凸のカーブを描いており，気管支拡張薬吸入後の1秒率は63.4％の閉塞性換気障害を認め，％1秒量は96％よりCOPD 1期と診断しました．

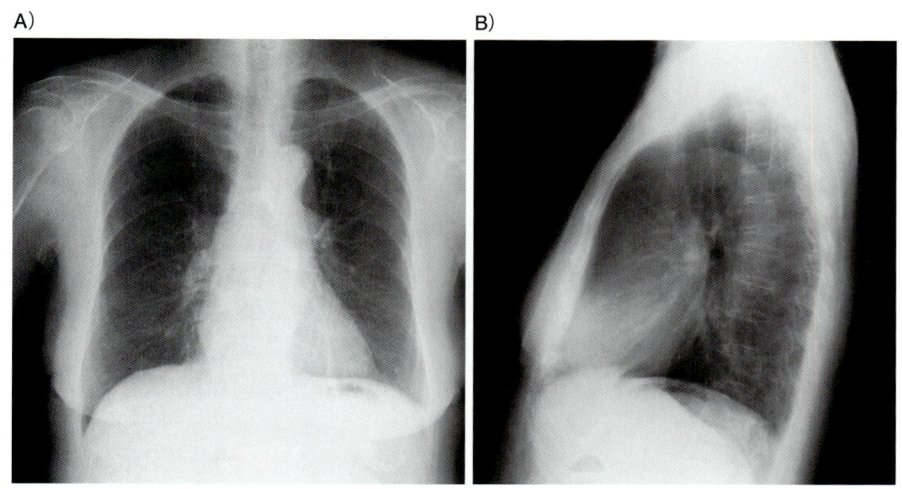

図3 I期COPD患者の胸部X線写真

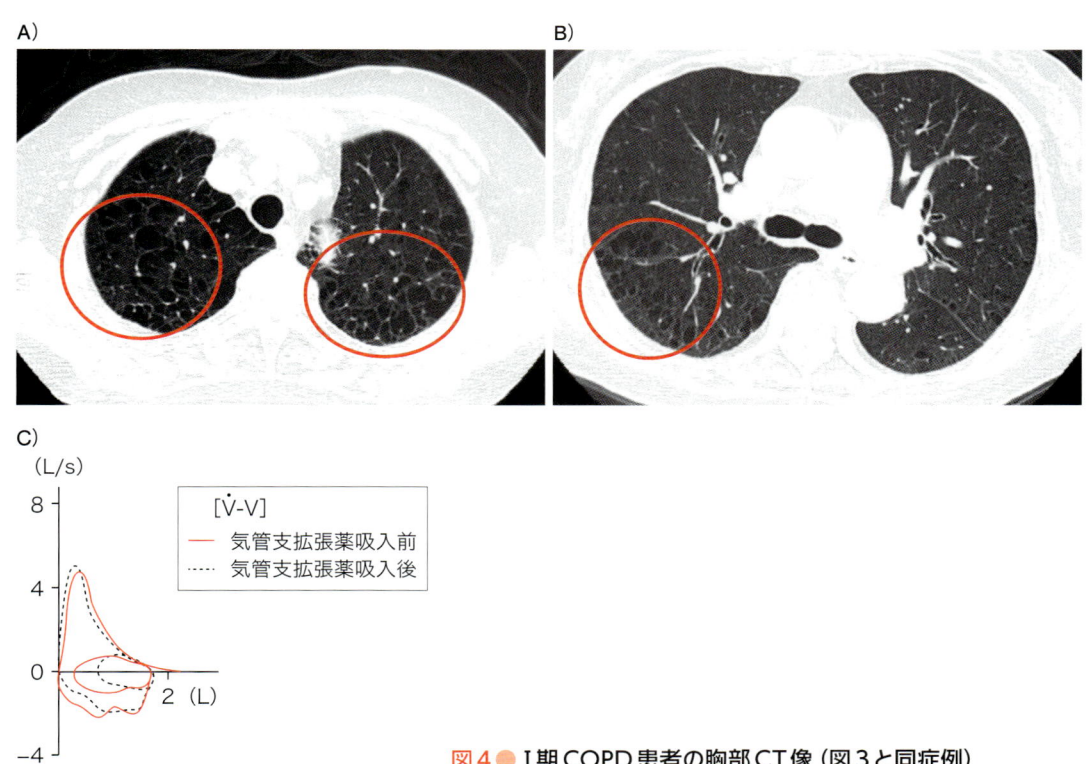

図4 I期COPD患者の胸部CT像（図3と同症例）

　一般的に捉えづらいとされている早期のCOPDでも上記の特徴を踏まえて読影すると診断に結びつく場合がありますので，一通りの読影を心がけましょう．

2 見えない肺炎

1) 画像所見による肺炎の鑑別

　肺炎でみられる**浸潤影**は，細菌が肺胞に侵入することで，肺胞内に滲出液や炎症細胞浸潤が生じ，それが隣り合う肺胞に拡がることで形成されます．これらの浸潤影の内部に気管支が含気を保って残存した状態がair bronchogram（気管支透亮像）です．このような非区域性の**肺胞性肺炎（大葉性肺炎）**を呈する病原体には，肺炎球菌，肺炎桿菌，レジオネラ，クラミドフィラなどがあります．また終末細気管支や呼吸細気管支の領域を障害し区域性の分布を示す**気管支肺炎（小葉性肺炎）**を呈する病原体には，インフルエンザ菌，マイコプラズマ，モラクセラ・カタラーリス，黄色ブドウ球菌などがあります．したがって，胸部CTにより上記の所見が観察できれば病原体の推測まで可能になります[2, 3]．

2) 浸潤影が見えない場合

　しかし，胸部X線写真やCTによって肺炎の存在診断を行うことや細菌性肺炎か非定型肺炎であるかを鑑別することには限界があります．さらに，肺気腫を背景としたCOPDに肺炎を発症した場合には，細菌性肺炎であっても典型的な浸潤影を認めないこともあります．つまり，肺気腫の部分には肺炎が生じず，周辺に残っている肺胞に炎症が生じて濃度上昇を起こして白くなります．肺気腫の内部は空気ですのでこの部分が黒いまま取り残され，空気の穴が開いたように残存します．その像がスイスチーズ（「トムとジェリー」に出てくるあのチーズ）の様子に似ていることから，**Swiss cheese appearance**（図5）と呼ばれています．胸部X線写真（図5-A）では浸潤影よりもすりガラス陰影（ground glass opacity：GGO）に見えることもあるため，細菌性肺炎を疑えなかったり，CT（図5-B）では肺線維症にみられる蜂巣肺との鑑別に苦慮したりする場合があるので，注意が必要です．

・発熱，黄色痰の増加，呼吸困難の場合には肺炎を疑う
・肺野に浸潤影がない場合には，縦隔や心陰影の重なりの部位を十分に観察する

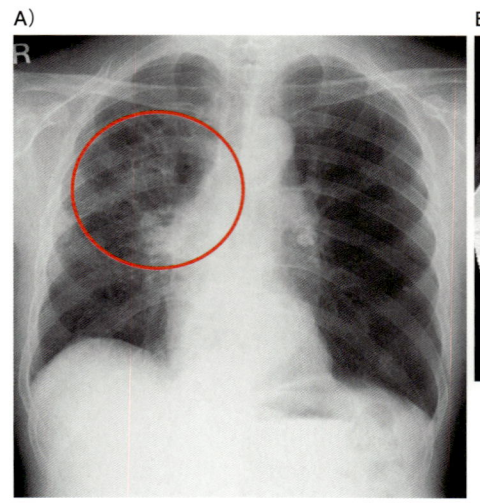
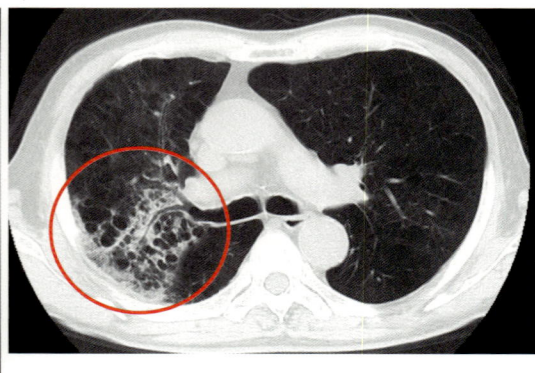

図5 ● Swiss cheese appearance

症例2

67歳，男性．**心陰影に重なる部位**に肺炎を発症した際には，肺炎の存在を指摘しにくいことがあります．胸部X線写真（**図6-A**）では肺気腫の所見以外に，心陰影に重なるがわずかに外側に拡大した透過性低下部位を認めました．胸部CT（**図6-B**）では，上葉には肺気腫を，左下葉S10を主体とした経気道散布を疑わせる浸潤影を認め，また複数箇所において胸膜陥入像を認めましたが，比較的胸膜からの立ち上がりがゆるやかであることや，複数の気管支領域に陰影が分布していることから，腫瘍性よりも感染性の陰影を第一に考えました．陰影は抗菌薬治療により消失し，後日喀痰培養にて*Haemophilus influenzae*が検出されました．

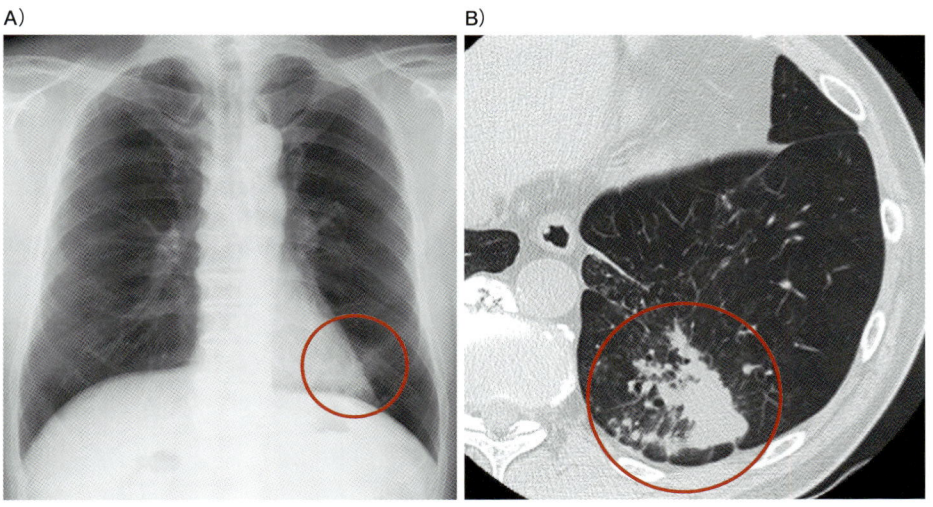

図6 心陰影に重なる部位に病変を認めた感染性肺炎の症例

❸ COPD診断時の小結節影

COPDは経過中に**肺癌**を発症しやすいと言われています（**第6章-3**参照）．実際に肺癌として紹介受診された患者さんでCOPDを背景に持っている方も多いです．したがって，COPDの患者さんを診療する際には，肺癌の存在を意識することは重要です．

肺癌は**結節影**や**腫瘤影**と呼ばれる比較的円形の陰影を呈する場合と，細気管支肺胞上皮癌（brochioloalveolar carcinoma：BAC）に代表される淡い陰影であるすりガラス陰影を呈する場合があります．結節影や腫瘤影は認識しやすいと思いますが，小さな場合やBACによるすりガラス陰影病変は胸部X線写真で指摘することが困難な場合があります．

- ・COPDには肺癌の合併が多いことを念頭に読影する
- ・肺野は同じ高さの左右を比較し，十分に観察する
- ・肋骨の重なる部位は見落としやすい
- ・淡い陰影では周辺組織や血管の変化も参考にする

肺癌は中心部から同心円状に増大し，一方内部は線維化していくことから，辺縁の引き込みや周辺の引き連れ像を伴うことが特徴です．したがって，陰影を読影する場合には，**結節影の辺縁の形状**や，周辺組織を引き込む際にできる**線状影**を意識するとよいでしょう．

1）辺縁明瞭で内部均一な小結節影の例

症例3

　75歳，男性．肺炎で他院より紹介受診されましたが，胸部正面X線写真（**図7-A**）で左上肺野を観察すると，第1肋骨の下方外側に第6後肋骨に重なるように小結節影を認めました．直径は1cm程度で，左右を見比べると，辺縁は比較的明瞭で内部は均一の小結節影を認めました．胸部CT（**図7-B**）では肺気腫を背景として，左上葉S1＋2に直径1.3cmの結節影があり，結節はわずかに引き連れを伴い，血管を巻き込んでいる所見より肺癌を疑う所見でした．気管支鏡検査の結果，肺腺癌と診断しました．呼吸機能検査ではⅡ期のCOPDの所見でした．

A)

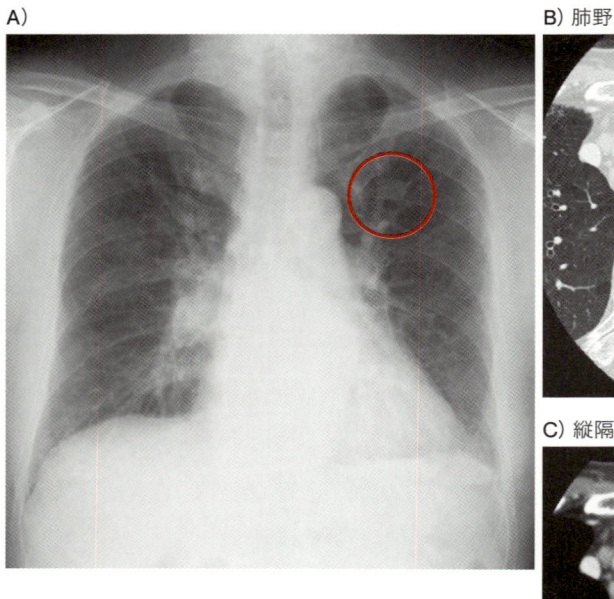

B) 肺野条件

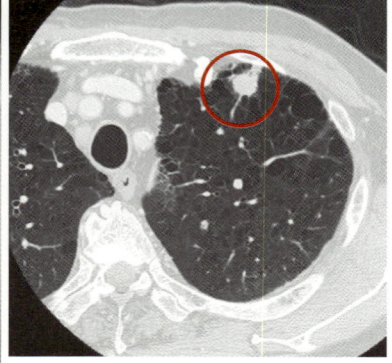

C) 縦隔条件

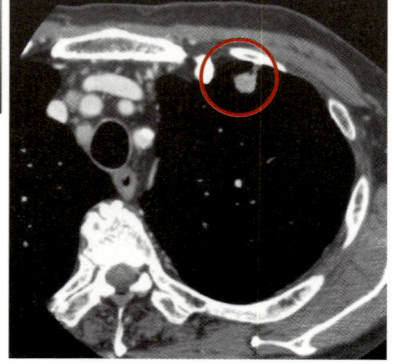

図7 ● 肋骨と重なり見落としやすい小結節影を認めた肺癌とCOPDの合併例

2）辺縁不明瞭で内部不均一な小結節影の例

また，細気管支肺胞上皮癌では，限られた部位のわずかな濃度上昇として捉えられます．

症例4

68歳，男性．図8では半年前の胸部X線写真では認めなかった淡い陰影を右上肺野外側に疑いました．よく観察すると，陰影は第3前肋骨と第5後肋骨の重なる部位に辺縁不明瞭で，内部不均一な淡い結節影として捉えることができると思います（図8-A）．一部には周辺組織の引き込みや線維化を疑う線状影を伴っており，肺癌の可能性を考えました．胸部CT（図8-B）では右S2に直径1.5 cmで内部に一部線維化を伴ったすりガラス陰影病変を認め，経気管支肺生検の結果，肺腺癌と診断し，外科的肺切除術を施行しました．術後病期はpT1aN1M0，StageⅡAでした．

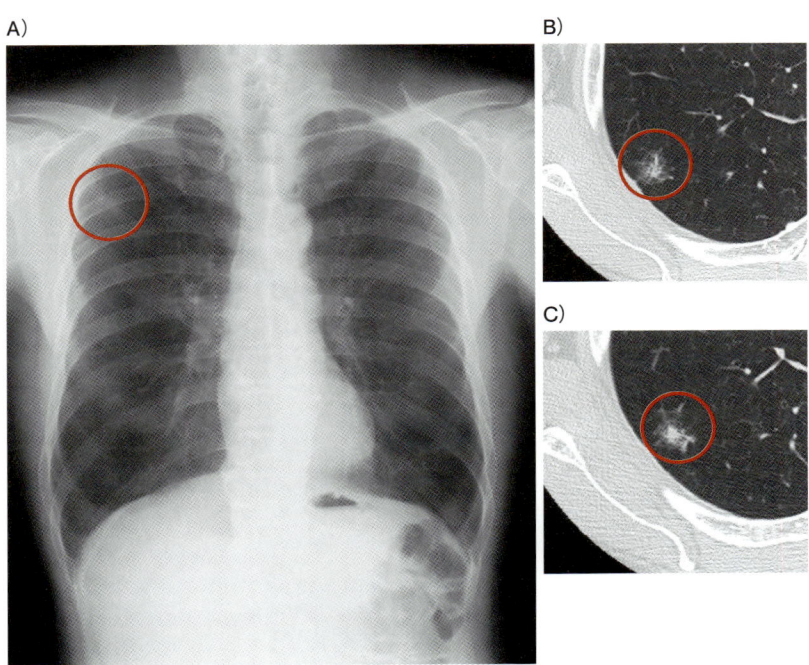

図8 ● 淡い結節影から肺癌を疑い診断した症例

4 肺過膨張

- 横隔膜の平低化は後肋骨の数で判定する
- 横隔膜の低位，平低化や滴状心に注意する
- 側面像では，胸骨後腔，心後腔の透過性亢進，胸郭の前後拡大に注意する
- 増悪時には過膨張が顕著に観察できることがある

　COPDにおける**肺過膨張**は，肺胞破壊（肺気腫）や末梢気道の狭窄により，呼気が十分にできず，肺内に空気が残ることで引き起こされる病態です．典型的な症例での読影の基本は，前述した通りです．

　また，症状安定時には所見に乏しくても，**増悪時**の胸部X線写真で肺過膨張が増強され，読影のヒントが得られる場合もあります．

症例5

　83歳，男性．症状安定時の胸部X線写真（**図9-A**）と比較して，喀痰，咳嗽の増加，呼吸困難の悪化した際（増悪時）の胸部X線写真（**図9-B**）で，**横隔膜平低化**が顕著にみられ，肺の過膨張所見（横隔膜のレベルは第11肋骨）が顕著に認められました．

　このように胸部X線写真を比較検討することで読み取れることもあり，どのような症例でも**前回の写真と対比**しなければなりません．

A) 症状安定時

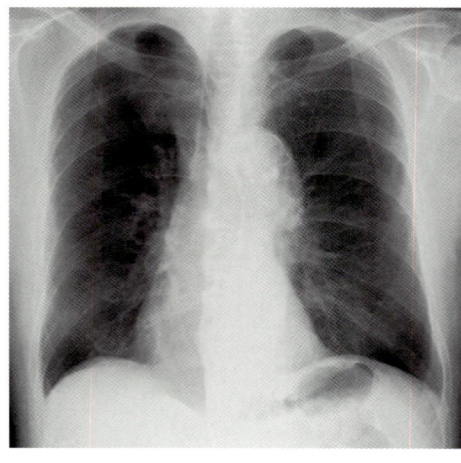

B) 増悪時

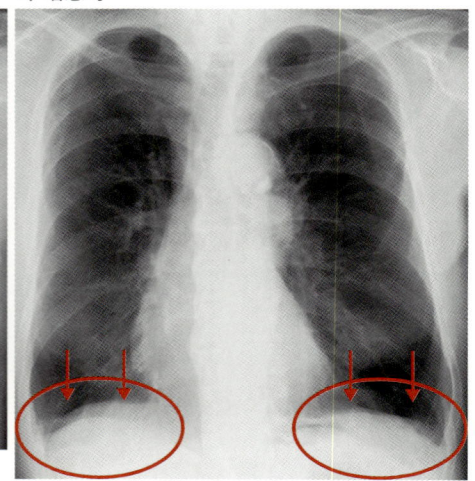

図9 症状安定時と増悪時での肺過膨張の比較

読んで得するArticle

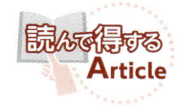

1）「COPD（慢性閉塞性肺疾患）診断と治療のためのガイドライン第4版」（日本呼吸器学会　COPDガイドライン第4版作成委員会/編），日本呼吸器学会，p37-40，2013
　↳COPDを理解するための基本的ガイドラインです．画像所見やその評価についてのルールが記載されています．

2）藤田次郎：肺炎の画像診断のポイント　1．単純写真を用いた肺炎の画像診断．「肺炎の画像診断と最新の診療」（藤田次郎/編），医薬ジャーナル社，p124-134，2008
　↳解剖学的背景から病原体の感染様式を踏まえた胸部単純写真の読影が丁寧に記載されています．単純X線写真，胸部CT読影の上達間違いなし！

3）岡田文人，他：肺炎の診断 up-to-date　市中肺炎の画像診断　decision tree．呼吸，33：365-373, 2014
　↳2013年版の画像診断ガイドラインから肺炎の診断についての解説がなされています．エビデンスをもとに各所見について解説されています．

第1章 胸部X線から読み取れるもの

2. 喘息の気管支陰影のボケ像と粒状陰影

田中裕士

ここがポイント！

- 喘息発作時の胸部X線，CT像では，
  ① エアートラッピングによる肺野の過膨張
  ② 気管支・細気管支の気管支壁の肥厚と痰の詰まりによる気管支血管陰影のボケ像と小葉中心性粒状陰影
  ③ 鼻風邪のライノウイルス，インフルエンザウイルスなどによる淡い肺野濃度の上昇がみられ，喘息発作時には肺・気管支には微細だが多くの変化が起こっている
- 最重症喘息症例では，気管支壁の肥厚像や細気管支病変の小葉中心性粒状陰影が顕著にみられる
- 喘息経過中に胸部X線で陰影が出てきた場合には以下の鑑別を考える
  ① 好酸球性肺炎
  ② 細菌性・ウイルス性肺炎の合併
  ③ アレルギー性気管支肺アスペルギルス症（ABPA）
  ④ 好酸球性肉芽腫性多発血管炎（旧Churg-Strauss症候群）
  ⑤ 肺腫瘍の合併
  ⑥ 気管支結核の合併

1 エアートラッピング

　　　細気管支が，炎症や喀痰により狭窄すると呼気時に細気管支が閉塞して空気が肺内に残る**エアートラッピング**が起こります．
　　　エアートラッピングの胸部X線の特徴は，

> ① 横隔膜の平定化
> ② 肺透過性の亢進（肺野が黒くなる）
> ③ 肋間腔の拡大
> ④ 側面写真での胸骨後腔の拡大
> ⑤ 肺過膨張による心陰影の狭小化

です．
　　　また，はっきりしない場合には，図1に示すように，**深吸気と深呼気で横隔膜の移動が1**

A) 吸気時　　　　　　　　　　B) 呼気時

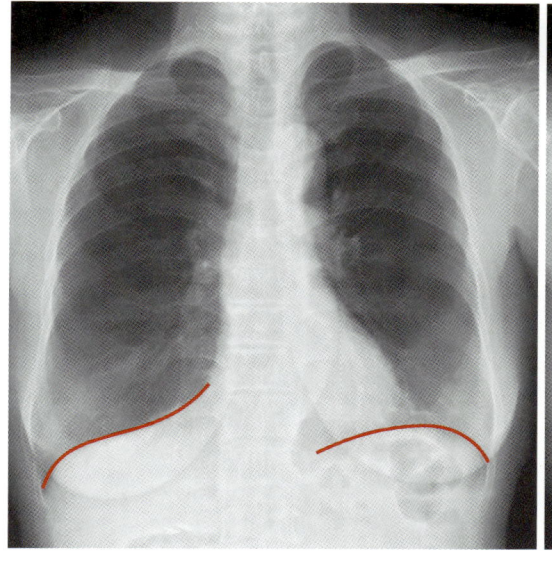

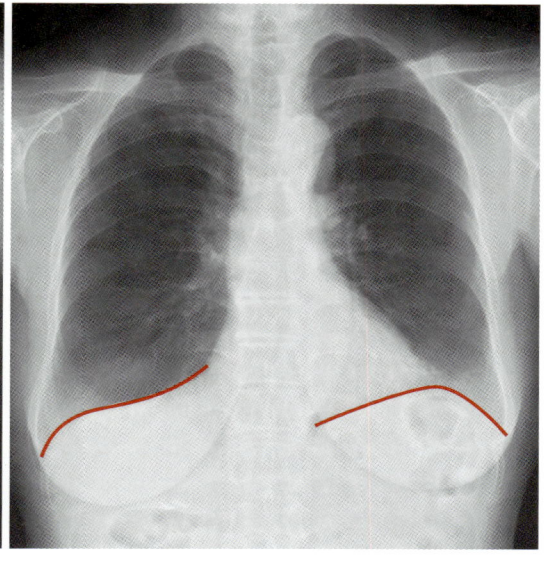

図1 ● COPD症例の過膨張
深吸気と深呼気で横隔膜の高さの差はわずかである

A) 30歳代　喘息　　　　　　B) 60歳代　ACOS

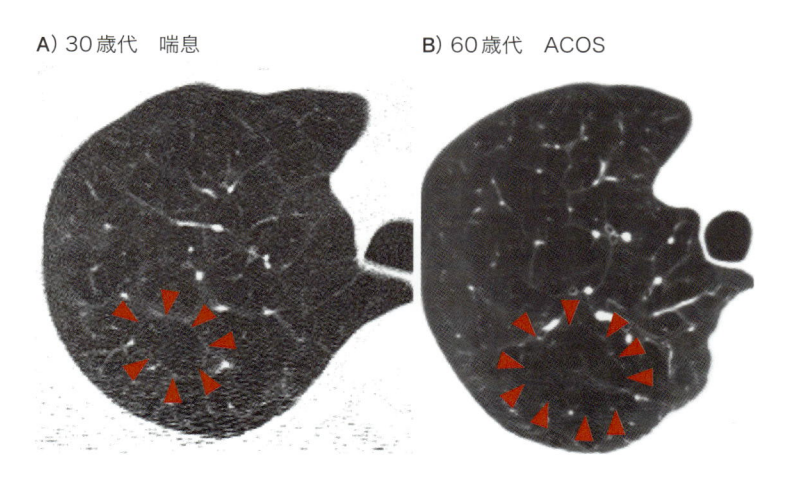

図2 ● 喘息（A）とACOS（B）の過膨張を示す肺CT像
喘息では小葉間結合織（▶で囲んだ部分）には破壊がなく正常の大きさであるが，ACOSでは肺胞壁の破壊により隣を分けている小葉壁が破壊され，小葉が融合して小葉間結合織で囲まれる範囲（▶）が大きくなっている

肋間以下の場合にはエアートラッピングを考えます．

　喘息発作時とCOPD/ACOSでのエアートラッピングは胸部X線では同じですが，CT像でみると異なります．**図2-A**の30歳代喘息のCTと，**図2-B**の60歳代ACOSのCTを比較してみると，喘息では肺胞の集団と隣の肺胞の集団を境に存在する小葉間結合織が保たれているのに対して，ACOSでは，COPDの特徴である肺胞の破壊により小葉間結合織が破壊されて拡大している様子がみられます．このCT所見の差が，喘息とCOPD/ACOSの病態の差を臨床現場で実感できる瞬間です．

第1章　胸部X線から読み取れるもの

❷ 喘息発作期に肺の画像はどう変わるか？

　喘息では古典的には"胸部X線に異常がない"ことが特徴ということになっていましたが，それは本当でしょうか．確かに喘息安定期には，肺炎や腫瘍のような大きな目立つ陰影はありませんが，発作期にはよくみてみると下記①～⑦のようないろいろな変化がみえ，最近のCTではそれらが明らかになってきています．

　米国式のプライマリケアの研修プログラムや放射線科専門医のテキストには，喘息発作時の所見の項目はなく，他の疾患の鑑別のために撮影するものとなっています．以前には発作時のCT像は撮影してはいけないとまでなっていました．その理由はさまざまな所見が出るので他の疾患と誤診しやすいということと，現在のような低被曝高画質のCT像ではなかったために被曝と画像の不鮮明が問題になっていたのかもしれません．

《喘息発作時の胸部X線所見（図3，4）》
①過膨張（エアートラッピング）
②気管支壁の肥厚像（特に右上葉B^3_b気管支，図4-A），トラムライン（図3-B）
③気管支陰影のボケ像（図3，4-A）
④肺野の粒状陰影（末梢気道病変，図4-A）
⑤肺炎様陰影（ウイルス肺炎？）
⑥気管内に痰が詰まったことによる無気肺（小児科領域）
⑦縦隔気腫，皮下気腫（重症）

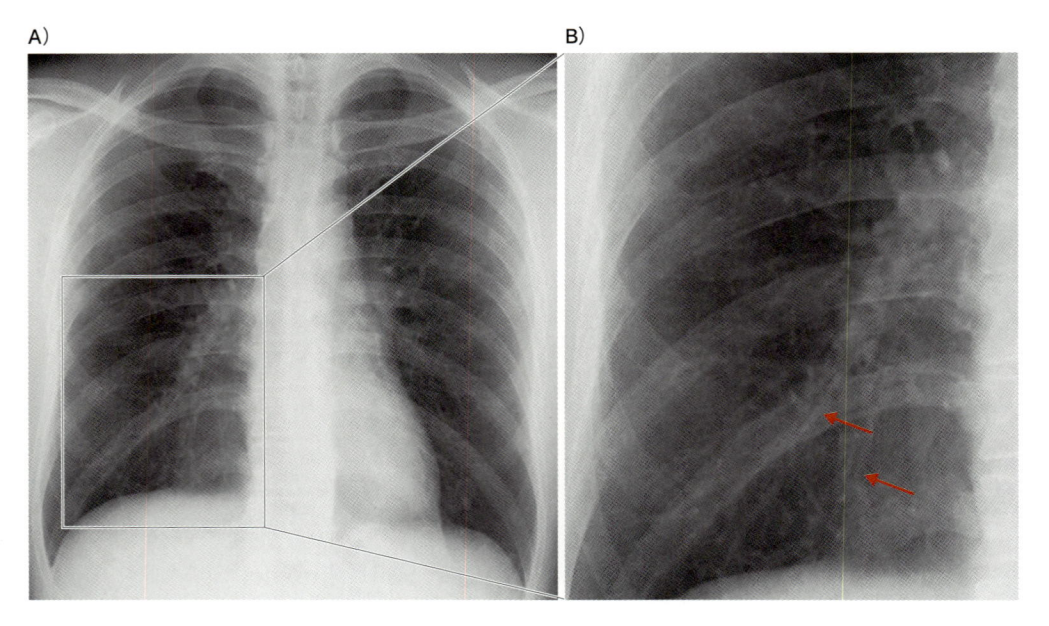

図3● 喘息発作時の胸部X線所見
気道可逆性試験で710 mL（46.7％）の改善が示された．両側下葉の気管支壁のボケ像（気管支壁の炎症による肥厚）とB)の拡大では気管支壁が線路のように肥厚している（トラムライン ➡）

A）喘息発作時　　　　　　B）喘息安定期

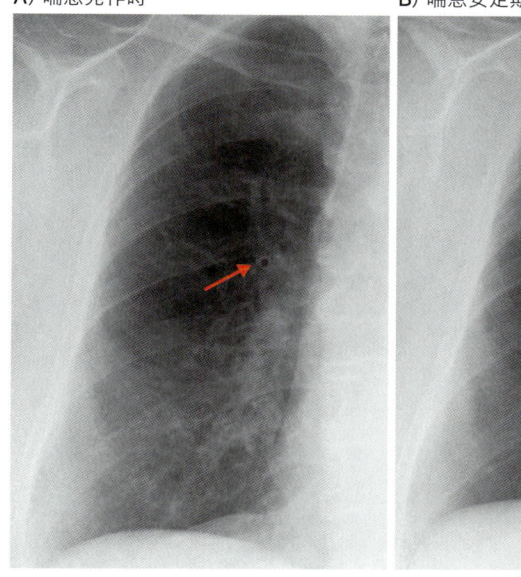

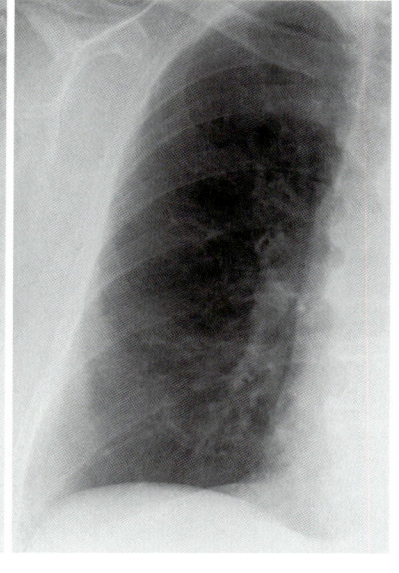

図4 ● 喘息発作時と安定期の胸部X線所見の差
発作時には，肺が過膨張となり，右下葉の気管支陰影はボケており，肺野に粒状陰影がみられるが，安定期には気管支壁の陰影は鮮明となっている．発作時にはB^3_bの気管支壁が肥厚して，ちくわの断面のようになっている（→）

3 CT像による喘息の末梢気道病変の観察

1）発作時の所見

　　前述しましたように，喘息発作時にはさまざまな陰影が出現しますが，それらがどういう意味があるのか述べたいと思います．
　　CTも少し前までは"高分解能CT"という言葉がありましたが，最近のCTはすべて高分解能であり，今ではこの言葉は使いません．われわれの検討では，CTでの分解能から考えますと，500μm以下の結節はCT像では結節ではなく淡い肺野濃度の上昇として映りますので，CT像で淡い肺野濃度の上昇はすべて肺胞や間質の陰影ではないということです．

《喘息発作時のCT像》
①小葉中心に位置する粒状陰影（**図5-B**）
　※正確には，終末細気管支〜呼吸細気管支の腔内に充満した気道分泌液による
　（**序章-2参照**）
②肺野濃度の上昇（**図5-A，図6-A**）

　　これらの所見は全例に確認できるわけではなく，中〜重症喘息の，強い発作で感染が絡んでいる場合に出現します．また発作ごとに罹患気管支が異なるため（**図5**），病変の質が変わり，所見の現れ方も異なります．

第1章　胸部X線から読み取れるもの

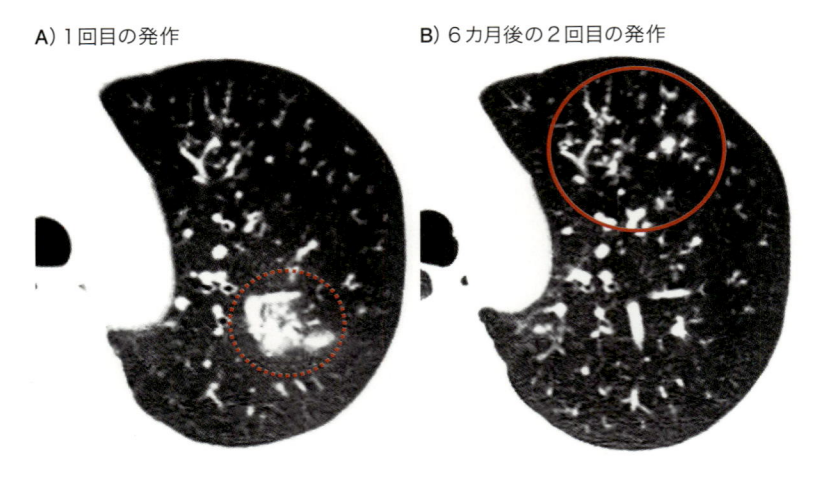

A) 1回目の発作　　　　B) 6カ月後の2回目の発作

図5● 発作ごとに罹患気管支は異なる
1回目と2回目の喘息発作では，肺野の罹患気管支の部位と病変の質が異なる．
1回目では左上葉の背側に肺野濃度の上昇がみられるが（点線内），2回目では左上葉の前部の粒状陰影が目立ち（○内）細気管支の病変が考えられる

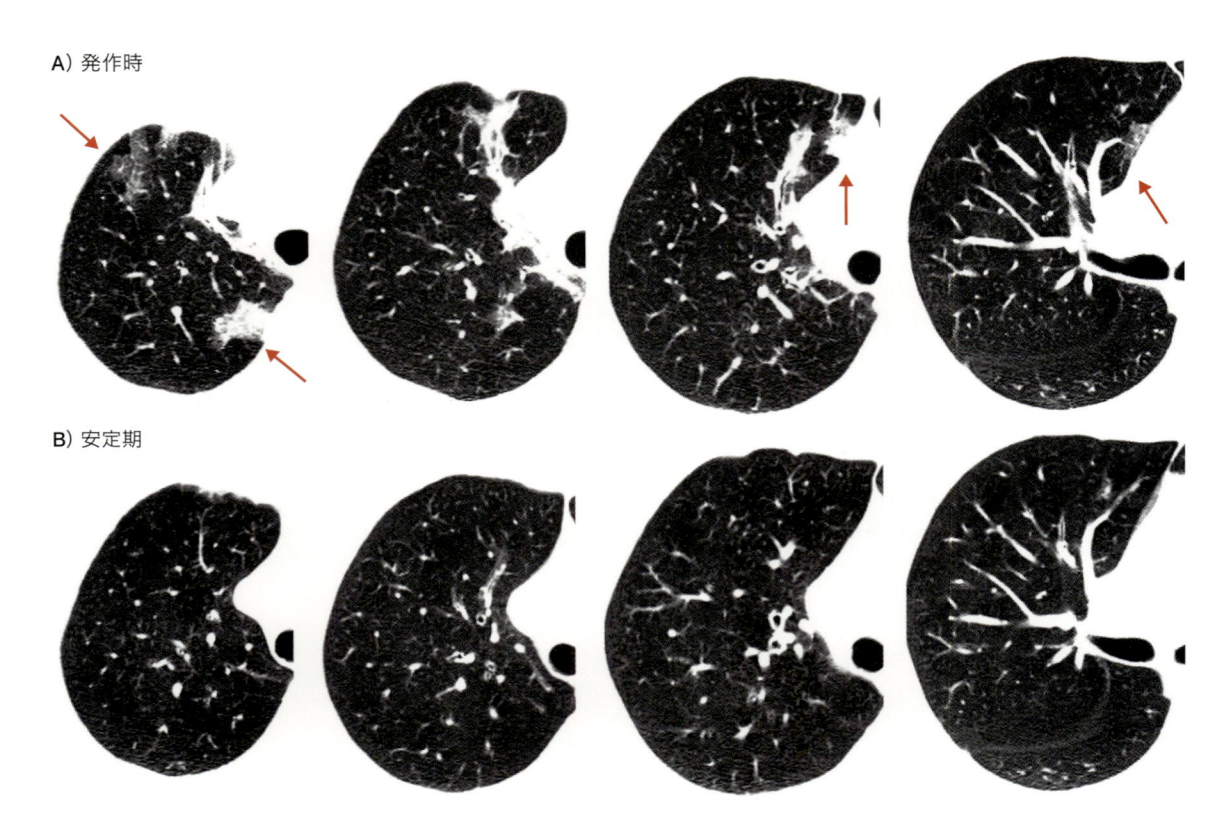

A) 発作時

B) 安定期

図6● 成人発症喘息の発作時と安定期のCT像
A) 通常の気管支肺炎ではありえない部位に淡い肺野濃度が認められる（→）
B) 安定期には多発性肺野濃度上昇と気管支周囲の陰影は消失している

42　もう悩まない！　喘息・COPD・ACOSの外来診療

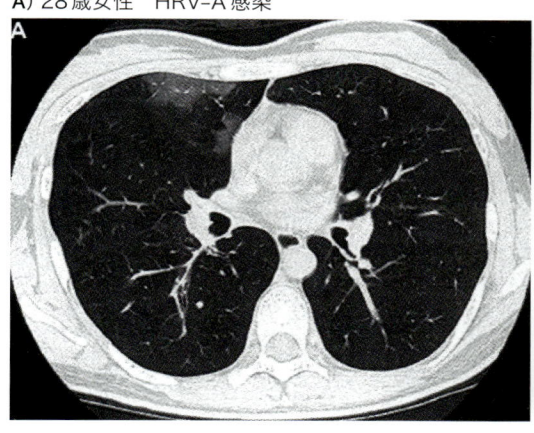

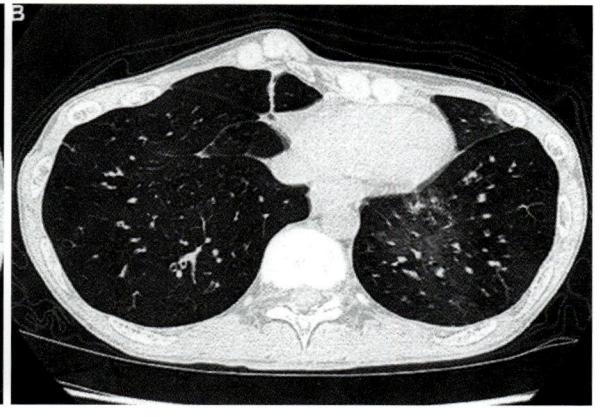

A) 28歳女性　HRV-A感染　　　　　　　B) 62歳男性　HRV-C感染

図7 ● 鼻風邪の原因ウイルスであるヒトライノウイルス（HRV）感染が証明された喘息発作時のCT像
両例とも肺野に多発性の淡い肺野濃度の上昇（すりガラス陰影，GGO）が認められ，HRV感染による肺病変と考えられる
文献1より転載

2）ライノウイルスが肺内変化に関与？

　最近，杏林大学の皿谷先生らの研究[1]で，鼻風邪の原因ウイルスであるライノウイルスが検出できた喘息発作時のCT像では，ウイルスが検出できなかった例と比較して，肺の淡い肺野濃度の上昇が認められることを証明しており（図7），喘息発作時に観察される淡い肺野濃度の上昇の一部は，このウイルス感染による肺病変であることがわかりました．図6に示した淡い肺野濃度の上昇は証明されていませんが，ウイルス感染による肺内変化かもしれません．

　また，最重症喘息で常に喘鳴が聴取できる症例では，末梢気道が痰で閉塞しているため，CT像では図8に示すような小葉中心性粒状陰影が認められることが多く，気管支壁の肥厚像も著明です．一見するとびまん性汎細気管支炎や好酸球性細気管支炎に似ており鑑別が必要です．

4　特殊な喘息も頭の片隅に

　喘息で肺野に陰影が出てきた場合には，

- 好酸球性肺炎
- 細菌性・ウイルス性肺炎の合併
- アレルギー性気管支肺アスペルギルス症（ABPA）
- 好酸球性肉芽腫性多発血管炎（旧Churg-Strauss症候群，EGPA）
- 肺腫瘍の合併
- 気管支結核の合併

が鑑別にあがります．喘息がその疾患の1つの症状に入っている疾患の代表が**好酸球性肉芽腫性多発血管炎**（図9），**アレルギー性気管支肺アスペルギルス症**（図10，11）です．とも

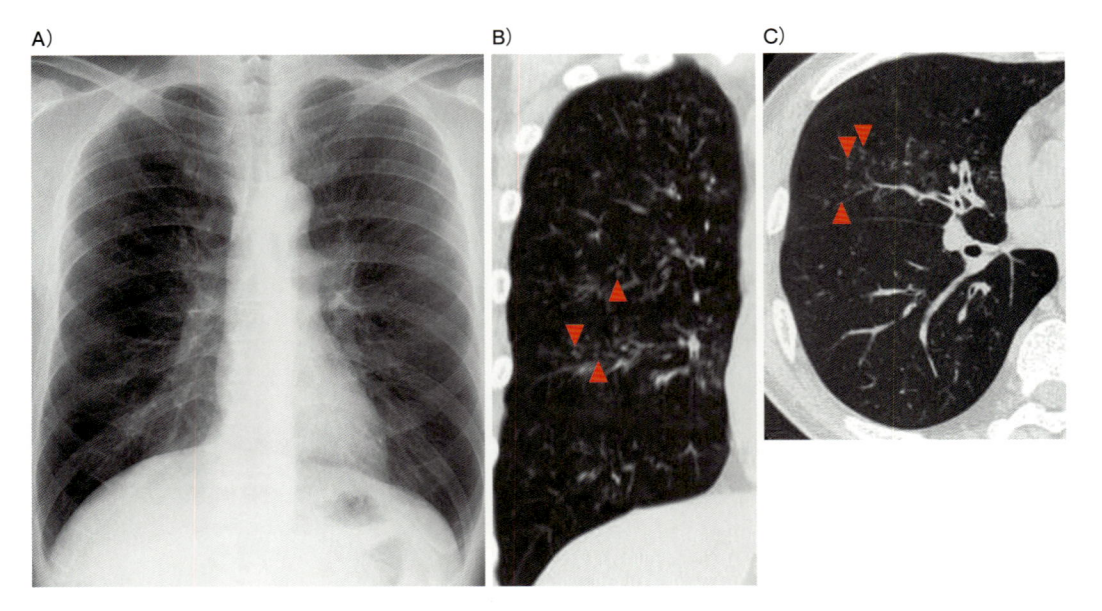

図8 ● 最重症喘息（50歳代男性）

1秒率34.5％と低値で喘鳴が常に聴取されている例．X線では過膨張と気管支壁の肥厚像，CTでは気管支壁の肥厚像に連続する小葉中心性粒状陰影（▶）が観察される

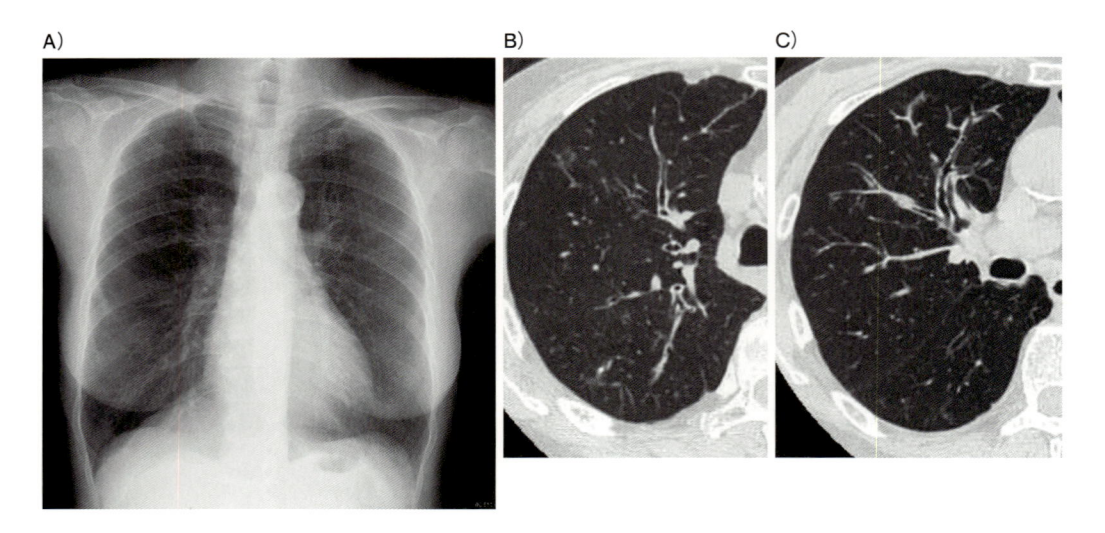

図9 ● 好酸球性肉芽腫性多発血管炎（70歳代女性）

ステロイド薬を20年間以上も継続している．X線では過膨張と気管支のボケ像，CTでは著明な気管支壁の肥厚像と小葉中心性粒状陰影が観察される

に喘息は難治性です．

　好酸球性肉芽腫性多発血管炎は，喘息が多発神経炎（四肢のしびれ）に先行することが多く，末梢血好酸球増加，MPO-ANCA陽性のことがあり，胸部X線写真ではさまざまな陰影が出現するのが特徴です．経口ステロイド薬の長期投与が効果的です．最近オマリズマブ，メポリズマブなどの生物学的製剤に効果ありとの報告もあります．また，気管支肺アスペル

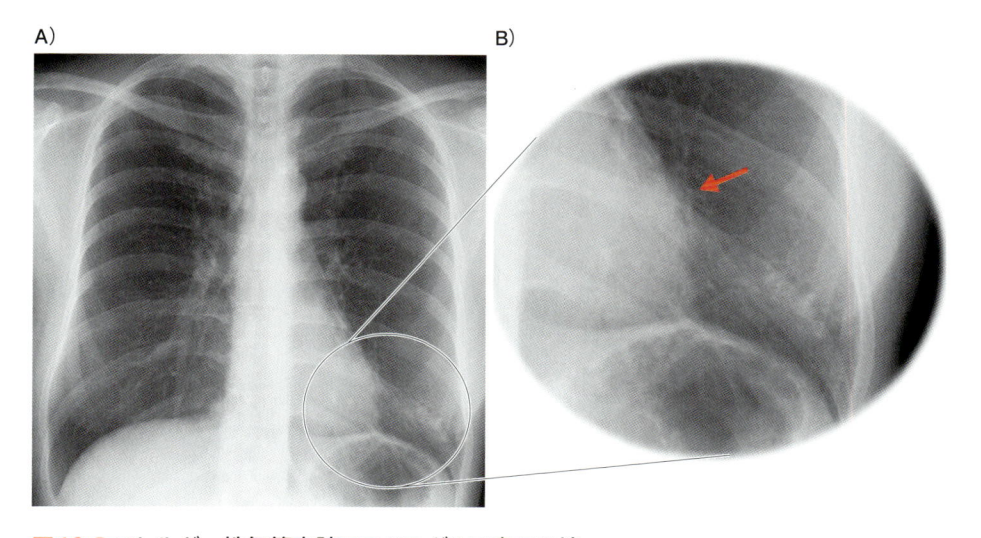

図10 ● アレルギー性気管支肺アスペルギルス症のX線
一見して所見なしですが見落としがちな，拡張した気管支内に詰まった喀痰（→）が観察される

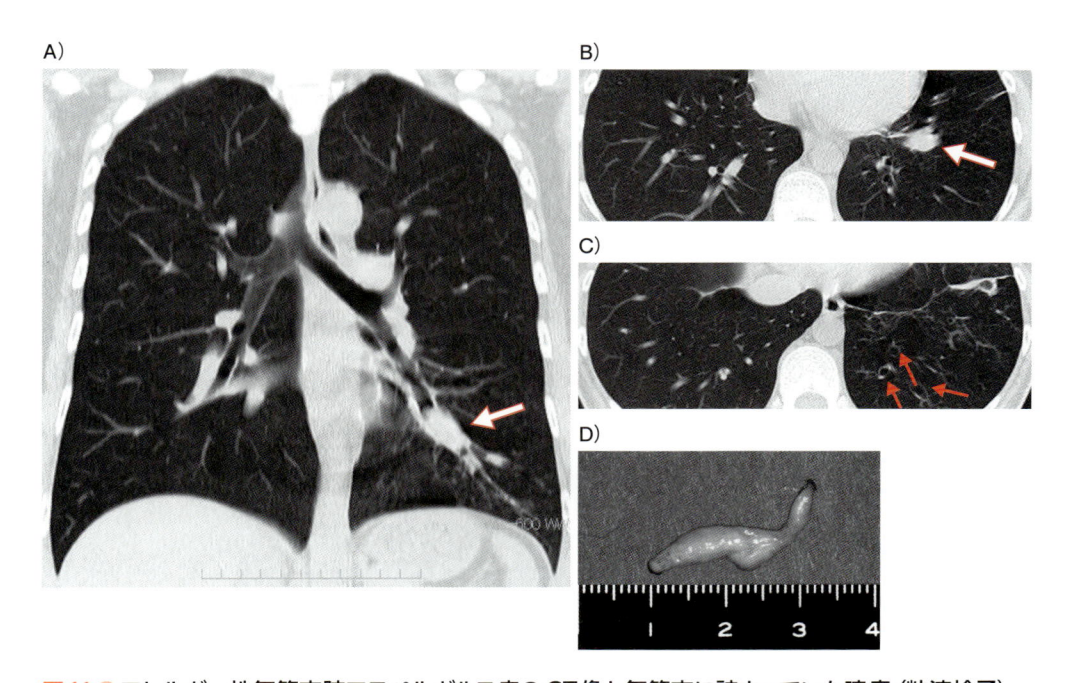

図11 ● アレルギー性気管支肺アスペルギルス症のCT像と気管支に詰まっていた喀痰（粘液栓子）
図10と同一症例．気管支内に詰まった喀痰（⇨），右下葉と比較して拡張した左下葉気管支（→）

ギルス症は，少し難治性の喘息として治療中に，胸部X線（図10）で，浸潤陰影や拡張した気管支内に喀痰の詰まっている陰影に気が付くことが診断のポイントで，茶褐色の粘液栓子（拡張した気管支内に詰まった喀痰）が出るようになり，検査を行うことが多いです．アスペルギルスに対する特異的IgG，IgE抗体陽性で，末梢血好酸球増加，血清IgE高値，中枢性気管支拡張症で診断できます．図11に示したように，気管支拡張所見とその中に詰まった喀痰の陰影が特徴的と思います．

読んで得する Article

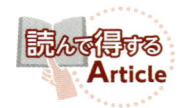

1) Saraya T, et al：Epidemiology of virus-induced asthma exacerbations: with special reference to the role of human rhinovirus. Frontiers in Microbiol, 2014 May 26. [doi：10.3389/fmicb 2014 00226 eCollection 2014.]

↳ 発作で入院した喘息患者で，ウイルス感染陽性7名とウイルス非感染8名のCT像と臨床背景を比較しました．結果，ウイルス感染陽性の喘息発作症例では，酸素飽和度が低く，二酸化炭素が上昇していることが多く，CT像で淡い肺野濃度の上昇が捉えられ，鼻風邪のウイルス感染がトリガーの喘息発作では，肺野に淡い肺野濃度の上昇がみられることを証明した論文です．

聴診ミニレクチャー

福家 聡

> **ここがポイント！**
> - COPDの聴診では，呼吸音の減弱がある
> - ACOS症例やCOPD増悪時には，喘鳴を聴取する

1 COPD・ACOSで聴取される呼吸音の特徴

　　COPDの聴診を行う前に，呼吸器官のどの部位の聴診を行っているか把握する必要があります．聴診器を当てる部位により，**気管呼吸音，気管支呼吸音，肺胞呼吸音**が聴取できます．COPDの聴診においては，いずれの部位の聴診も行う必要がありますが，特に**肺胞呼吸音の減弱**については意識的に聴診しなければ，その変化に気が付かない場合があります．

　　肺胞呼吸音とは，肺胞そのものの音ではなく，末梢の気管支を空気が通過する際の音です．したがって，肺胞呼吸音を作り出す末梢の気管支から胸壁までの距離や音の伝わり方が重要であり，肺過膨張を伴っているCOPDでは，以下の要因で呼吸音が減弱するとされています．

> ①末梢気道が狭窄・閉塞することで空気の流れが少なくなる
> ②気腫により音の発生源から聴診する胸壁までの距離が増大する
> ③過膨張による含気量増加のため音の伝播が低下する

　　このように，単純なCOPDでは副雑音を聴取することは少なく，むしろ**呼吸音の減弱のみが所見そのもの**ということがあります．

　　高調性の笛音（wheezes）が聴取される場合にはACOSを疑う必要があります．ACOSは喘息の特徴も併せ持ったCOPDであるため，wheezesが聴取されるかどうかについては注意して聴診する必要があります．wheezesは通常の呼吸では聴取されず，強制呼気をした場合のみに聴取される場合がありますので，疑わしい場合には**患者さんに強制呼気を行わせて聴診する**とよいでしょう（**第6章-2**参照）．

2 サウンドスペクトログラムによる目で見る聴診音

　　通常の臨床では聴診音は，聴診した本人しか聴くことができず，聴診所見が正しいかどうか確認したり，共有することができないため，経験を積みながら身に付けることしかできませんでした．しかし，電子聴診器を使用すれば，呼吸音を多くの人と共有することができます．さらに，音声解析ソフトを用いて聴診音を可視化することで，より客観的な評価が可能

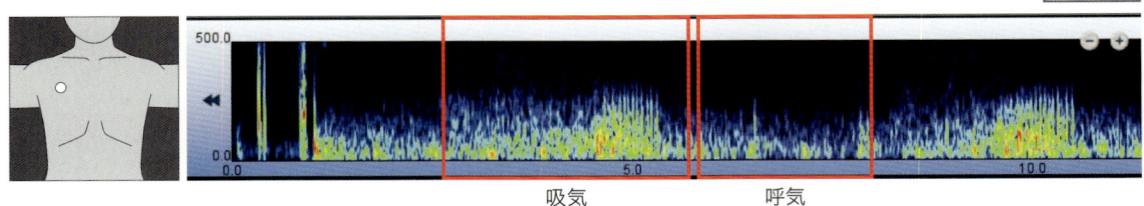

図1 ● 正常呼吸音 🔊 audio

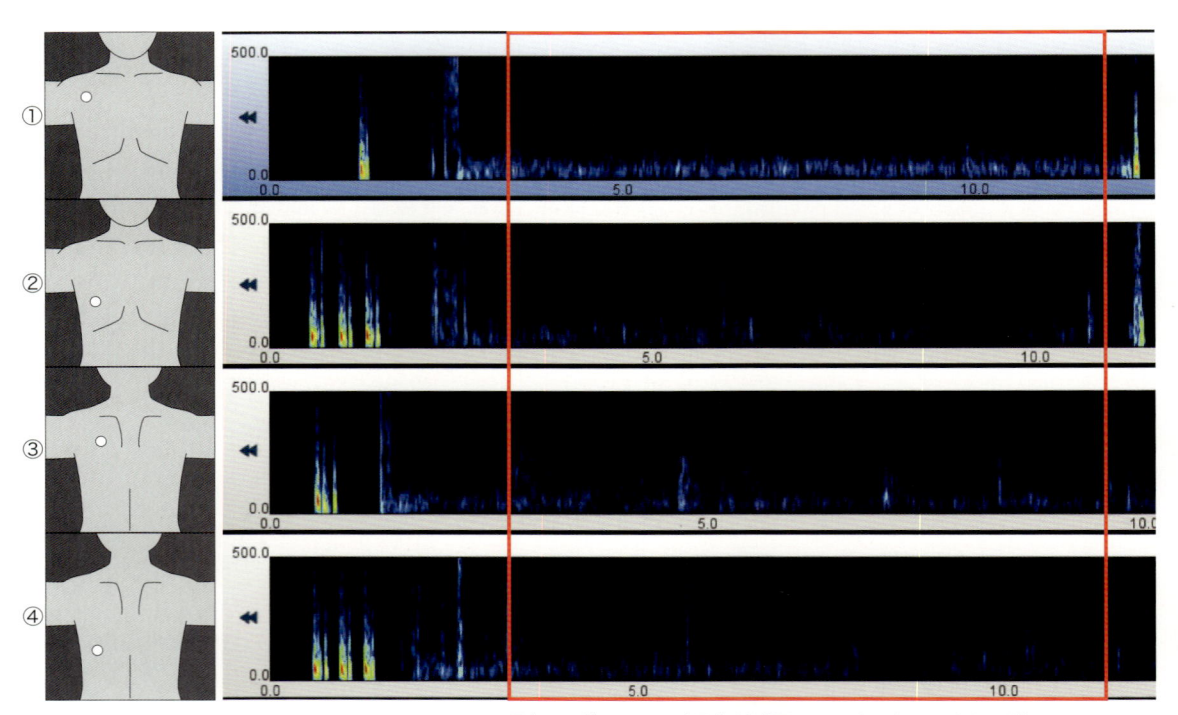

吸気　　呼気

図2 ● COPDでの肺胞呼吸音の減弱

吸気，呼気ともに呼吸音が減弱し，サウンドスペクトログラムでは，青色が主体

になります．

サウンドスペクトログラムと呼ばれる画像は，低波長から高波長まで（0～500 Hz）の領域の音声がその強弱とともに示されます．通常の肺胞呼吸音は250 Hz付近の波長で，低くやわらかい音が吸気でよく聴こえ，呼気では弱く聴こえます．聴診音の強弱は色の違いで示されます．**聴診音が強い場合は赤や黄**で表示され，**音が弱い場合は緑や青**で表示されます．**正常の肺胞呼吸音は**，**緑や青**で示されています（図1，audio1）．

COPDの聴診音（図2）は，肺胞呼吸音が減弱し，サウンドスペクトログラムでは**薄い青**で示されています．呼吸音は聴診をしっかり意識しないと聴き取れないこともあります．呼

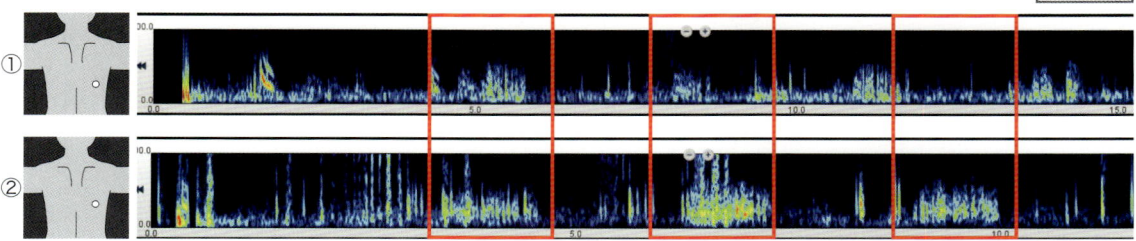

②＝強制呼気　　　　　　　　吸気前半から，幅が広めの縦の線短めで0〜250 Hz程度の音

図3● 湿性ラ音 🔊audio

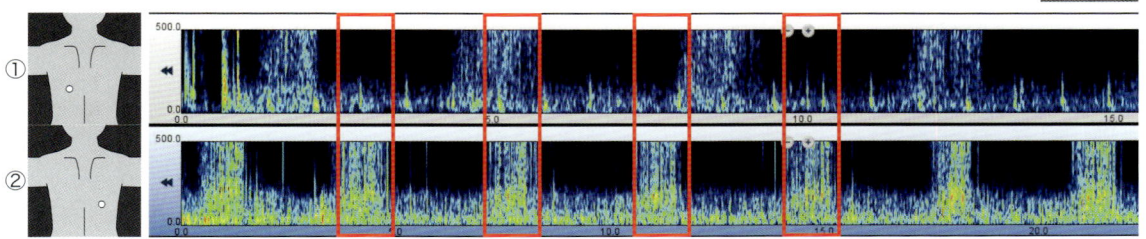

吸気後半にかけて，細めの縦の線500 Hz以上の比較的高波長の音

図4● 乾性ラ音 🔊audio

　吸音の減弱は，普段から正常の呼吸音を耳で覚えておかないと，なかなか判別は難しいかもしれません．しかし，サウンドスペクトログラムを用いると，正常の肺胞呼吸音（図1）と比較して視覚的にもその減弱が理解できると思います．
　その他，肺炎などの際に聴診される**湿性ラ音**は，気道内に分泌物がたまり，それが気道内を移動するときに"**ブツブツ**"という音として聴取されます．サウンドスペクトログラムでは，0〜250 Hzの低波長であり，低めの音が聞こえます（図3，audio2）．
　乾性ラ音は，間質の線維化などにより含気が低下し，閉塞していた気道が呼気終末にかけて開くことで"**バリバリ**"という音として聴取されます．サウンドスペクトログラムでは，500〜1,000 Hzの波長で示されます．このソフトでは，0〜500 Hzまでの表示ですので，500 Hz以上の部分は突き抜けています（図4，audio3）．

第2章 プライマリでの一発診断・鑑別

1. 病歴・治療歴から見えてくる診断

加藤元一

ここがポイント！

- まず気管支喘息，COPDのガイドライン診断基準を読みましょう
- 子どもの頃に症状があったら気管支喘息
- 40歳以後に発症したらCOPD
- ただし，合併している人（ACOS）は少なくない

1 まずガイドラインを読んでみましょう

1) 気管支喘息の定義

「喘息予防・管理ガイドライン2015」では，気管支喘息を次のように定義しています[1]．

『**気道の慢性炎症を本態とし，臨床症状として変動性を持った気道狭窄（喘鳴，呼吸困難）や咳で特徴付けられる疾患**』である．気道炎症には，好酸球，好中球，リンパ球，マスト細胞などの炎症細胞，加えて，気道上皮細胞，線維芽細胞，気道平滑筋細胞などの気道構成細胞，および種々の液性因子が関与する．自然に，あるいは治療により可逆性を示す気道狭窄は，気道炎症や気道過敏性亢進による．持続する気道炎症は，気道傷害とそれに引き続く気道構造の変化（リモデリング）を惹起して非可逆性の気流制限をもたらす．

2) COPDの定義

また，「COPD（慢性閉塞性肺疾患）診断と治療のためのガイドライン 第4版（2013）」においては，COPDを次のように定義しています[2]．

「**タバコ煙を主とする有害物質を長期に吸入曝露することで生じた肺の炎症性疾患**である．呼吸機能検査で正常に復すことのない気流閉塞を示す．気流閉塞は末梢気道病変と気腫性病変がさまざまな割合で複合的に作用することにより起こり，通常は進行性である．臨床的には徐々に生じる労作時の呼吸困難や慢性の咳，痰を特徴とするが，これらの症状に乏しいこともある」と定義し，診断基準は「長期にわたる喫煙歴がある場合，慢性に咳，喀痰，労作時呼吸困難などがみられる患者に対してはCOPDを疑う．気管支拡張薬吸入後のスパイロメ

トリーで1秒率（FEV₁/FVC）が70％未満であれば，COPDと診断する．診断確定には，X線画像検査や呼吸機能検査，心電図などにより，気流閉塞をきたす他疾患を除外する必要がある．気道可逆性の大きいCOPD，可逆性の乏しい難治性喘息，COPDと喘息が併存している症例では，喘息との鑑別は困難である．

　この2つのガイドラインからみえることは，問診の重要性と治療薬に対する反応をみて診断の治療を考える必要があることです．

② 病歴からみた気管支喘息の診断

　中年以後に発症した呼吸困難の場合，喫煙歴などはきちんと問診できていたとしても，**幼小児期の病歴**はきちんと問診されていないことが多いのが現状です．

　気管支喘息の場合，発症時年齢は幼児期のことが多く，思春期に一度改善しても成人後再び症状が発現することもあります．したがって，「小さな頃」に喘息があったかどうかを問診することはきわめて大切です．

　また，幼小児期の気管支喘息はアトピー素因のある子どもに発症することが多く，他のアレルギー疾患を合併していることも多く，それらに対する問診も重要な意味を持ちます．小さな頃に「喘息様の喘鳴があった」「風邪を引くと咳が長引いて治りにくかった」「アレルギー性鼻炎やアトピー性皮膚炎などのアレルギー合併症があった」「食べられない食物があった」

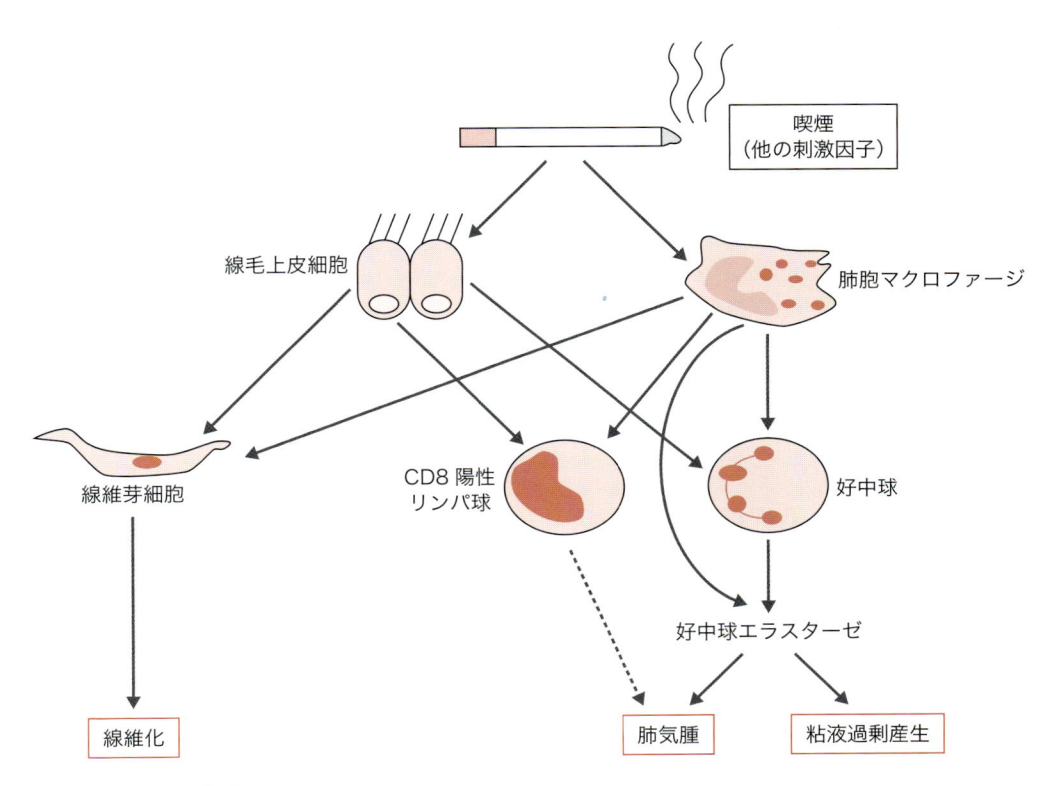

図1● COPDの病因
文献3を参考に作成

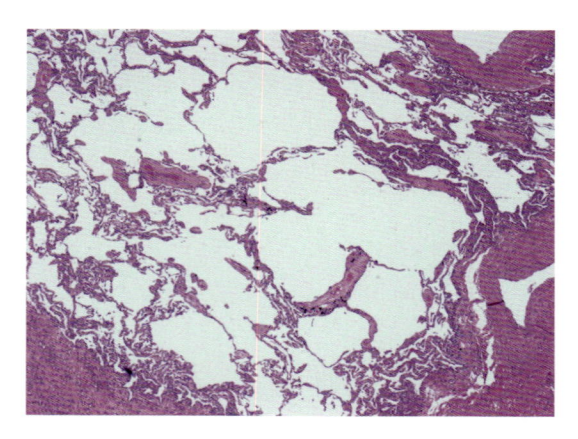

図2● COPDの病理所見

などの病歴は，**アレルギー素因**を示し，気管支喘息あるいはACOSを鑑別する指標となります．

❸ 病歴からみたCOPDの診断

　気管支喘息に対してCOPDは，上記のアレルギー性素因や小児時の発症は少なく，**40歳以後の発症**が多いことが国内外のガイドラインに示されています．本邦ガイドラインでは，その病因のほとんどが**喫煙**であると強調されています．図1に示しましたように，タバコに含まれる刺激物質がマクロファージ，続いて好中球を刺激し，好中球エラスターゼが過剰に分泌されます．この好中球エラスターゼを分解するプロテアーゼインヒビターが先天的に欠損しているアルファー1アンチトリプシン欠損症は日本人にはきわめて少ないものの，プロテアーゼインヒビター活性が，喫煙刺激によって生じる好中球エラスターゼ活性より弱ければ，細気管支領域での炎症が持続し，細気管支狭窄によるチェックバルブ反応で肺胞の過膨張，肺胞隔壁の破壊断裂が生じ，気腫性変化を生じます（図2）．

　したがって，病歴を問診するときに現在喫煙をしていなくても，**過去の喫煙量，喫煙期間**を詳細に聴くことが大切です．このとき，**家族歴**を聴くことも必要です．家族は遺伝的によく似ていることが想像され，同じような症状がなかったか，同じ病気と診断されていないかも問診時には十分聴いておくことが必要です．

❹ 病歴からみたACOSの診断

　ACOSは，気管支喘息とCOPDの両者を併せ持つ症候群と理解されますが，その**本態はCOPD**と考えてよいでしょう．したがって，病歴としては**喫煙歴**が重要で，もともと気管支喘息でありながら喫煙を続けた人や過去喫煙歴のある人はまずACOSと考えてよいと思います．

表1 ● 気管支喘息/COPDの鑑別

気管支喘息	COPD
□20歳前に発症	□40歳以上で発症
□分・時間・日間変動あり	□治療にかかわらず症状は持続
□夜間・早朝に増悪	□よい日と悪い日があるが，常に毎日の症状と労作時呼吸困難あり
□運動，笑いなどの情動，ほこり・抗原の吸入を契機に症状が現れる	□原因にかかわらず，慢性の咳嗽や喀痰が呼吸困難発現前に存在する
□肺機能やピークフローなどで気流制限の記録あり	□永続的な気流制限が存在する．（$FEV_1/FVC<0.7$）
□非発作時の肺機能正常	□非発作時の肺機能異常
□過去に医師による「気管支喘息」診断あり	□過去に医師による「COPD」「慢性気管支炎」「肺気腫」の診断あり
□「気管支喘息」や他のアレルギー疾患の家族歴（アレルギー性鼻炎，湿疹）	□喫煙・バイオマス燃料などのリスクファクターへの曝露
□時間経過による悪化がなく，症状の季節性変動や年間変動あり	□症状が徐々に増悪（年単位の悪化）
□自然改善，気管支拡張薬によるすみやかな改善，吸入ステロイド薬による数週間後の改善あり	□速効性気管支拡張薬の効果は限定的
□胸部X線写真正常	□胸部X線写真上高度の過膨張所見

1) ACOSと判断すべき2つのパターン

　幼少期の気管支喘息が思春期でいったん改善し，その後の再燃はなく，40歳を超えて労作時呼吸困難が出現してきた人の場合，自身が喘息であったことも自覚していないことがありますが，問診上**過去に気管支喘息の既往がある場合**はACOSのなかに含めるべきと考えます．症状から気管支喘息とCOPDを厳密に区別することは困難ですので，このような患者さんでも吸入ステロイド薬（ICS）の併用が勧められます．

　もう1つのパターンは，**明らかな重喫煙歴**があり，胸部X線写真からも気腫性変化を認め純粋なCOPDと考えられるものの，鼻アレルギーやアトピー性皮膚炎などの**アレルギー疾患を併発している人**です．このような方々は，特に末梢血液中好酸球や末梢血IgEが高値である場合は，ACOSと判断して治療を勧めることが望ましいと思います．

2) ACOSの分類

　ACOSの患者さんを分類するのに，症状や発現年齢，症状パターンから分類するGINA/GOLD合同ガイドラインの分類[4]（表1）と，末梢血好酸球が400/μL，喀痰中好酸球3％を境界にTh2高値群とTh2低値群の2つに分ける分類（図3）があります[5]．ACOS自体が，eosinophilic COPD, neutrophilic asthmaなどの新しい疾患概念の狭間で揺れており，その頻度は25％程度であると報告されていますが（表2），既往歴および合併症を含めたアレルギー性疾患があれば，ACOSと広く診断したほうが治療はやりやすいと思いますし，その割合は50％近くになることが予想されます．

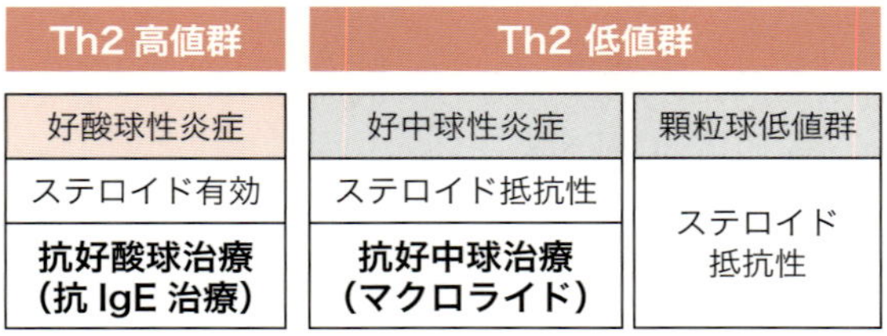

図3 ● Th2によるACOSの分類

Th2 高値群
- 好酸球性炎症
- ステロイド有効
- 抗好酸球治療（抗IgE治療）

Th2 低値群
- 好中球性炎症
- ステロイド抵抗性
- 抗好中球治療（マクロライド）

- 顆粒球低値群
- ステロイド抵抗性

文献5を参考に作成

表2 ● ACOSおよびACOSに関連する疾患の頻度

		有症率	文献
成人気管支喘息有症率	15～64歳	6.0%	文献1
	65歳～	9.7%	
成人喘鳴を伴う喘息有症率		9.4%	
喘息合併COPD患者		23.4%	文献6
		25%	文献7
成人アレルギー性鼻炎有症率		47.2%	

5 治療歴からみえてくる診断

過去の治療のなかで，アレルギー性鼻炎，アレルギー性気管支炎，アトピー性皮膚炎などのアレルギー疾患治療が行われていた場合は，今回受診した症状が「**息切れ，息苦しさ**」を主としたものであれば，**治療は気管支喘息が優先**されます．また，過去治療薬として長時間作用性抗コリン薬（**LAMA**）が投与されていて，それでも息苦しさが改善されなければ，長時間作用性交感神経β_2刺激薬（**LABA**）の併用を考える必要があります．

吸入ステロイドと交感神経β_2刺激薬の合剤（**ICS/LABA**）が投与されていた場合は，前医が気管支喘息と考えていたかCOPDと考えていたかを厳密に鑑別することはできません．その場合は，過去の詳細な問診，血液検査などで，できる限り正確な診断に近づくことが必要です．

読んで得するArticle

1) 「喘息予防・管理ガイドライン2015」（一般社団法人日本アレルギー学会喘息ガイドライン専門部会/編），協和企画，2015
2) 「COPD（閉塞性肺疾患）診断と治療のためのガイドライン 第4版」（日本呼吸器学会COPDガイドライン第4版作成委員会/編），2013
3) Barnes & PJ, Stockley RA：COPD: current therapeutic interventions and future approaches. ERJ, 25：1084-1106, 2005
4) 「Diagnosis of Diseases of Chronic Airflow Limitation：Asthma, COPD and Asthma-COPD Overlap Syndrome (ACOS)」(Based on the Global Strategy for Asthma management and Prevention and the Global Strategy for the Diagnosis, Management and Prevention of Chronic Obstructive Pulmonary Disease, 2014) Global Initiative for Asthma, 2014
   http://www.goldcopd.org/uploads/users/files/AsthmaCOPDOverlap.pdf
   ↑気管支喘息の国際ガイドラインであるGINAとCOPDの国際ガイドラインであるGOLDの両者で編集したACOSの初めての「ガイドライン」です．問診からACOSを分類しています．
5) Barnes PJ：Therapeutic approaches to asthma-chronic obstructive pulmonary disease overlap syndromes. J Allergy Clin Immunol, 136：531-545, 2015
   ↑ACOSをTh2系免疫が主であるかどうかで分類したものです．免疫学的に気管支喘息，COPD，ACOSを理解しやすい総説です．
6) Haughney J, et al：The distribution of COPD in UK general practice using the new GOLD classification. Eur Respir J, 43：993-1002, 2014
7) 「国民衛生の動向 2014/2015年版」（厚生労働統計協会/編），厚生労働統計協会，2014

第2章 プライマリでの一発診断・鑑別

2.「咳」から診断する方法

松瀬厚人

ここがポイント！

- 咳喘息や喘息では，気管支平滑筋の収縮によって咳嗽が出現する
- 咳嗽の持続期間から，原因疾患が推定できる
- 喀痰を伴わない乾性咳嗽と喀痰を伴う湿性咳嗽では治療方針が異なる
- 成人の咳嗽患者では，胸部X線写真を撮影して重篤な疾患を除外する
- 成人の慢性咳嗽の最も頻度が高い原因は喘息と咳喘息である

1 呼吸器診療における咳嗽の問題点

　咳，すなわち咳嗽は，呼吸器の専門医のみならず，多くの臨床医が診療現場で遭遇する頻度がきわめて高い症候です．発熱や腹痛などと並んで，世界中で受診理由として最も頻度が高い症候の1つとする報告もあります．胸部の聴診でラ音が聴取される場合や，胸部X線検査で異常が認められる場合の咳嗽の診断や治療は比較的容易な場合もありますが，これらの所見が正常で，鎮咳薬を処方しても咳嗽が止まらない患者さんが近年特に増加していることが実感されます．

　咳嗽は，本来は気道内の異物を外界に排除するための生体防御反応であり，われわれが生きていくためには不可欠な反応なのですが，長く続くと心身ともに疲労してしまいます．咳嗽の原因としては，気道内の咳受容体を刺激する病態すべてと考えられ，呼吸器・循環器疾患の頻度が高いのですが，胃食道逆流症のような消化器疾患や心因も原因となることがあります．また，原因疾患の重症度を考えてみても，風邪のような予後良好な疾患から肺癌のような生死にかかわる疾患まで幅広い疾患が原因となります．

　治療の観点からみると，現在臨床で使用できる鎮咳薬は原因疾患に非特異的に咳中枢を抑制する中枢性鎮咳薬が主体で，眠気や便秘などの副作用が多い割に効果が期待できない場合も多く経験します．

　このように現在の咳嗽の診療には多くの問題が潜在しています．本稿では，日本呼吸器学会の「咳嗽に関するガイドライン第2版」[1]に沿って，主として咳嗽から考える喘息，咳喘息の診断について述べてみたいと思います．

2 咳嗽の発生機序

咳嗽の診断や治療を考える際には，その発生機序を知ることが重要です．咳嗽を主訴とする疾患では，多くの場合，**気道内の咳受容体**に刺激が加わることにより咳嗽が発生します．一方咳喘息や喘息では，**気道平滑筋の収縮**によって**知覚神経**が刺激され咳嗽が発生します．それ自体には鎮咳作用のない気管支拡張薬が喘息や咳喘息の咳嗽には有効なのはこのためです．後に述べますが，このことを利用して，気管支拡張薬を咳喘息の診断的治療薬として使用することができるわけです．

3 咳嗽の随伴症状を聞き出す

1）喘鳴の有無

先述したように咳嗽は非常に普遍的な症状であり，咳嗽の問診だけで，原因疾患を診断することはできませんが，注意して問診を行えば診断の有力な手がかりを得られる場合もあります．一言で咳嗽と言っても，患者さんが訴える咳嗽の内容はさまざまです．なかには，咳払いを咳嗽と言われる方もおられます．咳嗽の性状を問診する場合には，咳嗽に加えて**"ぜいぜい""ヒューヒュー"という音（喘鳴）**がしないかを聞くことが重要です．日中には喘鳴を認めない場合でも，夜間や早朝に咳嗽に伴って喘鳴が聞こえるのであれば喘息の可能性が高くなります．

2）乾性咳嗽か湿性咳嗽か

咳嗽だけなのか，痰はないのかという問診も重要です．咳嗽は，喀痰を伴わないか少量の粘液性喀痰のみを伴う**乾性咳嗽**と，咳嗽のたびに喀痰を伴い，その喀痰を喀出するために生じる**湿性咳嗽**とに分類されます．喘息は通常乾性咳嗽であり，副鼻腔気管支症候群や慢性気管支炎，細菌性肺炎などは湿性咳嗽を呈することが多くなります．

湿性咳嗽で重要なことは，痰が採取できることで，可能な限り痰の検査，特に抗酸菌を含む培養検査と癌細胞や細胞成分（好酸球か好中球か）を確認するための細胞診は行っておいたほうがよいと思います．

治療と重複しますが，特に高齢者の場合，痰が出ている原因を治療せずに咳嗽だけを止めてしまうと排出されない痰によって肺炎が生じる恐れがあります．湿性咳嗽では咳嗽を止めるだけでなく，**痰の原因の診断とそれを減らすこと**が重要になります．

4 咳嗽の持続期間は？

1）持続期間による分類

咳嗽がどれくらい続いているのかも重要な問診項目です．昨日からとか，3日前から出始めたという咳嗽と，半年前から止まらないという咳嗽では対応は全く違ってきます．また，今回は発症早期であっても，何回もくり返しているとか，毎年同じ時期に咳が止まらないという場合にも長期間続く咳嗽と同じ対応が必要な場合があります．

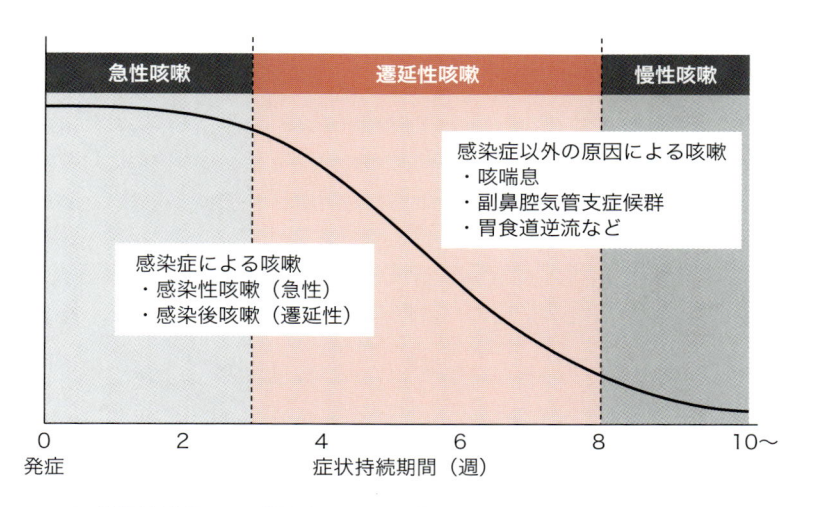

図1 ● 症状持続期間と感染症による咳嗽比率
文献1を参考に作成

表1 ● 感染性咳嗽を疑う所見

1. 先行する感冒様症状がある
2. 自然軽快傾向である
3. 周囲に同様の症状の人がいる
4. 経過中に膿性度の変化する痰がみられる

文献1より引用

　咳嗽は持続期間によって，3週間未満の**急性咳嗽**，3週間以上8週間未満の**遷延性咳嗽**，8週間以上の**慢性咳嗽**に分類されます．このような分類を設けることにより原因疾患，特に**感染症の頻度**がある程度推定できるためです（図1）．

2）感染性咳嗽の疑い方

　急性咳嗽で受診される患者さんで全身状態が良好であれば，まずは急性上気道炎による感染性咳嗽を考えます．以下に感染性咳嗽を疑う所見を示します（表1）．

　遷延性咳嗽の原因疾患を詳細に調べた疫学研究は存在しませんが，成人の場合は，風邪の後に咳だけが残る感染後咳嗽の頻度が最も高いと考えられています．さらに感染後咳嗽であれば，ほとんどが自然軽快することも報告されています[2]．

3）慢性咳嗽の疑い方

　最後に，成人で，胸部X線検査が正常，聴診でもラ音がないという最も診断が難しい慢性咳嗽の原因として，**咳喘息と喘息の頻度が最も高い**ことがいくつかの国内外の疫学調査で報告されています．もちろん，これら喘息の咳嗽患者さんが発症早期に受診される場合もあるので，急性咳嗽とはいえ喘息かもしれないと疑っておくことは重要です．

5 咳嗽の好発時間と誘因

咳嗽がどのようなときに出やすいかというのも診断に至る重要な情報になります．もちろん，最もひどい時期には，終日，何をしていても咳が出るとおっしゃる方もおられますが，よく聞くと，1日のうちでもどの時間帯に出やすいとか，何かをしているときに特にひどくなるという場合もあります．

夜に出やすい咳嗽のなかでも，感染性咳嗽や感染後咳嗽は寝入りばなの床に就いて横になったときに，一方咳喘息や喘息では真夜中から明け方に出やすいことが多いようです．COPDの患者さんでは，朝の起床時に喀痰とともに咳嗽が出ることがあります．胃食道逆流症も慢性咳嗽の原因となることが知られていますが，この咳嗽は食後に限らず，日中の会話時に横隔膜が動くことに関連して出やすいことが報告されています．

季節的には，感染性咳嗽は当然のことながら風邪が流行する冬季に，咳喘息や喘息は花粉の飛ぶ春先や秋の季節の変わり目に増悪する傾向があります．慢性咳嗽の原因別に特徴的な所見を**表2**に示します．

6 咳嗽患者の身体所見

胸部聴診にて**異常呼吸音**（呼吸音減弱や気管支呼吸音の有無）や**呼吸副雑音**（連続性ラ音，断続性ラ音）を確認します．特に，喘息の診断のためには**強制呼出**を行い，**呼気終末にわずかな喘鳴がないか**注意して聴診します．昼間に笛音が聴取できないことは喘息を否定する所見にはなりませんし，咳喘息では喘鳴や笛音は伴いません．胸部以外にも口腔，咽頭，頸部，鎖骨上，四肢末梢などの診察も行い，COPDの口すぼめ呼吸や後鼻漏，副呼吸筋の肥大，ばち状指なども注意して確認します．

7 咳嗽患者に行う検査

1）胸部X線

一般臨床レベルで咳嗽の原因を特定できる検査法は限られています．成人が咳嗽を主訴に受診したのであれば**胸部X線**を撮影して，肺癌や肺結核などの重篤な疾患が潜んでいないかの検査は重要です．急性咳嗽でも胸部X線を撮影するかどうかについては，高熱，血痰，呼吸困難などがある場合には撮影するべきです．喘息が胸部X線検査で診断できることは稀で

表2 ● 慢性咳嗽の各原因疾患に特徴的（特異的）な病歴

咳喘息	夜間～早朝の悪化（特に眠れないほどの咳や起坐呼吸），痰が切れると楽になるとの訴え，症状の季節性・変動性
アトピー咳嗽	症状の季節性，咽喉頭のイガイガ感や掻痒感，アレルギー疾患の合併（特に花粉症）
副鼻腔気管支症候群	慢性副鼻腔炎の既往・症状，膿性痰の存在
胃食道逆流症	食道症状の存在，会話時・食後・起床直後・体動後の悪化，亀背の存在
感染後咳嗽	上気道炎が先行，徐々にでも自然軽快傾向（持続期間が短いほど感染後咳嗽の可能性が高くなる）

文献1より引用

すが，COPDでは，2方向撮影することで過膨張所見が明らかになったり，肺野に慢性気管支炎を示唆する気管支壁の肥厚像が認められることがあります．

2）スパイロメトリー

慢性咳嗽の患者さんに対しては，原因として最も頻度が高い咳喘息，喘息を念頭に**スパイロメトリー**を施行することが推奨されます．短時間作用性β_2刺激薬（SABA）の吸入前後で行えば，喘息であれば可逆性が証明できることがあります．また，検査の際に実際に咳をしている患者さんであれば，SABAの鎮咳効果を目前で確認することが可能です．

3）その他の検査

現在では，一般臨床レベルまで普及していませんが，呼気NO測定や強制オッシレーション法など，患者さんに負担をかけずにできる検査が咳嗽の診断に寄与することが期待されています．

8 咳嗽の診断的治療について

どのような症状，疾患であっても，最低限の検査によって診断を確定し，その診断に応じた治療を行うことが理想です．しかし遷延性咳嗽や慢性咳嗽では，病歴聴取と可能な範囲で施行した検査結果に応じて**診断的治療**を行うことがよくあります．診断的治療を行うときに最も重要なのは，その**治療薬の疾患に対する特異性**です．表3に成人慢性咳嗽の原因疾患に対する特異的な治療薬を示します．これらの診断的治療が有効であり，診断が確定したら，以後維持療法へと移行していくことになります．なお，成人慢性咳嗽の原因疾患として最も頻度が高い咳喘息の診断的治療としては，まず初めにSABAの鎮咳効果をみるのが望ましいのですが，長く咳嗽で苦しんでいる患者さんに対し，"まずこの薬に対する反応性をみてから，本格的な治療に入りましょう"では，信頼が得られないこともあります．したがって，維持療法である吸入ステロイド薬で初めから治療を開始し，鎮咳効果が得られれば，吸入ステロイド薬を減量し，その際には"咳が再発した場合にはこの薬を使ってください"と言ってSABAを処方することが推奨されています．図2に成人慢性咳嗽の診断と治療のフローチャートを示します．

表3 ● 慢性咳嗽の各原因疾患に特異的な治療薬

咳喘息	気管支拡張薬
胃食道逆流症	プロトンポンプ阻害薬またはヒスタミンH_2受容体拮抗薬
副鼻腔気管支症候群	マクロライド系抗菌薬
アトピー咳嗽	ヒスタミンH_1受容体拮抗薬
慢性気管支炎	禁煙
ACE阻害薬による咳	薬剤中止

文献1を参考に作成

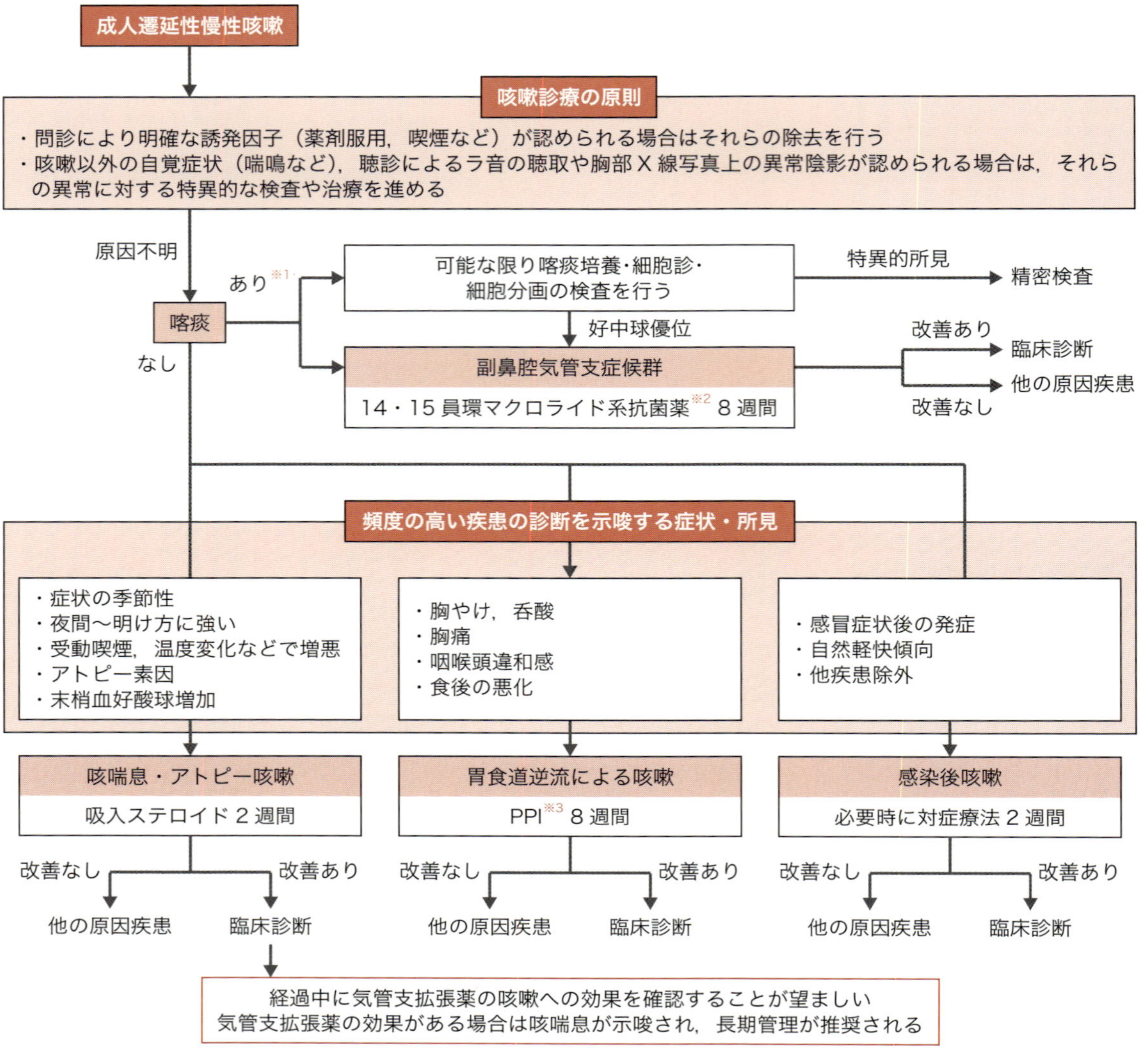

図2 ● 成人の遷延性慢性咳嗽の診断フローチャート

```
                        成人遷延性慢性咳嗽
                              │
                        咳嗽診療の原則
・問診により明確な誘発因子（薬剤服用，喫煙など）が認められる場合はそれらの除去を行う
・咳嗽以外の自覚症状（喘鳴など），聴診によるラ音の聴取や胸部X線写真上の異常陰影が認められる場合は，それら
 の異常に対する特異的な検査や治療を進める
```

原因不明

喀痰 あり※1 → 可能な限り喀痰培養・細胞診・細胞分画の検査を行う → 特異的所見 → 精密検査

なし ↓ 好中球優位

副鼻腔気管支症候群
14・15員環マクロライド系抗菌薬※2 8週間

→ 改善あり → 臨床診断
→ 改善なし → 他の原因疾患

頻度の高い疾患の診断を示唆する症状・所見

| ・症状の季節性
・夜間〜明け方に強い
・受動喫煙，温度変化などで増悪
・アトピー素因
・末梢血好酸球増加 | ・胸やけ，呑酸
・胸痛
・咽喉頭違和感
・食後の悪化 | ・感冒症状後の発症
・自然軽快傾向
・他疾患除外 |

| 咳喘息・アトピー咳嗽 | 胃食道逆流による咳嗽 | 感染後咳嗽 |
| 吸入ステロイド2週間 | PPI※3 8週間 | 必要時に対症療法2週間 |

各々：改善なし → 他の原因疾患／改善あり → 臨床診断

経過中に気管支拡張薬の咳嗽への効果を確認することが望ましい
気管支拡張薬の効果がある場合は咳喘息が示唆され，長期管理が推奨される

※1 喀痰ありとは：少量の粘液性喀痰を伴う場合を除き，喀痰を喀出するための咳嗽，あるいは咳をするたびに痰が出る場合
※2 まずエリスロマイシンを使用し，有効性が得られない場合や副作用が出現した場合は，他の14・15員環マクロライド系抗菌薬を考慮する．『「クラリスロマイシン【内服薬】」を「好中球性炎症性気道疾患」に対して処方した場合，当該使用事例を審査上認める』とされている（2011年9月28日厚労省保険局医療課）
※3 プロトンポンプ阻害薬（PPI）の効果がない場合の薬剤選択は：標準量のPPI投与で効果がない場合，PPI倍量投与や分2投与，ヒスタミンH_2受容体拮抗薬，消化管運動機能改善薬の追加投与を考慮する
注）改善が認められない場合や，いずれにも該当しない場合等は専門医療施設に紹介する
注）改善後も咳嗽が残存する場合は，2疾患の合併も考慮する
文献1より引用

❾ 咳喘息と診断したら

　咳喘息の疾患概念が浸透し，多くの診療所で咳喘息の診断のもとに吸入ステロイドや気管支拡張薬が使用されています．しかし，なかには感染性と考えられる急性咳嗽に対し咳喘息の診断のもとに吸入ステロイドが処方され，自然軽快か治療の効果かが不明のまま治療が続けられたり，いったん鎮咳効果が得られた後でも同様の吸入薬が漫然と続けられる例もあります．喘息に対する吸入ステロイドと同様に，治療効果は常に判定し，安定してきたら減量を図る姿勢も重要です．逆に効果が十分にないか，いったん効果があっても再度咳嗽が悪化した場合には，重症例や他疾患の併存の可能性も考慮し，専門医へ紹介することも同じくらい重要と考えられます．

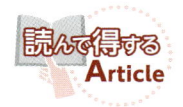

読んで得するArticle

1) 「咳嗽に関するガイドライン 第2版」（日本呼吸器学会咳嗽に関するガイドライン第2版作成委員会/編），日本呼吸器学会，2012
　↳ わが国の実情を加味した咳嗽診療のガイドライン．咳嗽診療において問題となる点（clinical questions）に対し，エビデンスに基づいた推奨がなされています．

2) Kwon NH, et al：Causes and clinical features of subacute cough. Chest, 129：1142-1147, 2006
　↳ 成人の遷延性咳嗽の原因疾患とその予後を示した研究．最も多い原因は感染後咳嗽で多くが自然軽快することが示されています．

第2章 プライマリでの一発診断・鑑別

3. 感冒での受診は診断のよいきっかけ

加藤 冠

ここがポイント！

- "風邪"の訴えでの受診でも，感冒でないことが少なくない
- 発症から受診までの期間により鑑別すべき疾患が異なる
- 喘鳴があるか，"風邪をひくといつも咳が長引く"場合は喘息を疑う
- 40歳以上の喫煙者で息苦しさを伴う場合はCOPDを疑う

1 感冒と感冒様症状

1) そもそも感冒（common cold）とは？

　ライノ，RS，アデノ，エコー，コクサッキー，コロナ，パラインフルエンザなどのウイルスによる急性上気道炎を言います．
　インフルエンザウイルス，EBウイルス，マイコプラズマ，クラミジア，百日咳菌，溶連菌などが原因の場合は，特別の対応が必要なので，感冒とは区別して考える必要があります．

2) 感冒は喘息やCOPDの症状を増悪させる主要な原因

　ですから，感冒での受診は未診断の喘息，COPD，そして両者の合併例であるACOSを診断できるよいチャンスとなります．しかし患者さん本人の受診理由が"風邪"であっても，それが通常のウイルス感染による，いわゆるcommon coldばかりではなく，マイコプラズマや百日咳などの感染症や，アレルギー性鼻炎など感染症以外の疾患も混在していることに注意しましょう．表1に，感冒様症状の患者さんを診たときに鑑別すべき病態・疾患をあげておきます．

表1 ● 感冒様症状を呈する病態・疾患

	感染性	非感染性
病態疾患名	肺炎，肺結核，胸膜炎，咽頭炎，喉頭炎，喉頭蓋炎，扁桃腺炎，副鼻腔炎，髄膜炎，急性肝炎など	アレルギー性鼻炎，亜急性甲状腺炎，間質性肺炎，過敏性肺炎，好酸球性肺炎，肺癌，GERD，ACE阻害薬など
	感染に誘発された喘息，COPD，ACOS	感染とは無関係な喘息，COPD，ACOS

2 発症から受診までの期間による鑑別

　感冒様症状の疾患の鑑別には，発症からの受診までの期間が参考になります．通常の感冒やインフルエンザの**受診は発症から1週間以内**が多いのですが，それ以降はその他の感染症や，感染症以外の疾患が加わります．もちろん最初は感冒だったものが，その後マイコプラズマ感染を合併したり，感冒が治っても喘息の症状だけ残ることもあり，図1の構造を立体的に頭に入れておく必要があります．

3 感冒での受診時に喘息やCOPDを見逃さない方法

1) 疾患の有病率の高さを認識しておこう

　喘息・COPDとも有病率は10%程度に上ると言われ，特にCOPDは高齢の喫煙者に多いという特徴があります．両者を合併したACOSという病態も含め，これらは正しく診断されずに潜在している場合が多いので，常にこれらの疾患の存在を意識しましょう．

2) 喘息かCOPDか迷ったら

　まずはCOPDの有無を確認します．図2にCOPD，図3に喘息を疑う場合のフローチャートを示しましたが，COPDの方が診断基準も明確で疑った場合の診断が比較的容易です．ただし診断にはスパイロメトリーが必要ですので，X線写真も含めてすぐに検査が困難な場合は，COPDを意識しつつも図2から離れ，図3に飛んでください．喘息の検討後に再度COPDの有無を確認すればよく．またそこまでの検討後ならば，検査可能な医療機関に紹介してもよいでしょう．

4 感冒での受診でCOPDと診断される場合

1) COPDの診断では40歳以上の喫煙者の呼吸器症状に注意

　40歳以上の喫煙者が**息苦しさ**や**慢性の咳・痰**を訴えれば，それがCOPDの症状である可能性は高いと言えます．最終診断にはスパイロメトリーが必要なため，一般臨床医には敷居が高いかもしれません．しかし診断基準は明確なので，図2の流れで確実に診断がつきます．検査はできないけれども強くCOPDを疑うような場合は，専門医などスパイロメトリーので

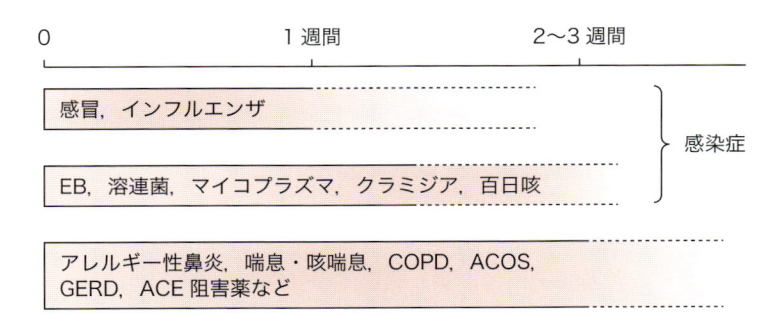

図1 ● 発症から受診までの期間による疾患の鑑別

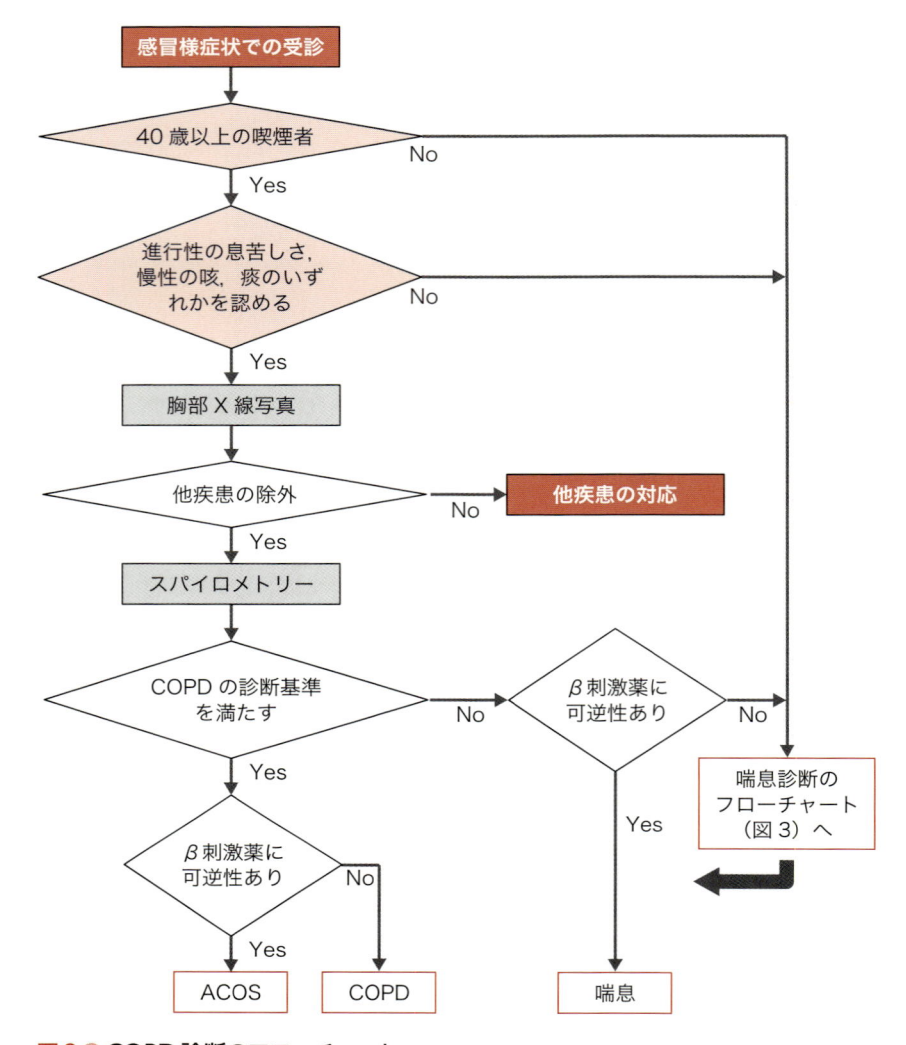

図 2 ● COPD 診断のフローチャート

2) 自覚症状の乏しい COPD にも注意

　一方で症状の乏しい COPD もあるので，そのような患者さんや非喫煙者の場合は，図3の喘息診断のフローチャートに移動してください．喘息や咳喘息の診断に至らない場合は，最後まで COPD も検討すべき扱いになっていますので，そこでの再検討となります．

5 感冒での受診で喘息と診断される場合

1) 喘息の診断には頸部聴診と過去のイベントの聴取が重要

　まず喘鳴の有無を聴診で判断する際，**頸部での聴診**を心がけましょう（図4）．胸壁よりも微細な喘鳴を捉えることができます．また通常の呼吸ではなく，勢いよく強制呼出させるこ

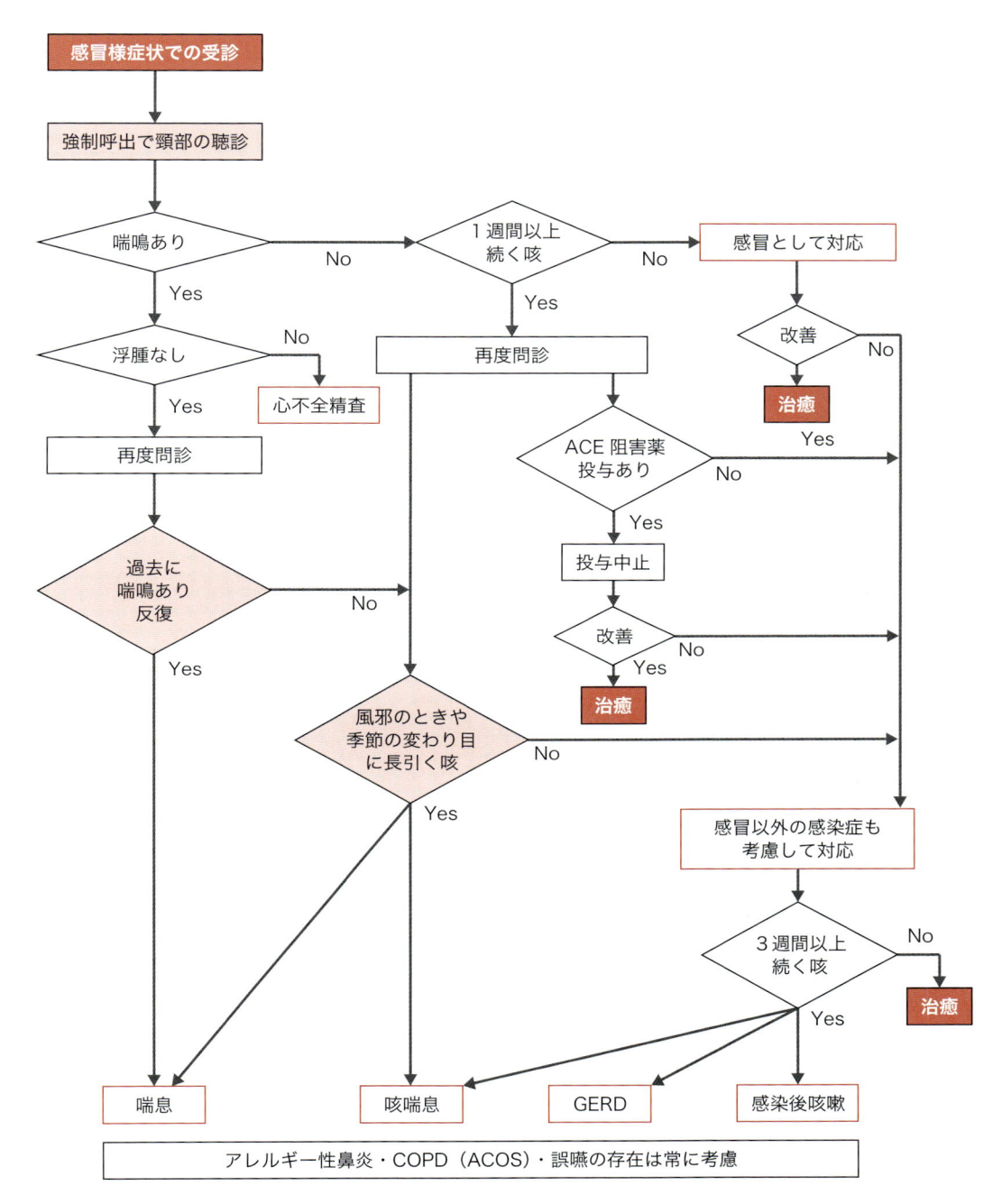

図3 ● 喘息診断のフローチャート

　とでさらに感度が上がります．心不全や特殊な感染症を除外できれば，喘鳴は喘息診断の重要な診断材料となります．発症から3週間を超えている咳の場合は，**遷延性咳嗽**として咳のガイドラインにある他の疾患も含めて鑑別をする必要があります．このように受診時期によって頻度の高い疾患が異なることは，❷でも示した通りです．

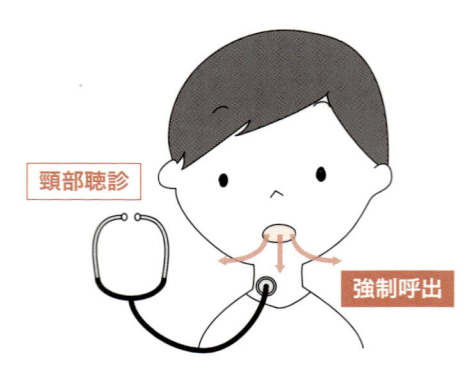

図4 ● 聴診で喘鳴を捉えるポイント

6 留意しておきたい病態

1) 特殊な感染症に注意

マイコプラズマ感染も肺炎に至るのは10％程度と言われ，百日咳とともに抗菌療法が必要なため，正確な診断が必要です．またライノウイルスやRSウイルス感染症でも喘鳴を生じる場合がありますので，初めて喘鳴を生じた場合には一応この病態も考慮してください．

2) 意外と多いアレルギー性鼻炎

喘息との合併が多いことが知られていますが，アレルギー性鼻炎だけで咳が出る場合もあり，その場合は鼻の治療のみで軽快します．

3) 高齢者では誤嚥由来の喘鳴や咳があるので注意

喘息と無関係な喘鳴や咳の原因の代表として**誤嚥**があります．高齢者ではこのことも常に念頭に置く必要があります．

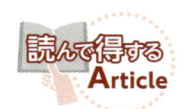

読んで得するArticle

1) Jamieson KC, et al：Rhinovirus in the pathogenesis and clinical course of asthma. Chest, 148：1508-1516, 2015
   ↳ 感冒の主因となるライノウイルス感染により幼少期に喘鳴を生じると，その後喘息に進展するリスクが高まります．また喘息の急性増悪の主因になると同時に，感染の反復がリモデリングにも関与することがわかってきました．

2) Toljamo T, et al：Clinical characteristics of COPD syndrome：A 6-year follow-up study of adult smokers. Ann Med, 47：399-405, 2015
   ↳ 無症状の喫煙者513人中22.8％がCOPDと診断されました．6年間の追跡での自覚症状や健康状態の変化と，気流制限の程度の相関はなく，症状を頼りにCOPDを診断することが難しい場合があることを示しています．

3) Watelet JB, et al：Chronic cough in upper airway diseases. Respir Med, 104：652-657, 2010
   ↳ アレルギー性鼻炎とポリープを伴う慢性副鼻腔炎の患者の慢性咳嗽は喘息合併の危険因子となり，オッズ比はそれぞれ5.8，10.4でした．喘息診断に際して，上気道疾患の合併を念頭に置いておく必要性を示唆しています．

第2章 プライマリでの一発診断・鑑別

▶ movie

4. 視診・聴診・呼吸方法

金子教宏

ここがポイント！

- 労作時の呼吸を観察すること．待合室から歩いてきた後の椅子に座るときがポイント．そのときに呼吸数や呼吸のしかたを見逃さないようにする
- 聴診はどこの音を聞いているのかをイメージして，左右を比較しながら聴診する
- また，気管支の音を聞く場合は安静呼吸と強制呼気時で聴診し，肺胞音を聴取する場合は安静呼吸で聴診する

1 視診

1) 入室時は歩き方を診る

　視診は，見た目だけではなく，**歩き方**も含めて"診"なければいけません．COPD患者は自然に楽な呼吸方法や歩き方をしている人がいます．すなわち，口をすぼめて呼吸をしたり，呼吸に合わせてゆっくりと歩いていたりといった様子です．診察室に入ってくるところから診察は始まっています．また，呼吸は浅く，頻呼吸になっていることもあります．

2) COPD患者の呼吸の観察ポイント

　典型的なCOPD患者では，**呼吸補助筋**を使うような呼吸をする人もいます．特に**胸鎖乳突筋**は服を脱がなくても観察できるので有用です（movie1）．また，胸腔内圧が陰圧になるために肋間が吸気時に凹むような呼吸をすることもあります（movie2, Hoover's sign）．もちろん，呼吸数や呼吸のしかたも観察することは重要です．具体的には，**胸式呼吸**（吸気時に胸が上がって胸郭の上部が動きます．腹部は引っ込むこともあります）かどうかを観察します．

3) COPDに特徴的な重要所見

- 爪の観察も重要です．チアノーゼの有無はもちろん，バチ指の存在は慢性的な低酸素血症を疑います．
- COPD患者の体型は日本人では痩せていることが多いと言われています．しかし，太っているCOPD患者もいるので注意してください．

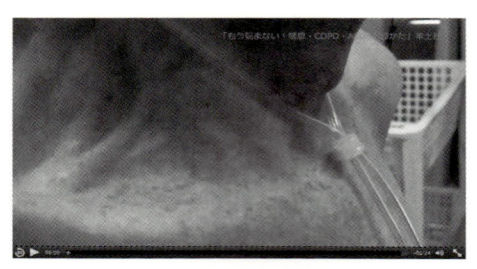

movie1 ● 胸鎖乳突筋の観察

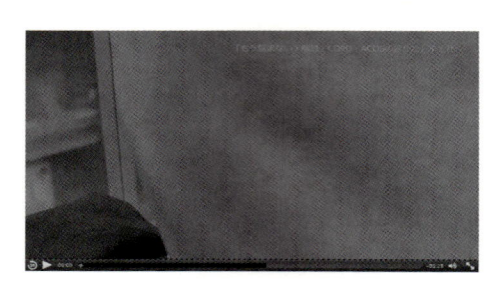

movie2 ● Hoover's sign

- COPDは労作時呼吸困難を呈することも多いです．鑑別のために眼瞼結膜を確認することも必要です．
- ちょっとしたコツとしては，COPD患者さんは安静時には比較的よい呼吸をしていることも多いので，労作時の呼吸の観察を忘れないようにしましょう．診察室に入ってきて椅子に座った直後の呼吸を観察するのがよいと思います．
- その他，COPDにより右心不全などがあると頸静脈の怒張や下肢の浮腫を認めることもあります．

4) 視診だけでCOPDを除外しない！

　一番重要なことは，**上記の所見はほとんどが重症のCOPD患者にしか診られない**ということです．COPDのような慢性疾患は，より早期に発見し，早期に治療介入することが重要です．**視診で異常がないといってCOPDを除外しないようにしてください**．

❷ 聴診

　COPDに特別な聴診のしかたがあるわけではありません．まず，聴診の基本を確認しましょう．
　聴診で一番重要なことは，聴診している医師が**今どこの音を聴診しているかをイメージすること**です．例えば，右上葉の中枢に近い太い気管支の呼吸音を聞いているというイメージをしながら呼吸音を聞くようにすることです．ポイントは，場所とどのような音（気管支肺胞音なのか，肺胞呼吸音なのかなど）を聞いているかです．

1) 肺の構造

　皮膚の表面から上葉，中葉（舌区），下葉がどの辺りに存在しているのか，気管や太い気管支がどの辺りを走行しているのか理解することが重要です（図1，2）．
　一番の目安になるのは**気管分岐部**だと思います．気管分岐部は第3前肋骨の付着部辺りで

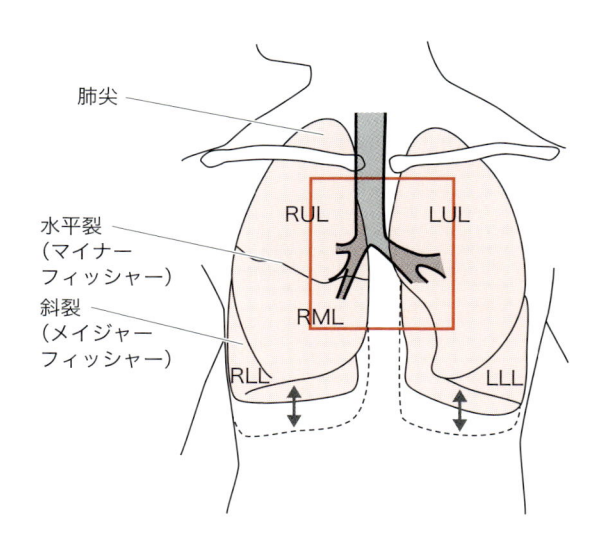

図1 ● 肺・気管の解剖学的構造（前面）
RUL：右肺上葉　RML：右肺中葉　RLL：右肺下葉　LUL：左肺上葉　LLL：左肺下葉
文献1を参考に作成

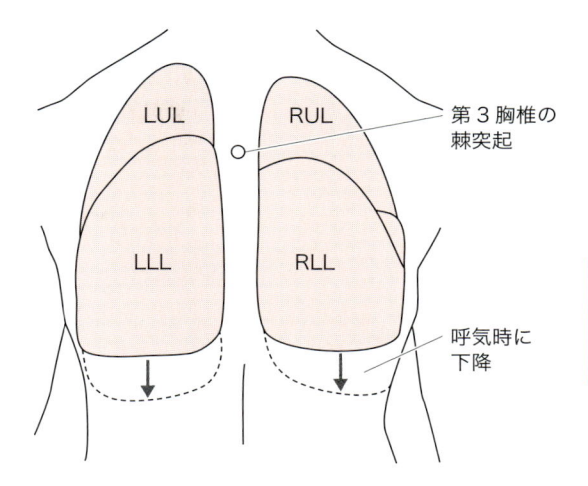

図2 ● 肺・気管の解剖学的構造（背面）
RUL：右肺上葉　RLL：右肺下葉　LUL：左肺上葉　LLL：左肺下葉
文献1を参考に作成

あり，上葉の入口部はそのやや上方で胸骨の外側付近です．中葉の入口部は第4前肋骨付着部近傍となります．左上葉・下葉の分岐部は第3前肋間近傍になります．肺野は，正面からみると乳頭が中葉（舌区）に位置しますので，その上が上葉になることがわかると思います．下葉は正面では側胸部の下のほうになります．

一般的には，正面の聴診は，上・中・下に分けて左右を比較しながら聴診します．背部も同様に，上・中・下に分けて左右を比較しながら聴診します．さらに，下葉の聴診をするために胸部下部の側胸部を聴診します．

2）聴診の実際（図3，4，movie3）

まず，患者さんとの位置関係ですが，正面に位置するという方法もありますが，咳や痰が掛かる可能性もあり，感染管理の意味からも**やや横に位置すること**をお勧めします．

聴診器のチェストピースをしっかりと皮膚に密着して，吸気と呼気を必ず両方聴診します．聴診の順番は正面の右肺上部（①）から開始し，左側の上部（②）に移行します．筆者は，正面の聴診では図の③・④で気管支の聴診をしています．気管支肺胞音を聴診する場合は，通常の呼吸（安静呼吸）では異常が出ないこともあるので，最大呼気をさせることでわずかな異常も指摘できます．しかし，あまり強く呼気をさせると咳き込んだり痰や唾を飛散させることもあるので，極端に強くさせる必要はありません．その後は，⑤・⑥と左右を比較しながら側胸部の聴診をします．その後，背部の聴診を正面と同様に左右を比較しながら行います．そのときに肩甲骨は避けるように聴診してください．

3）COPD・気管支喘息で注意すべき異常ラ音（複雑音）

●連続性ラ音

連続性ラ音とは，ある一定時間〔アメリカ胸部疾患学会（ATS）の基準では250 ms〕持続

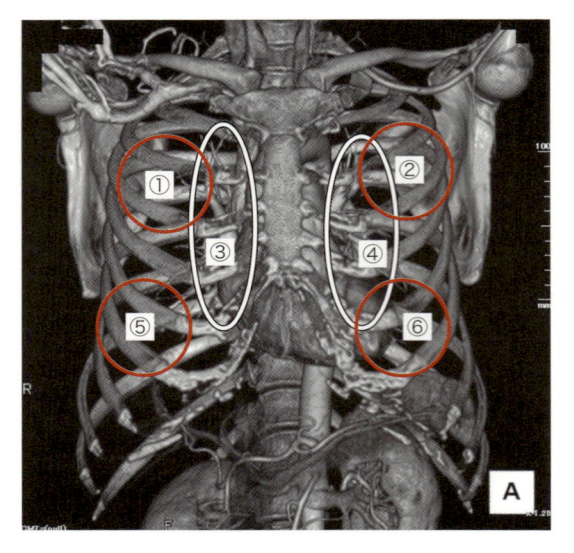

図3 ● 聴診器を当てる位置と順番（正面）
③，④で気管支を聴診する

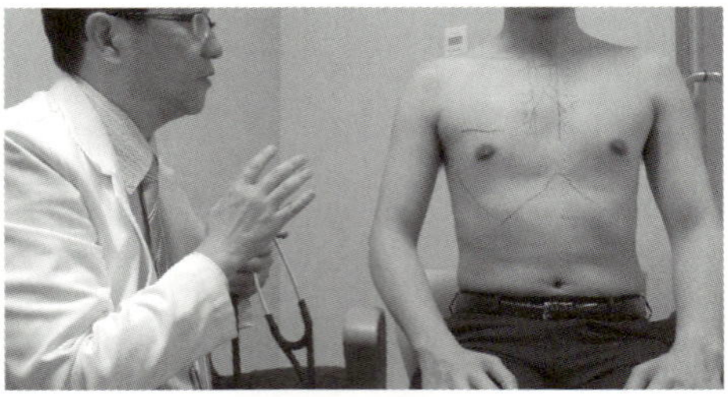

movie3 ● 聴診の基本手技

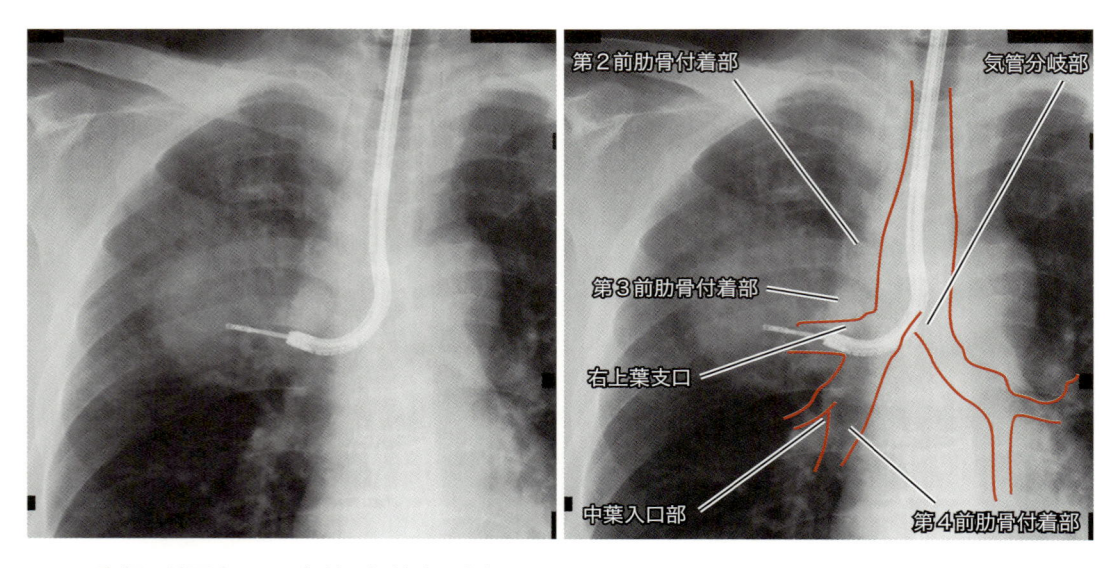

図4 ● 胸部X線写真でみる気管・気管支の走行

第2前肋骨付着部
気管分岐部
第3前肋骨付着部
右上葉支口
中葉入口部
第4前肋骨付着部

して聴取される楽音様の雑音をさします．低音性はrhonchi（ロンカイ），高音性はwheezes（ウィーゼズ）と表現されます．いずれも気道狭窄や痰の移動を示唆する異常ですが，ここでも聴診で気管支の状態をイメージすることが重要です．

　低音性のrhonchiは太い中枢側に近い気道で生じます．比較的狭窄の程度は弱く，気管支拡張症による慢性の気道の肥厚している状況でよく聴取されます．また，痰が存在し，その移動によっても聴取されます．

　一方，高音性のwheezesは比較的狭窄が強く，rhonchi・wheezesともに喘息の発作時やCOPDの増悪時に聴取されます．

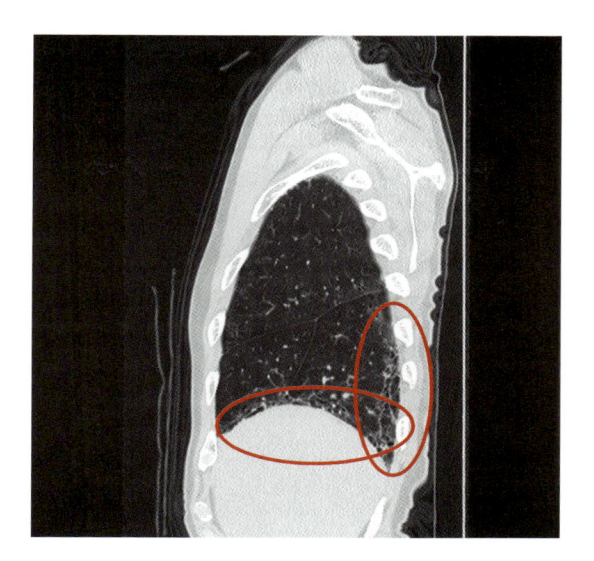

図5 ● 冠状断のCT画像
線状・網状陰影などの間質性陰影が肺の背部・肺底部に病変があることがわかる．聴診で異常が出現しやすいのも肺外側や背部の下の方である

　RhonchiがCOPDで聴取される場合は肺癌の合併にも注意しなければいけません．中枢発生の肺癌が存在し，中枢気道を狭窄する場合に聴取される可能性があります．COPDの原因は喫煙で，喫煙者がほとんどです．

　余談ですが非常に高音性の短い"キュッ"という雑音は気管支拡張症などで聴取され，squawk（スクォーク）と表現されます．

● 断続性ラ音

　また，**肺胞呼吸音を聴取する場合は，安静呼吸で聴診してください**．末梢では気道の面積が大きくなるために気流速度は非常にゆっくりとなります．非常に小さな音です．厳密には"肺胞呼吸音"は肺胞で発生する音ではありません．15分岐以降の気道では気流は層流となり，音は発生しないと言われています．断続性雑音で"ブツブツ"という荒い雑音が聴取され，**coarse crackle**と表現されます．Coarse crackleは粘稠な痰がある場合に，呼吸によって痰が弾ける音と言われています．肺炎だけではなく，喘息やCOPD増悪による過分泌の状況でも聴取されます．

　また，"パリパリ，バリバリ"と高い雑音は**fine crackle**と表現され，吸気の終末に聴取されるのが特徴です．間質性肺炎のときに聴取されます．特に特発性間質性肺炎は病変が肺底部，肺外側にあるので，背部の胸部下部に雑音が聴取されやすいのが特徴です（図5）．

　最近は，COPDと間質性肺炎の合併も注目されています．また，COPDでは増悪時に喘息のようなwheezesを聴取することも多く，肺炎による増悪もあり，聴診は重要で慎重にしなければいけません．

第2章 プライマリでの一発診断・鑑別

▶movie

5. どんな呼吸困難を見逃してはいけないのか？

田中裕士

ここがポイント！

- 発作性のくり返す呼気性呼吸困難は喘息とACOS
- 労作時の呼気性呼吸困難はCOPDとACOS
- COPDでは，起床時〜朝，夕〜夜間の2つのピークの呼吸困難をもつ症例がある
- 吸気性呼吸困難は，著明な肥厚性鼻炎，過換気症候群で起こる

1 呼吸困難からの診断ポイント

　喘息・COPD・ACOSの呼吸困難は細い気管支（細気管支）が広範囲に障害を受けた結果起こり，**一般に発作性の呼気性呼吸困難は喘息に多く，労作時の呼気性呼吸困難はCOPDや心臓疾患に多く出現します**．しかし，これだけの知識では，胸部X線写真で異常陰影のない呼吸困難を呈する患者さんの**約6割しか対応できません**．

　一般臨床で用いられる問診，身体所見からの呼吸困難症例の診断フローチャートを**図1**に提示しました．呼吸困難を問診した際の，身体所見からの診断ポイントは次の通りです．

> 1) 息を吸うときの呼吸困難か？ 吐くときの呼吸困難か？
> 2) 呼吸困難は安静時のいつの時間帯か？ または労作時か？
> 3) 両下肢の浮腫を伴う場合には，心不全・COPDの悪化
> 4) 吸気性呼吸困難の場合は，肺以外のところに原因が

　それぞれの疾患の呼吸困難の特徴と簡単な対処方法を**表1**に示し，**movie1〜3**を提示します．

2 発作性呼吸困難は，気管支喘息・ACOSやCOPDの増悪

　典型的な気管支喘息における発作性呼吸困難は，呼気の延長（吸気対呼気の時間比率が1：2以上であることが重要）があり，咳嗽や喘鳴を伴い，重症となると起坐呼吸となることが特徴です．したがって，症状のみで気管支喘息やACOSまたはCOPDと鑑別するのは難しいと思います．

　高齢者で初めての呼吸困難では心臓喘息を疑いますが，何度も起こっていた場合には区別

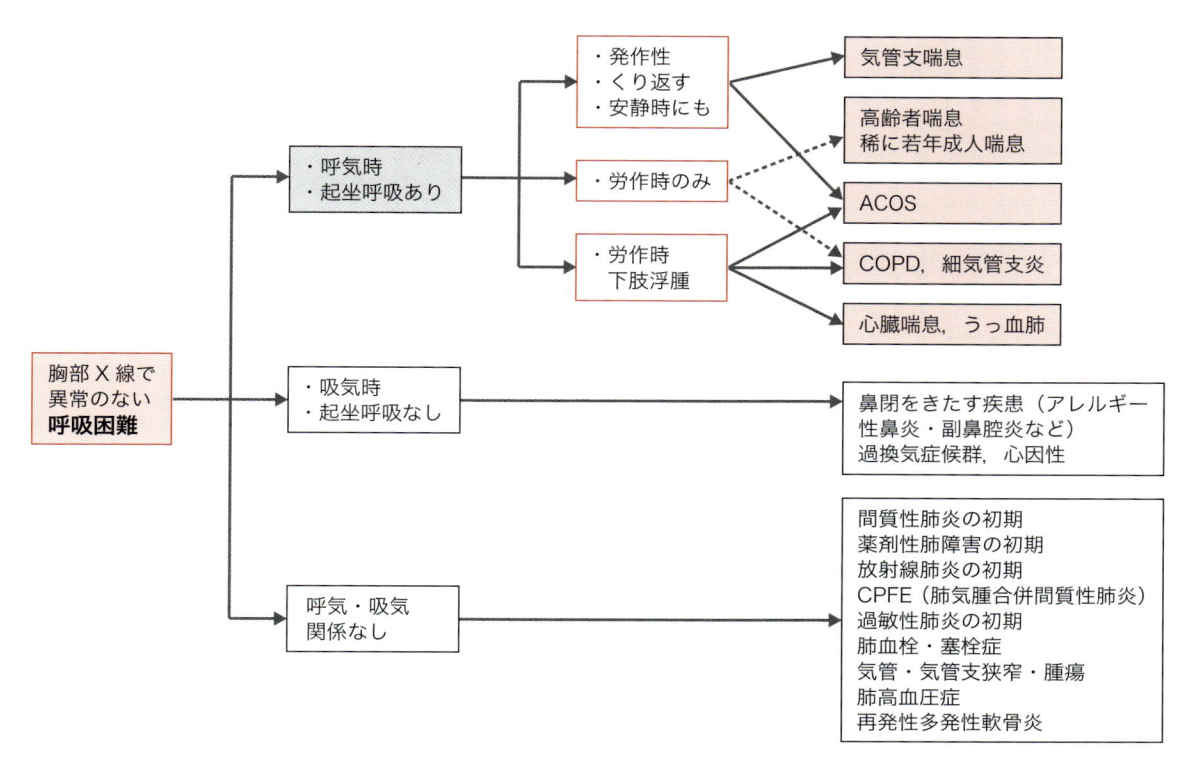

```
                            ┌─・発作性      ┐→ 気管支喘息
                            │ ・くり返す    │
                            │ ・安静時にも  │
                            │              │→ 高齢者喘息
             ┌─・呼気時  ──┤              │  稀に若年成人喘息
             │  ・起坐呼吸あり ・労作時のみ ─┘
             │                           ・・→ ACOS
             │              ・労作時      ┐
             │               下肢浮腫     │→ COPD，細気管支炎
             │                            │
胸部X線で     │                            └→ 心臓喘息，うっ血肺
異常のない ──┤
呼吸困難     │                              鼻閉をきたす疾患（アレルギー
             │  ・吸気時                    性鼻炎・副鼻腔炎など）
             ├─・起坐呼吸なし ────────→ 過換気症候群，心因性
             │
             │                              間質性肺炎の初期
             │                              薬剤性肺障害の初期
             │                              放射線肺炎の初期
             │  ・呼気・吸気                CPFE（肺気腫合併間質性肺炎）
             └─ 関係なし   ────────→ 過敏性肺炎の初期
                                              肺血栓・塞栓症
                                              気管・気管支狭窄・腫瘍
                                              肺高血圧症
                                              再発性多発性軟骨炎
```

図1● 呼吸困難診断のためのフローチャート

表1● 呼吸困難の特徴

疾患	特徴	対処
気管支喘息	・午前3時〜午前6時に咳嗽とともに出現しやすく，重症では起坐呼吸に ・呼吸困難発作は，感冒時，寒暖差，タバコ・線香の匂いをかいだときなど，安静時にくり返し起こる	・ダニ対策などの環境整備が治療のポイントとなる．吸入ステロイド薬，配合薬が治療主体 ・稀に発作なく持続的な呼吸困難のみを呈する高齢者や若年者も存在する
心臓喘息	・就寝（横臥）直後から1時間以内に出現し，主に夜間に起こる．起坐呼吸のため横になって眠れない ・下肢の浮腫（pitting edema），外頸静脈の怒張あり ・聴診で呼気時のwheezingに加え，呼気終末のcrackleを聴取する	・利尿薬や塩分摂取量を症例ごとにオーダーメイドで指示することが重要
ACOS	・口すぼめ呼吸で，呼吸困難は一日中持続的．また，気管支喘息と同様に，発作性の呼吸困難も起こり，ネオフィリンやステロイド薬の点滴で効果がある	・発作性の増悪のたびに呼吸機能が低下するので，肺炎球菌やインフルエンザワクチンによる感染予防とN95マスク対応を指導する
COPD	・口すぼめ呼吸で，持続的だが労作時の呼吸困難が特徴．意外にも起床時にも喀痰と咳嗽とともに出現する症例も存在する	・長期に喀痰の多い例では，マクロライド少量治療＋去痰薬の組み合わせで改善することがある ・在宅酸素療法と呼吸リハビリテーションが効果的

はつきません．心臓喘息では心疾患の既往や，両下肢の浮腫などが決め手となりますが，高齢者では気管支喘息単独，ACOSと心不全でも同様の症状がみられます．

また鼻閉をきたす種々の肥厚性鼻炎や副鼻腔炎では吸気時の呼吸困難を訴えることが多く，呼吸困難の問診では，まずは吸気なのか呼気なのかを質問するとよいです．過換気症候群や心因性の場合も吸気性呼吸困難ですが，重症感がみられないのが特徴です．

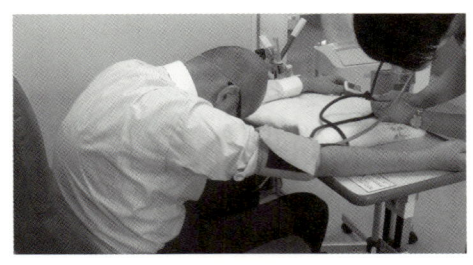

movie1 ● 重症喘息発作時の呼吸困難

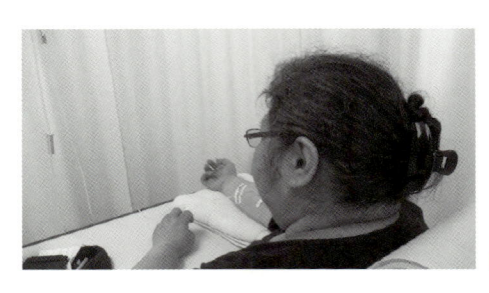

movie2 ● 中等症喘息発作時の呼吸困難

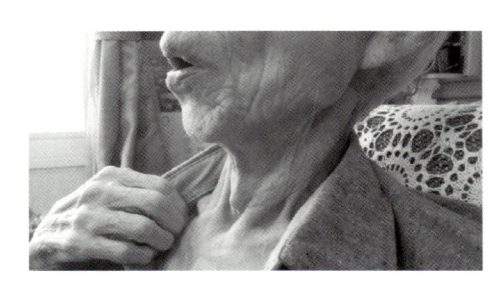

movie3 ● COPDの口すぼめ呼吸

③ 呼吸困難のみの若年喘息もある！

持続的呼気性呼吸困難のみで，咳嗽や喘鳴の全くない呼吸困難を呈する疾患として，

① 高齢者喘息
② COPD

の2つが頻度的に多く，その他として気管支内腫瘍，肺血栓塞栓症，肺うっ血などが鑑別にあがります．

高齢になると，喘息発作が一度もなく，典型的なCOPDの症状である**労作時の呼吸困難（息切れ）のみが症状の喘息**ということがあります．この原因として，加齢性変化として細い気管支の破壊，狭窄があります．

しかし，一般臨床で，自覚症状が持続的呼吸困難のみにもかかわらず，呼吸機能（1秒量）が，気管支拡張薬の吸入で500 mL以上改善した喘息に遭遇しました（症例）．

③ 若年成人の喘息

は稀ですが，こちらも鑑別に入れなければなりませんでした．

> **症例** 呼吸困難のみの若年喘息症例

【患者】 26歳，男性．非喫煙者．

【現病歴】 2年前より，運動時に同年代の友人より先に息が切れやすいことを感じるという主訴で来院された．これまでに喘息や心臓病と言われたことはなく，呼吸困難発作は一度も経験したことはなかったが，アレルギー性鼻炎を合併していた．

【身体所見】 視診・聴診上特記すべきことなく，一見健康そうな外見であった．胸部X線・心電図でも異常なく，血圧・脈拍も正常範囲内で，後日判明した血中白血球数は6,700，好酸球は3％だった．

【経過】 気のせいかとも思ったものの，困ったあげく，スパイロメトリーを行った．1秒量は3,250 mLで予測値の81％と正常だったが，短時間作用性気管支拡張薬であるベネトリン® 0.5 mL＋生食2.0 mLを吸入して，吸入終了後15分後に再度スパイロメトリーを行った．するとなんと1秒量は620 mL増加（19％も改善）し，気管支喘息の診断となった．仕事上，1日1回の吸入がよいとのことでレルベア®100を投与したところ，2～3日後には著明に改善した．

4 COPDの呼吸困難は早朝にも，吸入時間の工夫を

　COPDでは高齢者が多く，朝5時には起床し，朝の吸入を7時以降の朝食後に行うことが多いため，起床後2時間の間は咳嗽・喀痰・呼吸困難を呈する患者さんが約半数おられます．外国のデータ（図2,3）でも明らかなように[1,2]，全員ではありませんが，個別医療が必要な症例もあります．通常は1日に1回の吸入ですが，朝と夕以降に呼吸困難などCOPD症状のピークが2回ある症例には2つの薬剤をうまく組み合わせます（図4）．

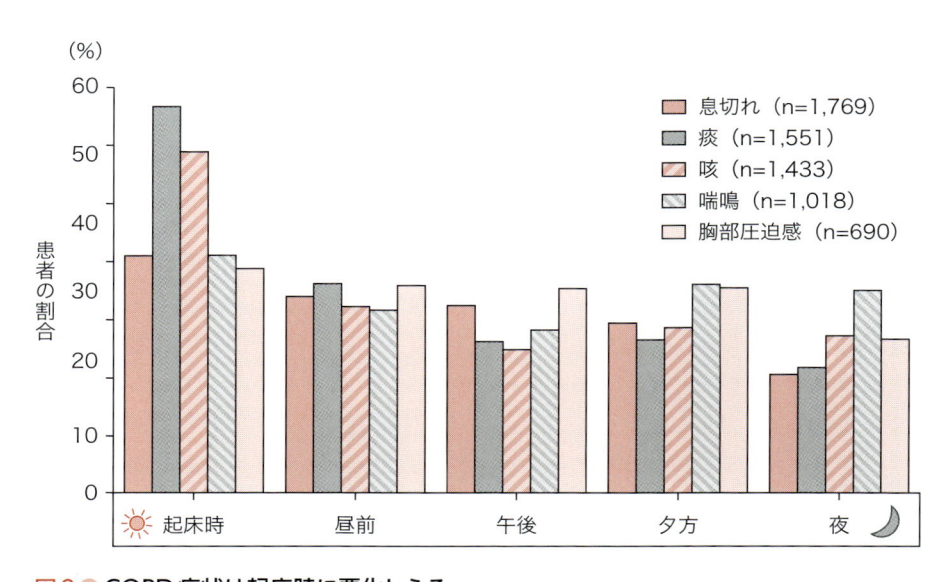

図2 ● COPD症状は起床時に悪化しうる
文献1より引用

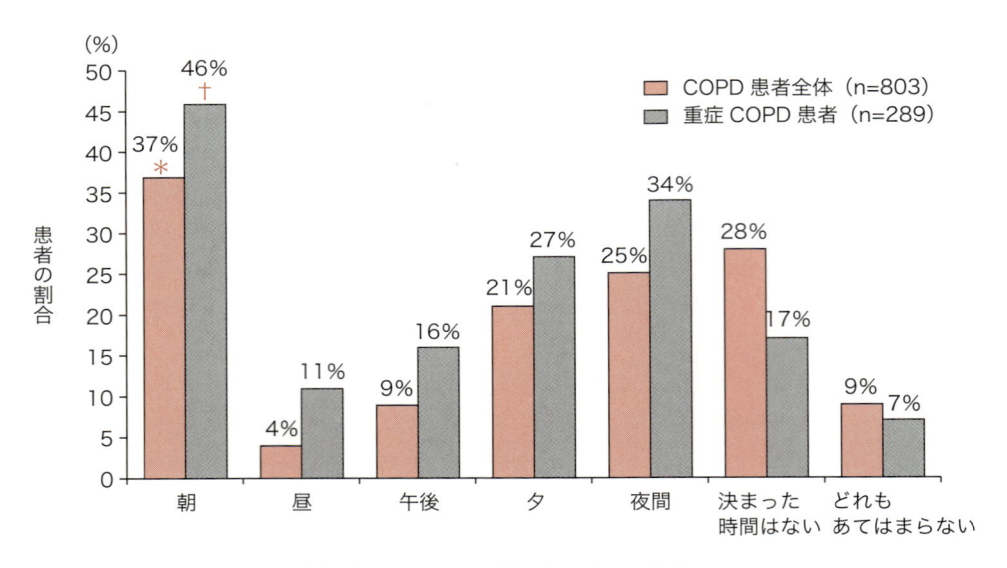

図3 ● COPD重症度別の症状が悪化する時間帯，朝と夜間が悪化

二項検定
＊：$p<0.001$（vs「決まった時間はない」を除く各項目）および $p<0.01$（vs「決まった時間はない」）
†：$p<0.001$（vs「昼」）
文献2より引用

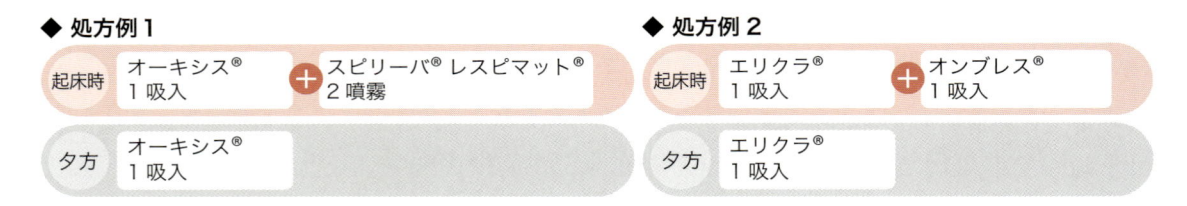

◆ 処方例1

起床時	オーキシス® 1吸入 ＋ スピリーバ® レスピマット® 2噴霧
夕方	オーキシス® 1吸入

◆ 処方例2

起床時	エリクラ® 1吸入 ＋ オンブレス® 1吸入
夕方	エリクラ® 1吸入

図4 ● 処方例：朝と夕方以降の2度COPD症状が出る場合

❺ 息切れの質問は「同年代の人と同じスピードで歩けるか？」の1つで十分

　COPDの呼吸困難を表す国際的客観指標は，現在国際的ガイドライン（GOLD2015など）では，**表2，3**に示したように呼吸困難（息切れ）を評価する**修正MRC（mMRC）質問票**[3]と，**COPD assessment test（CAT）質問票**[4]の2つに集約されています．

　大事なのは，mMRCで2以上，CATで10以上あると**COPDの症状のレベルが高い**ということになり，治療も1ランク強いものを選ばなければならないと思います．

　外来で待っている間に**表2，3**のどちらかを記載してもらうと診察時間が短縮されます．また，外来で1つの質問で済ませるのなら「同年代の人よりも平坦な道を歩くのが遅い，あるいは平坦な道を自分のペースで歩いているときに息切れのために立ち止まることがありますか？」の1つで十分と思います．

表2 ● 呼吸困難（息切れ）を評価する修正 MRC（mMRC）質問票

グレード分類	あてはまるものにチェックしてください（1つだけ）	
0	激しい運動をしたときだけ息切れがある	☐
1	平坦な道を早足で歩く，あるいは緩やかな上り坂を歩くときに息切れがある	☐
2	息切れがあるので，同年代の人よりも平坦な道を歩くのが遅い，あるいは平坦な道を自分のペースで歩いているとき，息切れのために立ち止まることがある	☐
3	平坦な道を100 m，あるいは数分歩くと息切れのために立ち止まる	☐
4	息切れがひどく家から出られない，あるいは衣服の着替えをするときにも息切れがある	☐

文献3より引用

表3 ● CAT 質問票

点数

全く咳が出ない	⓪ ① ② ③ ④ ⑤	いつも咳が出ている
全く痰が詰まった感じがしない	⓪ ① ② ③ ④ ⑤	いつも痰が詰まっている感じがする
全く息苦しくない	⓪ ① ② ③ ④ ⑤	非常に息苦しい
坂や階段を上がっても息切れがしない	⓪ ① ② ③ ④ ⑤	坂や階段を上ると非常に息切れがする
家での普段の生活が制限されることはない	⓪ ① ② ③ ④ ⑤	家での普段の生活が非常に制限される
肺の状態を気にせずに外出できる	⓪ ① ② ③ ④ ⑤	肺の状態が気になって外出できない
よく眠れる	⓪ ① ② ③ ④ ⑤	肺の状態が気になってよく眠れない
とても元気だ	⓪ ① ② ③ ④ ⑤	全く元気がない

文献4より引用

読んで得する Article

1） Kessler R, et al：Symptom variability in patients with severe COPD：a pan-European cross-sectional study. Eur Respir J, 37：264-272, 2011
   ↳ 45歳以上のCOPD患者2,441例に電話インタビューを行い，過去7日以内に「息切れ，痰，咳，喘鳴，胸部圧迫感」の症状が1つ以上あった場合，どの時間帯が最も症状が悪化したかを質問しました．起床時に症状が悪化する割合が高く，起床時に咳や痰の症状がある割合は全体の半数以上に上りました．起床時に症状があるということは，夜間のコントロールが不十分である可能性を示唆しています．

2） Partridge MR, et al：Patient insight into the impact of chronic obstructive pulmonary disease in the morning：an internet survey. Curr Med Res Opin, 25：2043-2048, 2009
   ↳ 40歳以上のCOPD患者803例にインターネット調査を行い，COPD症状が通常よりも悪化する時間を質問しました（複数回答を可とした）．日のうちでCOPDの症状がつらくなる時間帯を調査した結果，夜間は朝に次いで症状がつらい時間帯でした．

3） Global Initiative for Chronic Obstructive Pulmonary Disease. Grobal strategy for diagnosis, management and prevention of chronic obstructive pulmonary disease. 2011 Available at www.goldcopd.com
   ↳ いわゆるGOLD2015というCOPDの国際的ガイドラインです．

4） The COPD Assessment Test website
   http://www.catestonline.org
   ↳ COPD assessment test（CAT）質問表が載っています．

第2章 プライマリでの一発診断・鑑別

6. 無視できない咽頭後壁の発赤

田中裕士

> **ここがポイント！**
> - 喘息・COPD・ACOSには，上気道疾患・GERDを合併することが多い
> - 咽喉頭異常感（掻痒感，イガイガ感，痰が絡んだような感じ，チクチクした感じの咽頭痛など）や後鼻漏感（痰が喉に落ちる感じ）を訴えている場合には，咽頭後壁を舌圧子を用いて観察する
> - 咽頭後壁に以下の所見がみられる場合には，アレルギー性鼻副鼻腔炎・血管運動性鼻炎，好酸球性副鼻腔炎，喉頭アレルギーの可能性が強い
>   ①発赤，②敷石状に小さく多数隆起，③上下に細長い発赤した隆起，
>   ④ ①〜③のいずれか，かつ隣接する扁桃腺表面が正常
> - 喉頭アレルギーによる咳嗽にはGERDを合併することが多い

1 喘息，COPD，ACOSの治療で症状が完治しない場合には

　呼吸器疾患の治療がうまくいっているはずなのに，咳嗽や咽喉頭部異常感の自覚症状が残存するために，吸入治療薬の量を最大まで増量しても症状が完全によくならない場合があります．その場合にはアレルギー性鼻炎・副鼻腔炎，血管運動性鼻炎，好酸球性副鼻腔炎，喉頭アレルギー，GERD，口腔内カンジダ症などの合併を考えます（図1）．そのときプライマリケアでは，**口腔内**，特に**咽頭後壁**を観察するとその手がかりをつかむことができます．合併疾患に気付くためのこれらの所見は，必ずしも疾患特異性は高くありませんが，外来では役に立ちます（図2）．ICS，ICS/LABAの副作用で，口腔内カンジダ症や食道カンジダ症になって，咳嗽や咽喉頭部異常感が起こっている場合のことも考え，口腔内の観察はプライマリケアでは必須かと思います．

　もしカンジダが明らかになった場合には，①吸入前にも1回うがいを追加して，口腔内に水の膜をつくり，吸入後に歯磨きを行うことを指導する（特に高齢者で口腔内が乾燥している場合），②ファンギゾン®うがい薬，イトリゾール®内用液，ジフルカン®カプセルなどの抗真菌薬を投与する，③吸入中のICS，ICS/LABAを一時中止し，オルベスコ®にステップダウンしてみるなどして対応しています．

```
喘息，COPD，ACOSで吸入治療薬を投与しても
咳嗽，咽喉頭異常感が残る場合
```

	合併する疾患	基本の治療薬
咽頭後壁所見が ①発赤 ②敷石状に小さく多数隆起 ③上下に細長い発赤した隆起 ④隣接する扁桃腺表面が正常	アレルギー性鼻炎 アレルギー性副鼻腔炎 血管運動性鼻炎 喉頭アレルギー	ヒスタミンH_1受容体拮抗薬 点鼻ステロイド ロイコトリエン受容体拮抗薬
	好酸球性副鼻腔炎	全身性ステロイド薬
胃逆流症状 呑酸，胸やけ 胸部痛	GERD (咽喉頭逆流症)	プロトンポンプ阻害薬 消化管機能改善薬
口腔粘膜や舌の白苔，紅斑	口腔内カンジダ症	抗真菌薬

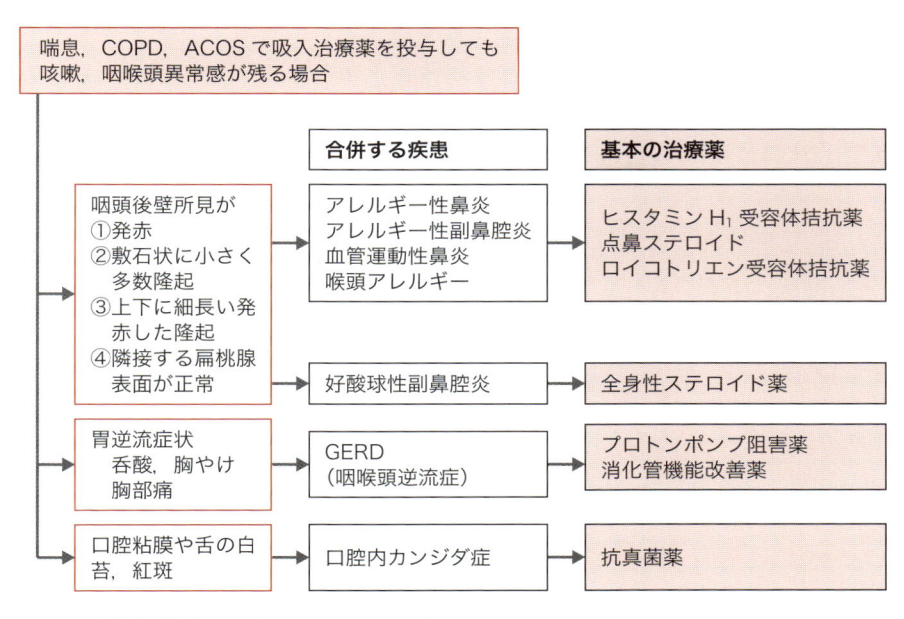

図1● 合併症診断のためのフローチャート

A) 上下に細長い発赤した隆起　　B) 敷石状に小さく多数隆起　　C) 発赤

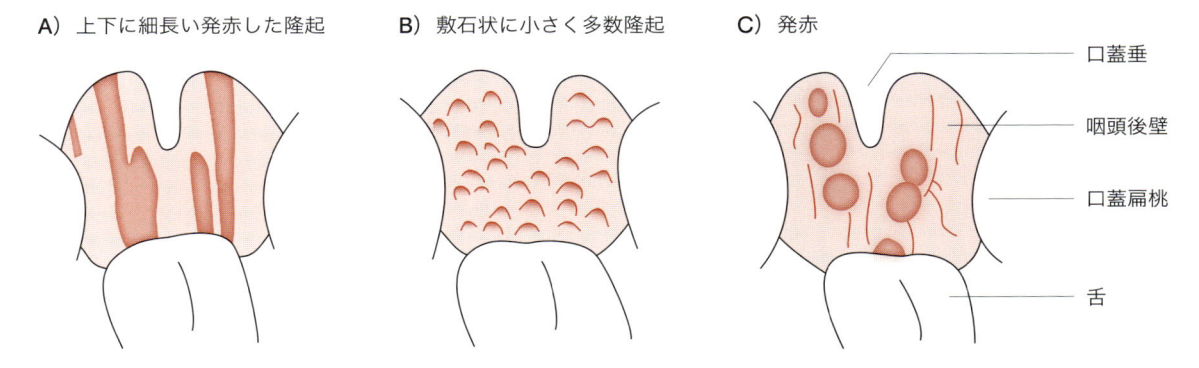

口蓋垂
咽頭後壁
口蓋扁桃
舌

図2● 鼻炎に伴う咽頭後壁の所見のパターン
この3つのパターンは代表的なもので，所見の乏しい場合からもっと複雑なものまでみられる

2 アレルギー性鼻炎・副鼻腔炎は活動性が問題

1) 喘息・COPD・ACOSに影響する症状

　喘息にアレルギー性鼻炎を合併する割合は6〜8割と言われていますが，臨床症状（咳嗽や咽喉頭部異常症）に影響を及ぼすのは，現在活動性のある場合に限ります．単にスギ花粉症を持っているのみでは，臨床症状には影響はありません．ここで問題なのは，**風邪などのウイルスやマイコプラズマ感染後に，アレルギー性鼻炎・副鼻腔炎が一時的に悪化した場合に，喘息・COPD・ACOSの症状に影響を与える**ことがあります．

2) アレルギー性鼻炎・副鼻腔炎のCT像

　アレルギー性鼻炎・副鼻腔炎の活動性は，くしゃみ，鼻水，鼻閉，後鼻漏感，痰の絡んだ

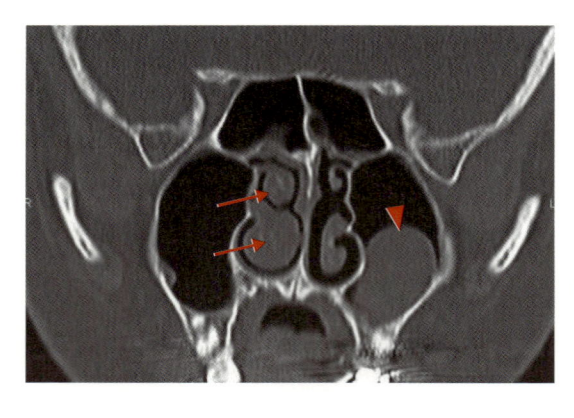

図3● アレルギー性鼻炎のCT像（前額断）
右の下鼻甲介，中鼻甲介が肥厚しており（→），左上顎洞内には囊胞が存在している（▶）．典型的なアレルギー性鼻炎の所見と思われる

喉から出る咳嗽から推測します．図3に示すように，アレルギー性鼻炎のCT像では，下鼻甲介・中鼻甲介の肥厚と，上顎洞内の囊胞，篩骨洞炎の合併がみられます．また，図4のように鼻腔内粘液が下鼻甲介，または総鼻道を通過して咽頭部に流れている所見（滴様の陰影）が全例ではありませんがみられ参考になります．鼻腔内の直接的観察での下鼻甲介，中鼻甲介の蒼白な腫脹，鼻汁中好酸球の増加はアレルギー性鼻炎の診断を強く支持します．

3）慢性咳嗽の原因TOP 3

耳鼻科医の立場からの慢性咳嗽の3大原因は，**①後鼻漏症候群，②喉頭アレルギー，③胃食道逆流症（咽喉頭逆流症）**です．呼吸器内科の立場では，**咳喘息，アトピー咳嗽，副鼻腔気管支症候群**が3大原因で，喉頭アレルギーはアトピー咳嗽に入り，アレルギー性鼻・副鼻腔炎に伴う咳嗽の多くもアトピー咳嗽に含まれるものと個人的には考えています．慢性通年性喉頭アレルギーの典型的な喉頭所見は，披裂部の蒼白浮腫状腫脹でありますが，全例には認められません．

3 好酸球性副鼻腔炎は厄介な合併症

喘息患者に好酸球性副鼻腔炎を伴った場合は，コントロールが不良になる傾向がありますので，症状がなかなか改善しない場合には，一度検査したほうがよいと思います．前述した後咽頭所見と同様の発赤パターンを示しますので，診断の突破口を開くことができます．一般的な慢性副鼻腔炎とは異なり，**嗅覚障害が特徴的**で，難治性になると**好酸球性中耳炎**を併発することがあります．プレドニンの投与で一過性に効果がある程度で，有効な治療方法がまだ確立していません．表1に診断基準を示します．CT像所見は好酸球性副鼻腔炎では篩骨洞炎が優位で，一般的副鼻腔炎とは異なり両側性の病変が多いです（図5）．診断のフローチャートは図6に示しました．本症は，アレルギー性鼻炎・副鼻腔炎と症状は似ていますが，全く異なる機序，少なくともⅠ型アレルギー反応ではない機序で起こるとされています．

なお，好酸球性副鼻腔炎のなかで術後再発しやすい難治性好酸球性副鼻腔炎は，2015年に指定難病（306）に認定されました．指定難病の申請条件は，①中等症または重症（喘息に合併しているだけでも中等症以上），②病理組織での3カ所の平均好酸球数が70個/HPF，③好酸球性中耳炎の合併です．耳鼻科での手術療法も行いますが，再発率が6年間で50％と高く，プライマリケアでは難渋しています．

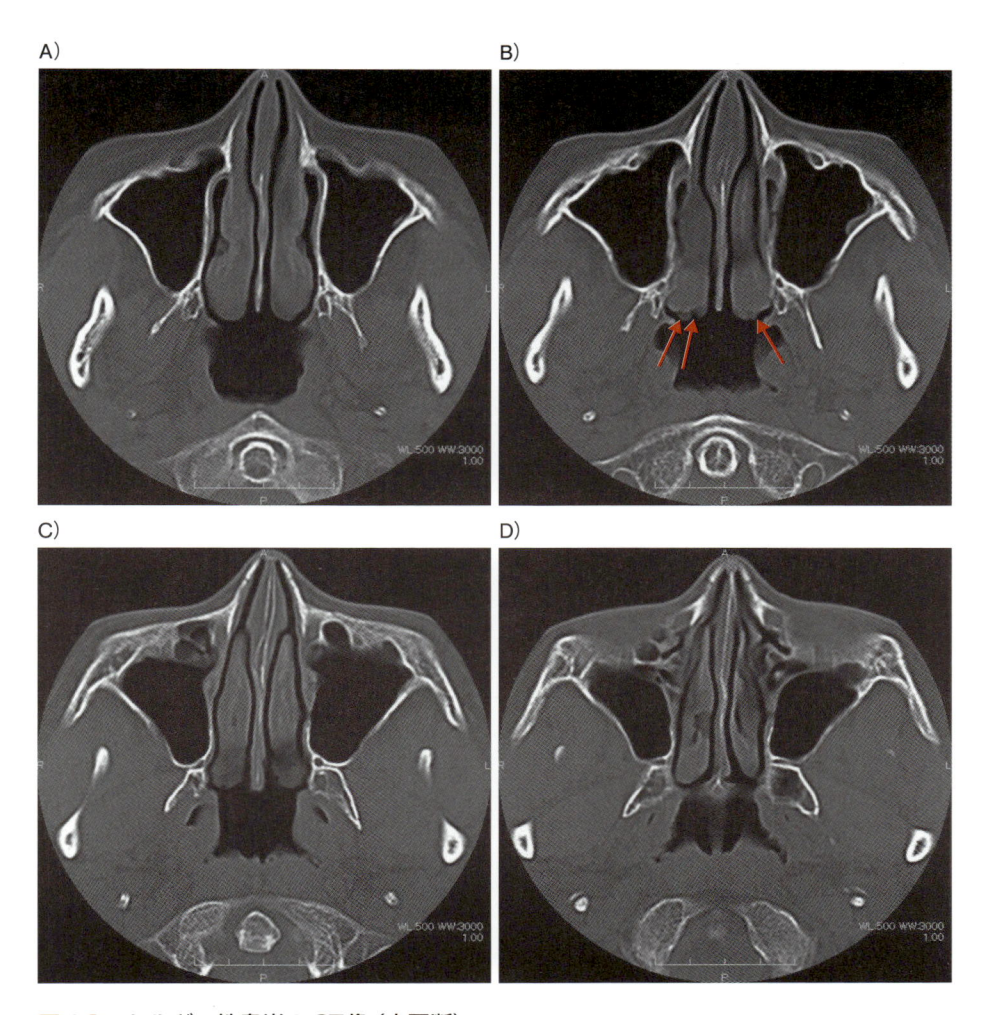

図4 ● アレルギー性鼻炎のCT像（水平断）

A)〜D) は副鼻腔のCTの連続スライス画像である．断面が少し異なると鼻腔内の様子が大きく異なるので連続スライス面で診断する

鼻腔内粘膜，下鼻甲介，鼻中隔の著明な肥厚と，➡のように粘液が咽頭側に滴のように垂れてきている

表1 ● 好酸球性副鼻腔炎の診断基準項目（JESREC Study）

項　目	スコア
病側：両側	3点
鼻茸あり	2点
篩骨洞炎/上顎洞炎　≧1	2点
血中好酸球数（%） ・2＜　≦5% ・5＜　≦10% ・10%＜	4点 8点 10点

スコアの合計：11点以上を好酸球性副鼻腔炎とする
確定診断は組織中好酸球数：70個以上/HPF
文献1より引用

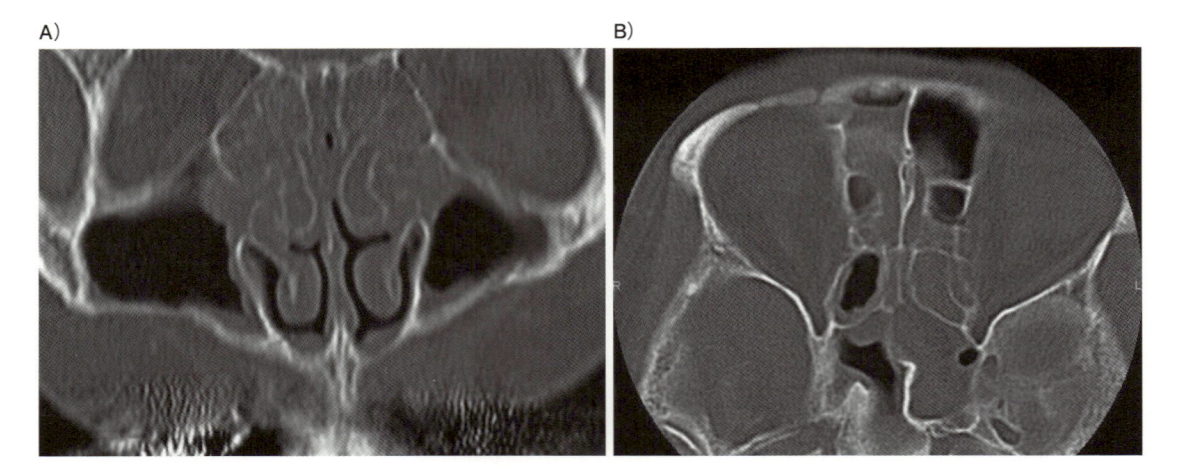

図5 ● 好酸球性副鼻腔炎のCT像
上顎洞炎よりも篩骨洞炎が優位で，蝶形骨洞炎もみられる．両眼の間に存在する嗅裂は閉塞され，嗅覚消失が起きている

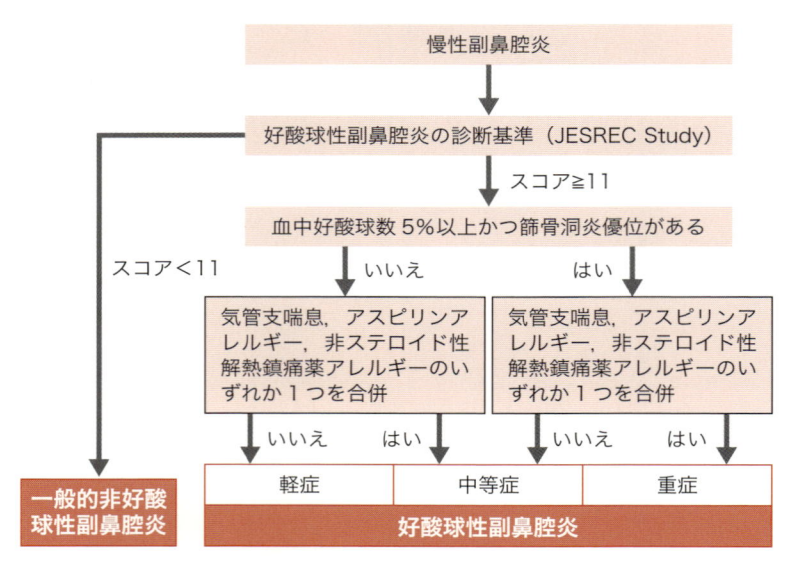

図6 ● 慢性副鼻腔炎診断のフローチャート
文献1をもとに作成

4 GERDの合併も念頭に

　内科では胃の内容物が食道に逆流する現象を胃食道逆流と言い，それによって引き起こされる病態を**胃食道逆流症（gastroesophageal reflux disease：GERD）**と呼びます．同様に，耳鼻咽喉科では胃の内容物が咽喉頭に逆流する現象を咽喉頭逆流と言い，それによって引き起こされる病態を**咽喉頭逆流症**と言います．GERDの合併は喘息・咳喘息以外に，アレルギー性鼻炎や喉頭アレルギーでも多くみられますので注意が必要です．最近は食生活の欧米化により若年者で増加しています．
　プライマリケアでの診断は問診が中心で，図7に示したFSSG（frequency scale for the

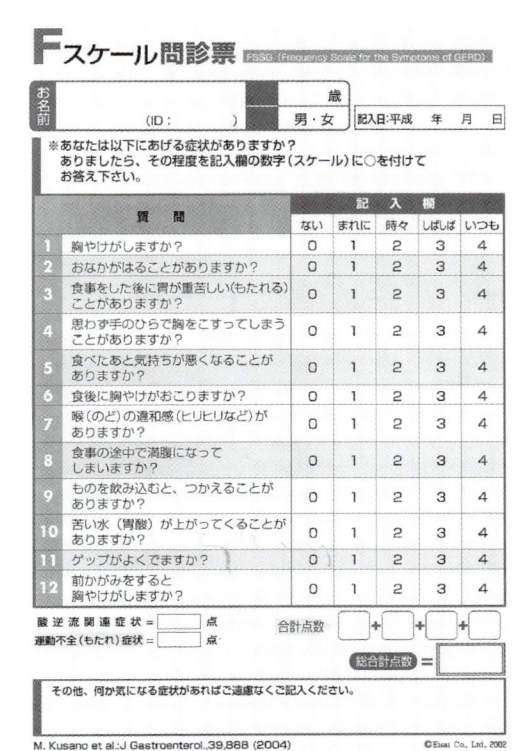

図7● GERD 診断のためのFスケール
文献2より転載

symptoms of GERD），通称**Fスケール**が問診表として，消化器内科専門医以外では有用です[2]．食道外症状である慢性咳嗽での鑑別にも役立ちます．Fスケールが8点以上をGERDとした場合に，感度62％，特異度59％です．

上部消化器内視鏡による重症度分類である逆流性食道炎のロサンゼルス分類では，**Grade O**（粘膜傷害の消失）と**Grade M**（縦走血管不明瞭の下部食道粘膜の白色混濁，境界不明瞭な発赤所見）以上をGERDとして診断します．

治療としてはチョコレート・カフェイン・炭酸飲料・ラーメンなどの多い食生活の改善，プロトンポンプ阻害薬，消化器運動機能改善薬，アルロイドGなどの粘膜保護薬の投与で改善します．

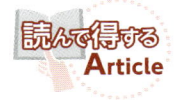

読んで得するArticle

1） 藤枝重治，他：好酸球性副鼻腔炎（JESREC Study）．アレルギー，64：38-45, 2015
　　本邦12大学・病院とその関連施設から2007年から3年間に行った病理組織のある慢性副鼻腔炎手術症例3,251例のなかで解析可能な1,716例を集めて，好酸球性副鼻腔炎の診断基準をつくり，重症度の入ったアルゴリズムを作成した研究論文（Allergy, 70：995-1003, 2015）を解説した総論．好酸球性副鼻腔炎の日本共通のコンセンサスを示した初の論文です．

2） Kusano M, et al：Development and evaluation of FSSG：frequency scale for the symptoms of GERD. J Gastroenterol, 39：888-891, 2004
　　GERDの問診票（FSSG：Fスケール）の原著論文です．

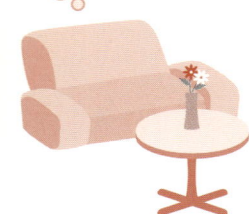

Column 実はマスクの種類で異なる予防効果
～PM2.5対策

1) N95とは？

　中国，インドでのPM2.5による呼吸器健康被害が報道されていますが，日本でもPM2.5が警報基準値に近くなると（1日の平均値が70μg/m³），喘息・COPD・ACOS患者は，喉のイガイガ感，痰が喉に詰まった感じ，咳嗽，軽度の発作で来院します．札幌市ではそれほど濃度は高くありませんが，それでも1時間値で70μg/m³に近い数字がインターネットからの情報で流れると，予約外患者は明らかに増加します．

　このPM2.5対策として，筆者はN95マスクを使用しています．N95とは米国労働安全衛生研究所（NIOSHI）の防じんマスク（粒子状物質の吸入防止）の性能を示し，"N"の意味はnot resistant to oil（耐油性なし）で防油性がないということで，"95"は0.1～0.3μmの微粒子を95％以上除去できるということです．ちなみに，このN95の性能は防じんマスクとしては最低の機能で，N99（99％以上除去），N100（99.97％以上除去），R95（耐油性あり），P95（防油性あり）と上位の機能をもったものがあります．

　なお，N95とはフィルター性能を示す基準で，装着後のマスクと顔の密着性については保証しておらず，いくらよい布のマスクを使用しても顔面とのすき間からウイルスなどが入り込みます．この点が同じマスクでも予防効果が異なる理由です．

2) おすすめのN95マスク

　マスクを使用している患者さんから，
　　①明らかに鼻周囲から漏れているが，本当に大丈夫なのか？
　　②装着しているだけで苦しくて仕事にならず，つい外してしまう
といった相談を受けることがあります．漏れがほとんどなく，呼吸が少しでも楽に行えるという2点をクリアしたマスクが興研株式会社から出ています．「**ハイラックかからんぞ**」と「**ハイラックうつさんぞ**」です．図に示したように，立体構造がやさしく顔になじんで**漏れ込みを防ぐ構造**になっており，**一方向にしか流れない排気弁**が付いています．

　「かからんぞ」では，吸気はN95のフィルターを通過したきれいな空気が入り，呼気は直接排気弁から出るため呼吸が楽なのが特徴です．また，「うつさんぞ」はその逆で，吸気は吸気弁から直接外気が入り，呼気はN95フィルターでろ過されて，きれいになって外気に排出されます．ちなみに筆者がカナダに留学したときの排菌結核患者の診察は，医療関係者は全くマスクせず，患者さんのみ「うつさんぞ」と同じ機能をもったマスク

休憩室

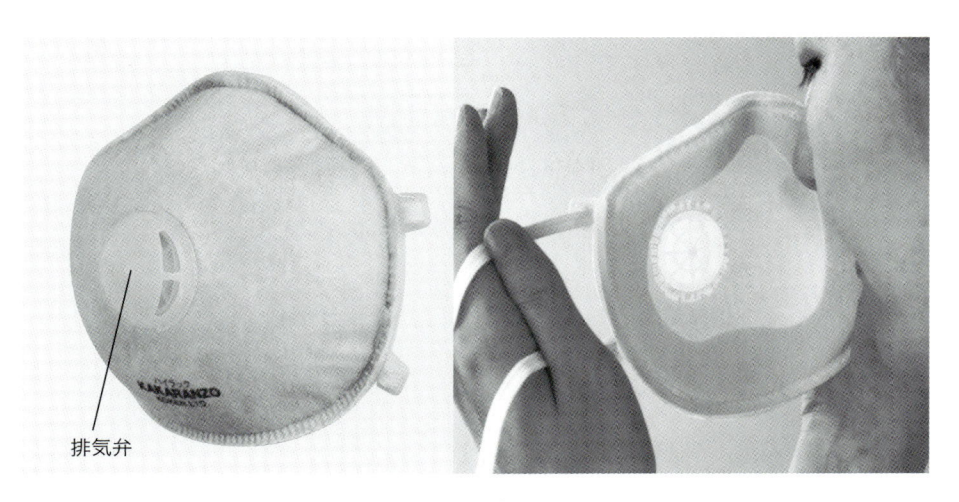

排気弁

図● 排気弁付きのマスク「ハイラックかからんぞ」
長時間使用していても，排気弁があるため呼吸が楽にできる「ハイラックかからんぞ」．FFリップが優れたフィットに加えて，フィルターと口の空間をしっかり確保する
（写真提供：興研株式会社）

をさせて外来診療を行っていました．

　この「うつさんぞ」の利用機会は，自分がインフルエンザ，マイコプラズマなどに感染し，家族・同僚・介護高齢者・幼児など，うつしたくない人がいる場合につけてもらうことにしています．孫が風邪で，母親が倒れ，おばあちゃんが孫をみなければならない場合には，おばあちゃんが「かからんぞ」をつけると感染を防御できます．子ども用の小さな「ハイラックKIDSマスク」もあります．欠点は格好が悪いことです．

　講演会でこの「ハイラックかからんぞ」をご紹介したところ，麻酔科の医師から「明日から手術室で使いたい」と喜びの声をいただきました．N95マスクは，PM2.5対策以外にも，結核，SARS，MERSなど空気感染する疾患の予防にも役立ち，海外旅行時には必須アイテムになっています．インフルエンザからの病院内感染防止のためにも使用しています．筆者のクリニックではこのマスクで喘息が安定したり，引っ越し作業時でも喘息発作が起こらなかったと感謝されました．

〈田中裕士〉

第3章 治療薬の基本

1. 吸入ステロイド薬
～ICS, ICS/LABA 配合剤

保澤総一郎

ここがポイント！

表1 ● ICS（吸入ステロイド薬）

一般名	商品名	商品名・規格 （ ）内は何吸入用かを示す	適応 喘息	適応 COPD	基本の 吸入回数	剤形
ベクロメタゾンプロピオン酸エステル	キュバール®	50エアゾール（100）	●	—	朝1～4, 夜1～4	pMDI
		100エアゾール（100）	●	—	朝1～4, 夜1～4	
フルチカゾンプロピオン酸エステル	フルタイド®	50ロタディスク®	●	—	朝1～2, 夜1～2	DPI
		100ロタディスク®	●	—	朝1～2, 夜1～2	
		200ロタディスク®	●	—	朝1～2, 夜1～2	
		50ディスカス®	●	—	朝1～2, 夜1～2	DPI
		100ディスカス®	●	—	朝1～2, 夜1～2	
		200ディスカス®	●	—	朝1～2, 夜1～2	
		50μgエアゾール（100）	●	—	朝1～4, 夜1～4	pMDI
		100μgエアゾール（100）	●	—	朝1～4, 夜1～4	
ブデソニド	パルミコート®	100μgタービュヘイラー®（112）	●	—	朝1～4, 夜1～4	DPI
		200μgタービュヘイラー®（56, 112）	●	—	朝1～4, 夜1～4	
		吸入液0.25 mg	●	—	夜1または 朝1, 夜1	ネブライザー
		吸入液0.50 mg	●	—	夜1または 朝1, 夜1	
シクレソニド	オルベスコ®	50μgインヘラー（112）	●	—	夜1回400μg （1日400μgの場合） 朝1回400μg, 夜1回400μg （1日800μgの場合）	pMDI
		100μgインヘラー（56, 112）	●	—		
		200μgインヘラー（56）	●	—		
モメタゾンフランカルボン酸エステル	アズマネックス®	ツイストヘラー®100μg（60）	●	—	朝1～2, 夜1～2	DPI
		ツイストヘラー®200μg（60）	●	—	朝1～2, 夜1～2	

表2 ● ICS/LABA配合剤

一般名	商品名・規格 （）内は何吸入用かを示す		適応 喘息	適応 COPD	基本の吸入回数	剤形	備考
ブデソニド/ホルモテロールフマル酸塩水和物	シムビコート®	タービュヘイラー® (30, 60)	●	※1	朝1〜4, 夜1〜4	DPI	※1：COPDの適応は1回2吸入の場合のみ 《SMART療法》頓用1回1〜2吸入定期吸入に加え1日8吸入（最大12吸入）まで可能
フルチカゾンプロピオン酸エステル/ホルモテロールフマル酸塩水和物	フルティフォーム®	50エアゾール (56, 120)	●	―	朝2〜4, 夜2〜4	pMDI	
		125エアゾール (56, 120)	●	―	朝2〜4, 夜2〜4		
サルメテロールキシナホ酸塩/フルチカゾンプロピオン酸エステル	アドエア®	100ディスカス® (28, 60)	●	―	朝1, 夜1	DPI	※2：COPDの適応は250ディスカス®（1日2回・1回1吸入）のみ
		250ディスカス® (28, 60)	●	※2	朝1, 夜1		
		500ディスカス® (28, 60)	●	―	朝1, 夜1		
		50エアゾール (120)	●	―	朝2, 夜2	pMDI	※3：COPDの適応は125エアゾール®（1日2回・1回2吸入）のみ
		125エアゾール (120)	●	※3	朝2, 夜2		
		250エアゾール (120)	●	―	朝2, 夜2		
ビランテロールトリフェニル酢酸塩/フルチカゾンフランカルボン酸エステル	レルベア®	100エリプタ® (14, 30)	●	―	朝1または夜1	DPI	
		200エリプタ® (14, 30)	●	―	朝1または夜1		

1 吸入ステロイド薬とは

1）作用機序

　　ステロイド薬には，**静注薬，筋注薬，経口薬，吸入薬**の4種類の剤形がありますが，剤形で副作用を比較すれば，静注薬や筋注薬，経口薬に比べて，吸入薬が圧倒的に少ないと言えます．したがって，喘息の長期管理薬として用いられるステロイド薬は**吸入ステロイド薬**（inhaled corticosteroid：**ICS**）が基本であり，現時点において喘息長期管理における最も効果的な抗炎症薬です．その作用機序としては，①炎症細胞の肺・気道内への浸潤抑制，炎症細胞自体の遊走および活性化抑制，②血管の透過性抑制，③気道分泌抑制，④気道過敏性の抑制，⑤サイトカイン産生の抑制，⑥β_2刺激薬の作用促進，⑦ヒトのマスト細胞以外の細胞においてアラキドン酸の代謝を阻害し，ロイコトリエンおよびプロスタグランジンの産生抑制などがあげられます．

2) ICS 単剤と ICS/LABA 配合剤 (表1, 2)

ICS 単剤あるいは **ICS/LABA 配合剤**〔LABA（long acting β_2-agonist：長時間作用性吸入β_2刺激薬）〕が**喘息長期管理のベース薬**となり，わが国においても喘息コントロールは飛躍的に改善しました．特に，喘息が，アレルギー性気道炎症をベースとする慢性疾患であり，同時に，呼吸機能の変動を特徴とする変動性疾患でもあるという観点から，ICS/LABA 配合剤がその中心となっています．現時点で，わが国で上市されている ICS 単剤と ICS/LABA 配合剤を**表1, 2**に示します．

3) 副作用と禁忌

●副作用

ICS は，すべての喘息患者に対する長期管理薬の第一選択薬と位置付けられます．ICS の全身性の副作用は，他剤形のステロイド薬とは比較にならないほど少ないですが，それでも口腔・咽頭カンジダ症，嗄声などの局所の副作用に加えて，眼への影響（白内障，緑内障），皮膚への影響（皮膚の菲薄化，易出血性），視床下部・下垂体・副腎機能の抑制，骨への影響（骨粗鬆症）などがあげられます．

したがって，**吸入後は必ずうがいを励行**して，口腔・咽頭症状を軽減し，全身への吸収を可能な限り少なくするべきです．さらに，吸入後のうがいはもちろんですが，吸入前の飲水・うがいをすることで，咽喉頭の乾燥をやわらげ咽喉頭の副作用の軽減に有効と言われていますし，加えて，食直前吸入をすれば，さらにのど周囲の副作用は軽減されます．

●禁忌

禁忌としては，有効な抗菌薬の存在しない感染症，深在性真菌症で ICS の使用により症状を増悪する場合があげられます．また，結核性疾患で ICS 使用により増悪する場合も原則禁忌となっています．しかしながら，喘息のコントロールも十分しないといけないわけで，こういった状況は，呼吸器内科専門医でのフォローアップが必須となります．

❷ ICS 単剤・ICS/LABA 配合剤の選び方・考え方

ICS 単剤・ICS/LABA 配合剤の選択にあたり，

> ・ICS 単剤・ICS/LABA 配合剤は，吸入薬であり，かつ，長期管理薬として用いる薬剤である
> ・内服薬と異なり，きちんと吸入できなければ，いかに素晴らしい薬剤でも臨床的有用性は得られない
> ・さらに，薬剤自体，かつ，吸入デバイスが患者にフィットしていなければ長期には使用できない

という大前提があります．したがって，薬剤の選択にあたり，この大前提にのっとり，薬剤自体の薬理学的特長と吸入デバイスの特長の両面から考える必要があります．すなわち，

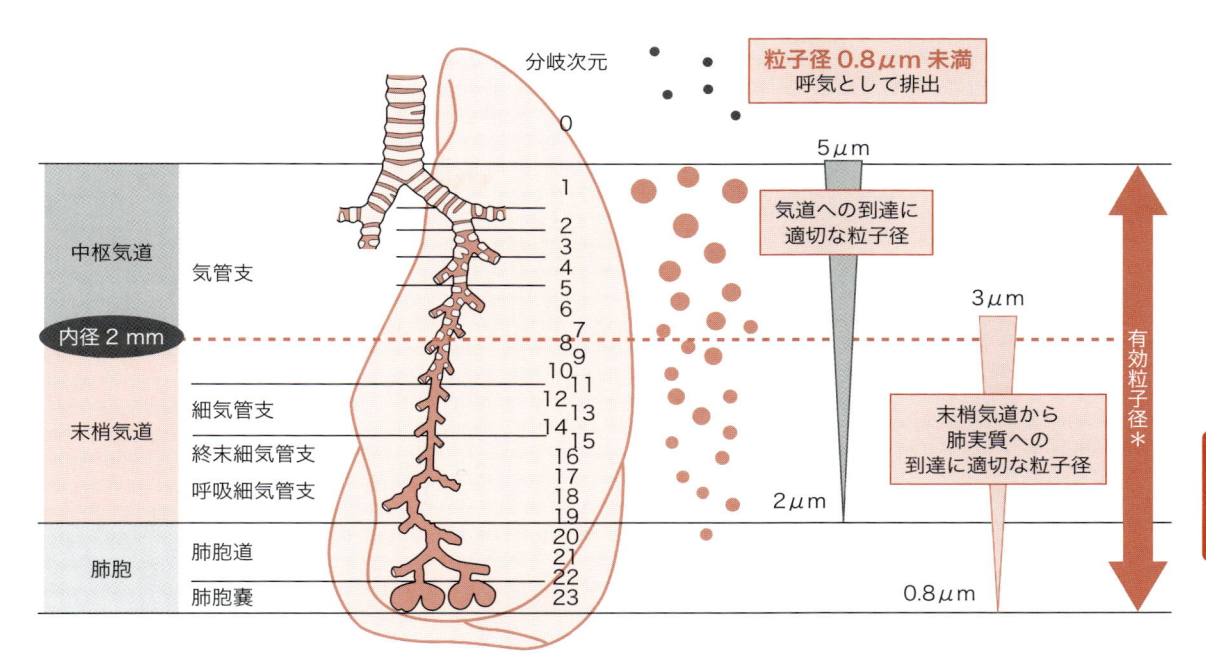

図1 吸入薬の粒子径と薬剤到達部位；エアロゾル化率
中枢気道から肺胞への到達に適した粒子径は0.8〜5μm未満と言われている
＊有効粒子径：気道/肺に到達する適切な粒子径
文献6より転載

> ①薬剤としては，ICS単剤かICS/LABA配合剤か？
> ②剤形としては，DPI（dry powder inhaler，ドライパウダー吸入器）かpMDI（pressurized metered-dose inhaler，加圧噴霧式定量吸入器）か？
> ③吸入回数としては，一剤形で固定タイプのものか，一剤形で調節タイプのものか？

という臨床的判断が必要となります．

1) ICS単剤か，ICS/LABA配合剤か？

　　喘息の重症度・症状・呼吸機能・循環器系の合併症などを総合的に判断し選択することになります．特に症状があって受診された初診時の場合は，LABAの副作用などが問題となる心・循環器系の合併症がなければ，ICS/LABA配合剤を選択することが多いと言えます．その後，安定してきた段階で最終的にはICS単剤の導入を検討することとなるわけです．

2) DPIか，pMDIか？

　　吸入薬を肺内に効率よく送達するためには，**吸入による薬剤のエアロゾル化率**（図1），および，**吸気と薬剤吸入の同調**の2点が重要となり，このことを認識しておく必要があります（表3）．
　　吸気が薬剤吸入と同調している**DPI製剤**では，いかにエアロゾル化率を高めるか，すなわち，**できるだけ強く・深く吸入すること**が求められます．一方，すでにエアロゾル化率の高

表3 ● 吸入薬を肺内に効率よく送達する条件

- ●吸入による薬剤のエアロゾル化率
- ●吸気と薬剤吸入の同調

表4 ● DPI製剤とpMDI製剤の吸入指導の比較

DPI製剤	pMDI製剤
●吸気が薬剤吸入と同調している **いかにエアロゾル化率を高めるか**	●すでにエアロゾル化率は高い **いかに吸気と薬剤吸入を同調させるか**
※できるだけ強く・深く吸入することが求められる ※ある程度以上の吸気力が必要であるが，逆に，吸気力が強すぎると吸入薬剤が咽喉頭を直撃し肺内送達率の低下や嗄声につながる可能性がある ※数種類のDPIデバイスがあり，吸入操作も異なっているため，それぞれの吸入手技・指導が必要である	※エアロゾル移動速度をいかに遅くするか・噴射圧をいかに弱めるかが重要となる ※吸気力の弱い患者でも吸入できるが，吸気と薬剤吸入の同調が難しい患者ではスペーサーが必要となる場合もある ※pMDIは，基本的にはすべて同様の吸入手技・指導でよいが，噴射圧の関係でスペーサーの必要要件が異なってくる

表5 ● SMI製剤

- ・エアロゾル化率高い
- ・ゆっくり噴射される
- ●吸気と薬剤吸入を同調させるためには，いかにゆっくり深く吸入するかが重要となる
- ●高い吸入効率を達成しうるが，従来のDPI・pMDIとは異なる吸入指導が必要である

いpMDI製剤では，**いかに吸気と薬剤吸入を同調させるか**が求められます．したがって，DPI製剤では，ある程度以上の吸気力が必要となります．逆に，pMDI製剤は，吸気力の弱い患者でも吸入できますが，吸気と薬剤吸入の同調が難しい患者では**スペーサー**（吸入補助具）が必要となる場合もあります（表4）．

なお，現時点では，ICS単剤・ICS/LABA配合剤のデバイスとしてソフトミスト吸入器（SMI）は上市されていませんが，今後のことも考えて，SMIについても説明しておきます（表5）．SMIは，薬剤のエアロゾル化率も高く，ゆっくり噴射されるため同調もしやすい，という現時点では吸入療法に最も適したデバイスと言えます．しかしながら，ゆっくり吸入ということが意外とうまくできず吸入時にむせるなど，pMDIやDPIとは異なった吸入指導が求められます．また，ボンベの装着が必要なのですが，患者さんが自分で行うにはやや難しく，薬剤師の方が調剤窓口で装着した形で患者さんに渡すということが必要です．

これらのポイントを考慮して薬剤選択を行うわけですが，実際には，上記大前提で述べたように，デバイスの使いやすさなども大きな選択ポイントとなります．

3）吸入回数は固定タイプか，調節タイプか？

患者のアドヒアランス，症状の安定性などを勘案する必要があります．**アドヒアランスに心配が大きい患者**では，**1日1回タイプ**のものがより好まれるでしょう．**症状が不安定な患者**では，**一剤形で調節がきくタイプ**のものがよりフィットし，**シムビコートSMART療法**（single inhaler maintenance and reliever therapy）はその典型と言えます．

4）薬剤の選択に迷ったら

ICS単剤・ICS/LABA配合剤の薬剤選択に迷う場合には，最初に述べた「大原則」に立ち

表6 ● 吸入薬の臨床効果

- 薬剤自体の薬理学的特長
- 吸入デバイスの特長
- 薬剤自体の薬理学的特長を臨床効果として患者の生体内で引き出す役目がデバイスにある
- 吸入デバイスには，以下の4種類がある
  - ドライパウダー吸入器（DPI）
  - 加圧噴霧式定量吸入器（pMDI）
  - ソフトミスト吸入器（SMI）
  - ネブライザー

表7 ● 各薬剤の吸入方法

DPI製剤		pMDI製剤	
はやく深く	ディスクヘラー	ゆっくり深く	フルティフォーム®
	フルタイド®ディスカス®		メプチン®
	クリックヘラー®		ピリーバ®レスピマット®
「スーッ」と深く	パルミコート®タービュヘイラー®	ゆっくり十分に	オルベスコ®
思い切り深く「スーッ」と力強く		ゆっくり	アドエア®
強く深く「スーッ」と	エリプタ®		
―	アズマネックス®ツイストヘラー®		
速く，できる限り深く	ブリーズヘラー®		
ゆっくりと深く	ハンディヘラー®		
強く深く	エリクラ®ジェヌエア®		

各社吸入指導箋から抜粋

〔pMDIの利点〕
ゆっくり吸えるから「**深く**」吸いやすい
⇒ ゆっくり深呼吸するだけでよい

返って考えるということが，第一線の臨床には重要であることを再度強調したいと思います．そのうえで，ICS単剤・ICS/LABA配合剤の選択にあたり，第一線で喘息実地臨床に携わっている喘息非専門医としては，使い慣れたDPI製剤とpMDI製剤を，ICS単剤としておのおのの1剤，ICS/LABA配合剤としておのおのの1剤もっておくことをお勧めします．

❸ 吸入手技と患者指導

　吸入薬の臨床効果は，薬剤自体の薬理学的特長と吸入デバイスの特長で規定されます（**表6**）．すなわち，薬剤自体の薬理学的特長を臨床効果として患者の生体内で引き出す役目がデバイスにあるわけです．ICS単剤・ICS/LABA配合剤の吸入デバイスには，パルミコート®懸濁液のネブライザー吸入を除き，現時点では，DPI，pMDIがあり，それぞれ特徴をもっています．さらに，患者におけるデバイス満足度と服薬アドヒアランスとの関連も報告されています．

　現在，わが国では，数種類のDPIデバイスがあり，吸入操作も異なっているため，それぞれに合った吸入指導が必要となります．pMDIは，基本的にはすべて同様の吸入指導でよいのですが，噴射圧の関係でスペーサーの必要要件が異なってきます．**表7**に各社吸入指導箋

表8 ● ドライパウダー定量噴霧器（DPI）を用いた吸入方法

1. 薬剤の添付文書に従って，薬剤を充填する
   - ディスカス®：水平にしてレバーを押す
   - タービュヘイラー®：垂直にして回転グリップを回す
   - クリックヘラー®：垂直にしてレバーを押す
   - エリプタ®：カバーを外側下方に押し下げる
2. 器具に呼気を吹きかけないように横を向いて息を吐き出し，吸入口をくわえて口を閉じ，力強く深く吸う．数秒間息を止めて，ゆっくりと吐き出す

[注意点]
- 医師から複数回の吸入指示がある場合には，1押しごとに吸入を行う
- 吸入ステロイド薬の吸入終了後は，うがい（あるいは飲水）を行う

文献1より引用

表9 ● 加圧噴霧式定量吸入器（pMDI）の吸入方法

1. 初めて使用する場合や前回の使用から1週間以上間隔が空いた場合は，動作確認と薬剤噴霧量安定化のため予備噴霧を2～4回行う
2. キャップをはずしてから容器をよく振る
3. 無理をしない程度に息を吐く
4. 吸入口を歯または唇，あるいはその両方でくわえる
5. 息を吸い始めると同時にボンベを1回強く押し，噴霧された薬剤を深くゆっくり吸い込む（吸気時間約3秒）
6. 息を吸い込んだままの状態で数秒息を止め，その後ゆっくり吐き出す
7. 2回以上の吸入をする場合は，3～6の手技を必要な回数くり返す
8. 吸入ステロイド薬では吸入後に必ずうがいをする
   β_2刺激薬の場合は，必ずしもうがいはしなくてよい

文献1より引用

表10 ● pMDI＋スペーサーを用いた吸入方法

1. 薬剤の容器をよく振る
2. 薬剤のキャップを外してスペーサーのアダプターに接続する
3. ①マウスピース付きスペーサーを用いる場合
   (1) マウスピースを唇で密閉するようにくわえ，息を吐き，ボンベを1回強く押してゆっくり大きく吸入する
   (2) マウスピースから口を離して数秒間息を止め，その後ゆっくり息を吐き出す（1回では吸入しきれない場合には，再度吸入する）
   ②マスク付きスペーサーを用いる場合
   (1) マスクを顔に密着させてボンベを1回強く押し，安静換気を数回行う

エアロチャンバーはフローインジケーターの動きで，オプティチャンバーダイアモンドは呼気バルブによって，介助者が患者の呼吸を確認できる

[注意点]
- 噴霧後は時間を置かずに吸入する
- 吸入ステロイド薬の吸入終了後は，うがい（あるいは飲水）を行う
- 2回以上の吸入をする場合は，スペーサーにまとめて噴霧せずに，1回ごとに3．①または3．②の手技を繰り返す
- 静電気を生じないように取り扱う（スペーサーを擦らないなど）

文献1より引用

から抜粋した，ICS・ICS/LABA配合剤以外も含めたおのおののデバイスの吸入指導についての表現をまとめましたが，やはり，実際にやってみないとわからない部分が多いと言えます．DPI，pMDI，SMIのデバイス別の吸入方法や注意点を，**表8～11**に示します．

DPIによる吸入は，吸気力で吸入するため，吸気が薬剤吸入と同調しておりタイミングの問題はありませんが，パウダーである薬剤を肺内にエアロゾル化して到達させる必要があるため，一定の吸気力が求められます．したがって，ある程度の吸気力で深く吸入することが重要となりますが，意外と深く吸えておらず，喉までの吸入となり肺内に送達されていない

表11 ● ソフトミストインヘラー（SMI）の吸入方法

1. キャップを閉じた状態で上向きにして透明ケースを「カチッ」と音がするまで180°回転させる
2. キャップを完全に開き，息をゆっくり最後まで吐き出す
3. マウスピース（吸入口）をしっかり口にくわえて，息をゆっくり吸いながら噴霧ボタンを押し，できるだけゆっくりと肺いっぱいに息を吸い込む．苦しくならない程度に息を止める
4. 1日1回2吸入する

[注意点]
・初めて使用する際はカートリッジの挿入とテスト噴霧を行う
・吸入する際はゆっくりと吸う
・吸入時に薬が目に入らないように注意する

文献1より引用

場合も多いので注意が必要です．また，DPIのデバイスは数種類あり，デバイスによっては，あまり吸気力が強すぎると咽頭に薬剤がぶつかり，逆に肺内に送達されず，嗄声が強くなる場合もあります．また，個々のデバイスごとに吸気できるように吸入器をセットする能力が必要とされます（表8）.

pMDIによる吸入は，エアロゾル化された薬剤噴霧と吸入のタイミングが一致することが重要であり，いかに吸気と薬剤吸入を同調させるかがポイントとなります（表9）．そこで，この吸気と薬剤吸入の同調が難しい患者さんに対しては，吸入補助器具であるスペーサーを用いて吸入するという方法もあります（表10）．また，ボンベを押す手指筋力が必要なため，ボンベを十分に押せない場合は，ボンベを押すための補助器具が用意されていますので装着して使用する必要があります．

SMIは，ソフトミストがゆっくり噴射されるため，吸気と薬剤吸入を同調させるためには，いかにゆっくり深く吸入するかが重要となります（表11）．実際，速く吸入すると，むせてしまい薬剤が喉までしか入らないので注意が必要です．また，ボンベのデバイスへの装着は，かなり難しいので，特に高齢者では，処方時に装着した形で患者さんに渡すということが求められます．さらに，デバイス操作に手指筋力がある程度必要なので，そのための補助器具も用意されています．

ネブライザーを用いた吸入法は，発作時，乳児，小児，高齢者などにpMDIやDPIが適切に吸入できないときに使用することが多く，呼吸をくり返しながら吸入可能ですが，コンプレッサーなどの吸入装置セットが必要となります．

おのおののデバイスについては，参考図書2を参照してください．本1冊分の内容が，すべてデバイスごとの吸入方法・注意点などの説明となっており，逆に言うと，吸入療法における吸入指導がいかに難しいかと同時に，いかに重要かということが理解できると思います．

したがって，吸入療法を成功させるには，**吸入指導に始まり吸入指導に終わる**と言っても過言ではありません．そのためには，医師だけではなく，薬剤師，看護師などを含めた**チーム医療の構築**が欠かせません（図2）．さらに，治療効果が思うほど上がらない場合には，薬剤の変更・増量を考える前に，吸入手技・アドヒアランスの再確認が必須となります（図3）．ICS・ICS/LABA配合剤の臨床的有用性を発揮させるためにも，これらのことは当然のことです．

再度くり返します．「ICS単剤・ICS/LABA配合剤は，吸入薬であり，かつ，長期管理薬として用いる薬剤である．内服薬と異なり，きちんと吸入できなければ，いかに素晴らしい薬剤でも臨床的有用性は得られない．さらに，薬剤自体，かつ，吸入デバイスが患者にフィットしていなければ長期には使用できない」という大前提を，決して忘れてはいけません．

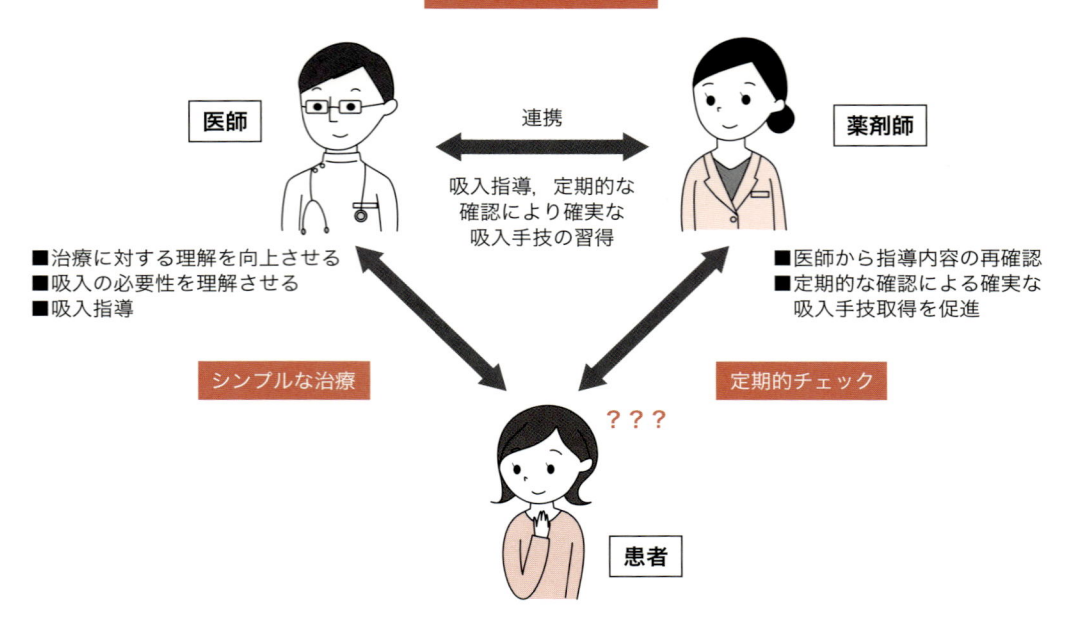

図2 ● 患者を中心としたチーム医療

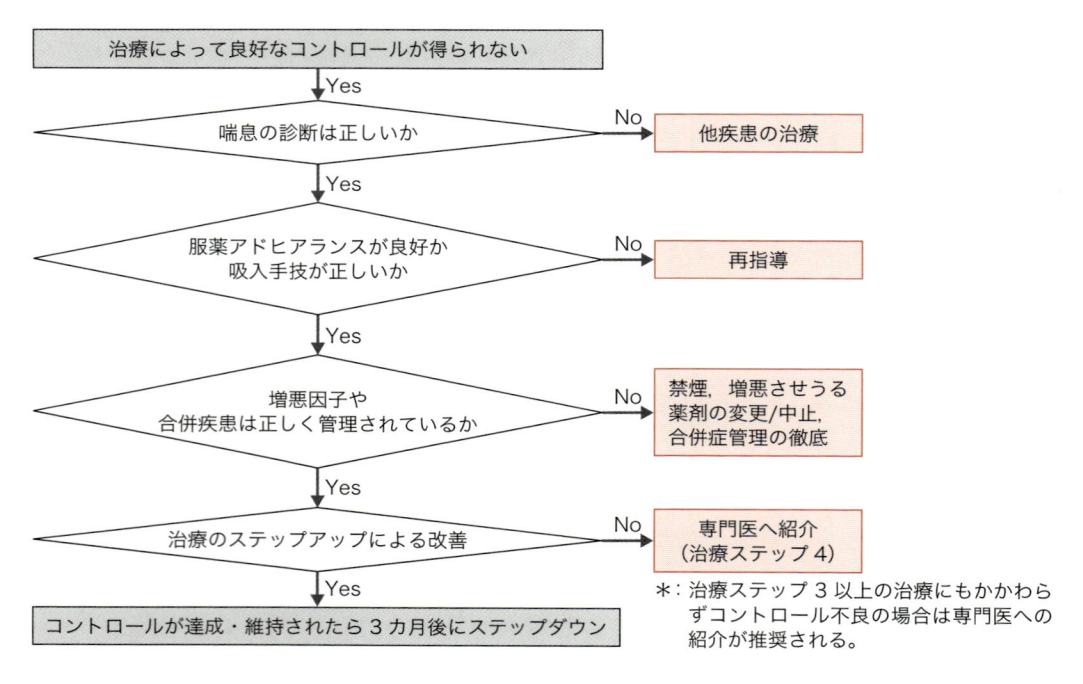

図3 ● 喘息長期管理の進め方（JGL2015）
文献1より転載

読んで得するArticle

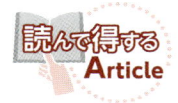

1)「喘息予防・管理ガイドライン2015」（社団法人日本アレルギー学会喘息ガイドライン専門部会/監），協和企画，2015
    ↳ 喘息診療の基本とエッセンスが詰まっており，治療においてはICS・ICS/LABA配合剤の詳細・吸入指導の原則などが述べられています．

2)「患者吸入指導のコツと吸入デバイス操作法のピットホール 改訂4版」（大林浩幸/著），医薬ジャーナル社，大阪，2015
    ↳ 吸入療法の考え方，おのおののデバイスについての吸入方法の詳細と盲点など，実地診療における吸入指導に即した解説本として有用です．

3) Tamura G, et al：*In vitro* evaluation of dry powder inhaler devices of corticosteroid preparations. Allergol Int, 61：149-154, 2012
    ↳ 吸入薬のデバイス評価の指標としてのエアロゾル化率について理解が深められます．

4) Hozawa S, et al：Comparison of the effects of budesonide/formoterol maintenance and reliever therapy with fluticasone/salmeterol fixed-dose treatment on airway inflammation and small airway impairment in patients who need to step-up from inhaled corticosteroid monotherapy. Pulm Pharmacol Ther, 27：190-196, 2014
    ↳ SMART療法について，その効果発現の機序が見えてきます．

5) 保澤総一郎，他：気管支喘息治療におけるフルチカゾンプロピオン酸エステル/ホルモテロールフマル酸塩水和物エアゾールの有用性の検討〜吸入補助器具（スペーサー）による影響．アレルギー・免疫，22：1106-1118, 2015
    ↳ pMDI製剤でのスペーサーの必要性の判断について理解が深まります．

6) 新実彰男：気道炎症に対する理想的なアプローチ．吸入療法，7：16-22, 2015

第3章 治療薬の基本

2. 吸入抗コリン薬・吸入β₂刺激薬
～LAMA, LABA, LAMA/LABA配合剤

津田 徹

ここがポイント！

表1 ● LAMA（長時間作用性抗コリン薬）

一般名	商品名	商品名 （　）内は何吸入用かを表す	適応 喘息	適応 COPD	基本の吸入回数	剤型
チオトロピウム臭化物水和物	スピリーバ®	ハンディヘラー®（14, 28）	—	●	朝1	DPI
チオトロピウム臭化物水和物	スピリーバ®	レスピマット®（60）	●	●	朝2	SMI
グリコピロニウム臭化物	シーブリ®	ディスクヘラー（14, 28）	—	●	朝1	DPI
アクリジニウム臭化物	エクリラ®	ジェヌエア®（30）	—	●	朝1，夜1	DPI
ウメクリジニウム臭化物	エンクラッセ®	エリプタ®（7, 30）	—	●	朝1	

表2 ● LABA（長時間作用性β₂刺激薬）

一般名	商品名	商品名 （　）内は何吸入用かを表す	適応 喘息	適応 COPD	基本の吸入回数	剤型
サルメテロールキシナホ酸塩	セレベント®	ディスカス®（28, 60）	●	●	朝1，夜1	DPI
インダカテロールマレイン酸塩	オンブレス®	ブリーズヘラー®（14, 28）	—	●	朝1	DPI
ホルモテロールフマル酸塩	オーキシス®	タービュヘイラー®（28, 60）	—	●	朝1，夜1 運動前	DPI
ビランテロールトリフェニル酢酸塩	日本では単剤での発売なし					
オロダテロール塩酸塩	日本では単剤での発売なし					

表3 ● LAMA/LABA配合剤

一般名	商品名	商品名	適応 喘息	適応 COPD	基本の吸入回数	剤型
グリコピロニウム臭化物・インダカテロールマレイン酸塩	ウルティブロ®	ブリーズヘラー®（14, 28）	—	●	朝1	DPI
ウメクリジニウム臭化物・ビランテロールトリフェニル酢酸塩	アノーロ®	エリプタ®（7, 30）	—	●	朝1	DPI
チオトロピウム臭化物水和物・オロダテロール塩酸塩	スピオルト®	レスピマット®（28）	—	●	朝2	SMI

表4 ● LAMA/LABA配合剤の組合せ

ウルティブロ®	＝シーブリ®＋オンブレス®
アノーロ®	＝エンクラッセ®＋ビランテロール（国内単剤未発売）
スピオルト®	＝スピリーバ®＋オロダテロール（国内単剤未発売）

※配合剤と単剤で相違はあるが，便宜上，共通の有効成分をもつ薬剤名を記載している

1 吸入気管支拡張薬 〜抗コリン薬・β₂刺激薬とは

1) 作用機序

●長時間作用性抗コリン薬（LAMA）

LAMAは，図1左のように，副交感神経から放出されるアセチルコリンの**ムスカリン受容体（M₃）**への結合に拮抗し**気道収縮を抑制**することにより，**気管支拡張効果**をきたします．LAMAは，気道収縮に関係するM₃受容体との解離が遅いため，短時間作用性抗コリン薬と比べて作用が長く続き，最大24時間の気管支拡張効果を持ちます．

●長時間作用性β₂刺激薬（LABA）

気管支平滑筋の**β₂受容体**に結合してアデニル酸シクラーゼを活性化し，細胞内でATPをcAMPに変換，**気道平滑筋を弛緩**させます（図1右）．また，気道線毛運動の活性化を介して，**痰のクリアランスを改善**すると考えられています．

●LAMA/LABA配合剤

LAMAまたはLABAを単剤で使用するのと比べて，気管支拡張効果が高くなります．これは気道平滑筋細胞内でM₃受容体とβ₂受容体の細胞内情報伝達のクロストークが起こってい

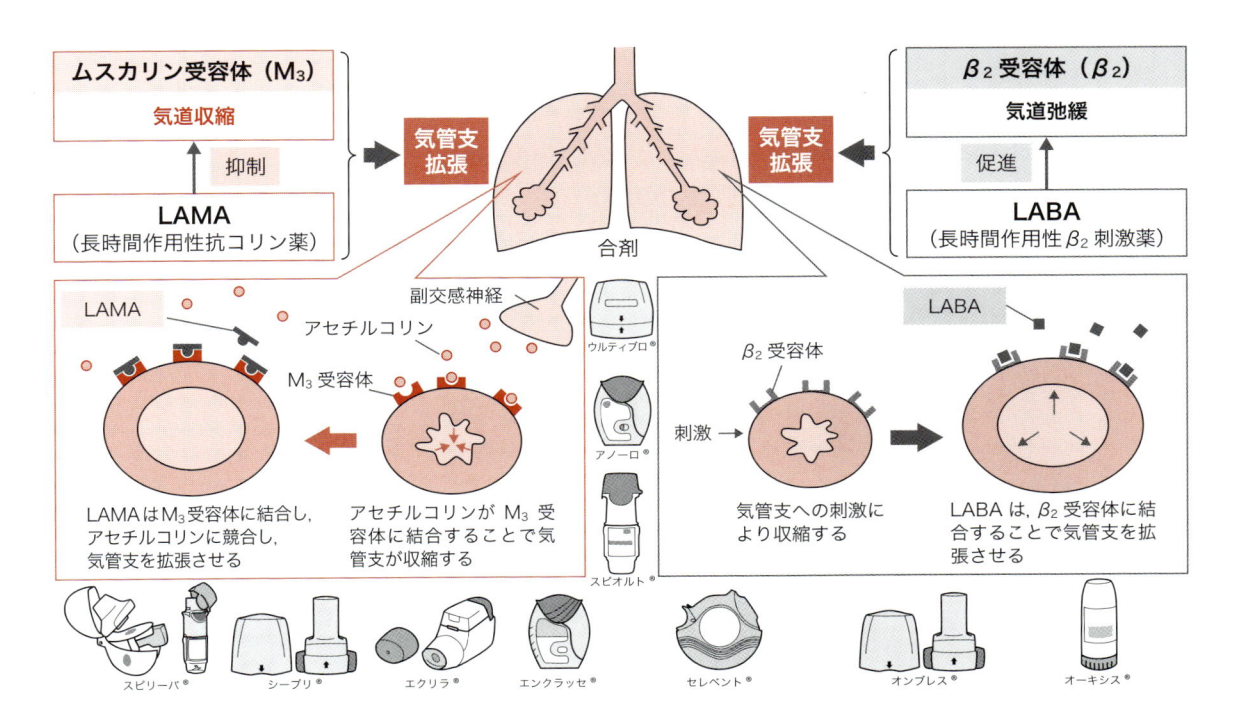

図1 ● 気道の自律神経性調節とLAMA，LABAの作用機序の関係

A) 粘膜と末梢気道周囲の炎症および線維化

軸引っ張り応力

好中球
末梢気道の炎症

B) 弾性力がなくなった肺胞に空気がたまり，吐き出せなくなる

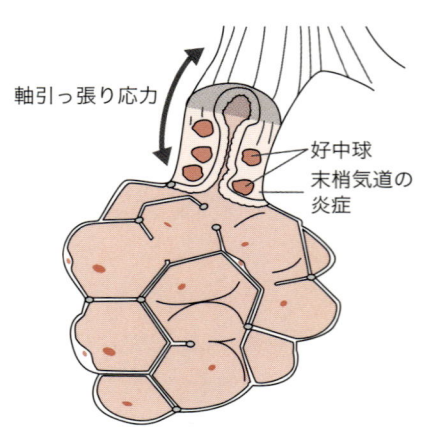

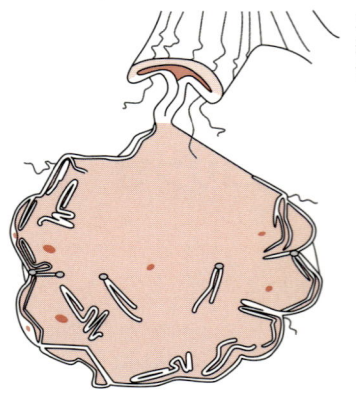

末梢気道でも弾性線維の断裂により気道の長さが縮む

C) 肺胞壁の破壊により末梢気道を支える柱が少なくなる

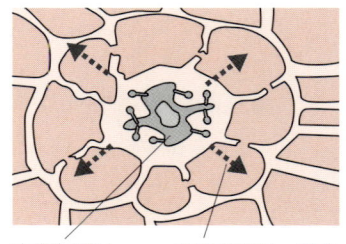

末梢気道は粘膜の浮腫，分泌液増加

外向きに引っ張る力が弱くなる

図2 ● COPDで気流閉塞が起こる原因
引用文献1, 2を参考に作成

る可能性を示唆しています．すなわち，コリン作動性神経終末のβ_2受容体を介して，神経終末からのアセチルコリンの放出を抑制し抗コリン薬による気道平滑筋の拡張作用を増加させること，さらに抗コリン薬はβ_2刺激薬により増えたcAMP濃度を維持させることによると考えられています（**図1**）．

ヒトの気道ではM_3受容体は中枢気道に近いほど多く，β_2受容体は末梢気道に近いほど多いことがわかっており，LAMAとLABAの併用は解剖学的にも優れていると考えられます．また，単一の気管支拡張薬の量を増やして使用するより副作用が減ることなどが指摘されています．

2）気管支拡張薬により，どうして息切れが楽になるのか

COPDでは，タバコ煙の通り道である**末梢気道の肥厚と粘液貯留**（**図2-A**），肺実質の弾性線維破壊・分断による**肺胞の収縮力の低下**（**図2-B**），**肺胞壁が破壊**され，末梢気道を外から支えることができなくなること（**図2-C**），により**気流閉塞**をきたします．呼気時に末梢気道が閉塞しやすくなるため，肺胞から空気が排出することができず，残気量が増えて**過膨張**となります．

●動的過膨張の改善

気管支拡張薬の効果をみるためには，動作時の肺機能をルーティンで測定することができないため，安静時の呼吸機能検査項目として，1秒量（FEV_1），機能的残気量（FRC），残気量（RV），最大吸気量（IC）などが用いられています．

COPDでは肺胞から空気を排出するのに時間がかかり，呼出時間が延長します．動作時には筋肉に酸素が必要となるため，呼吸の振幅＝1回換気量が増えていくのですが，肺胞から空気を排出するのに十分な呼出時間が確保できず，空気が肺胞にたまるため呼気終末の残気量レベルが高くなっていきます（**図3**）．このため，最大吸気量がどんどん小さくなり，1回換気量を得るのがとても窮屈になります（**図3**）．運動によって肺がますます過膨張となって

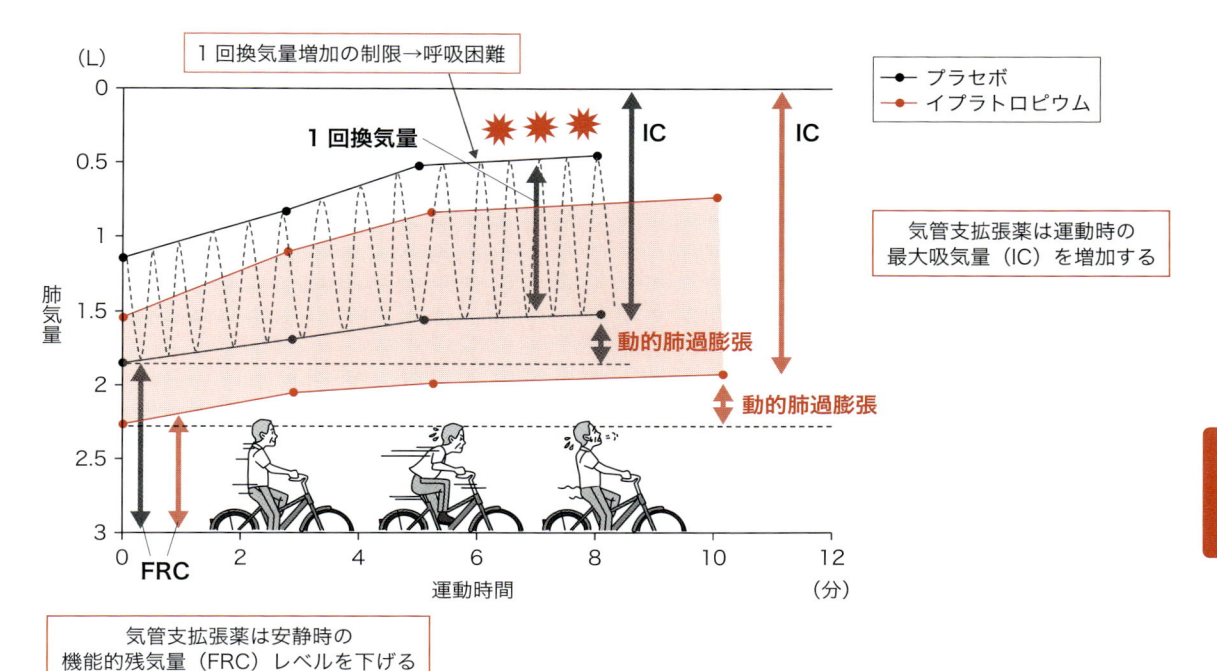

図3 ● COPDでは運動時の息を吸う余裕〔最大吸気量（IC）〕がどんどん小さくなる
…1回換気量を得るのがとても窮屈

引用文献3, 4を参考に作成

いき（**動的過膨張**），空気を十分吸えなくなるために**労作時の呼吸困難**が起こります．
　　気管支拡張薬は末梢気道の気流閉塞を改善するため，**安静時の機能的残気量レベルを下げ，運動時の動的過膨張を軽減**，動作時の呼吸困難を軽くし，動ける時間を長くします（運動耐用能の改善）．

● 呼吸仕事量の減少

　　COPD患者さんでは呼出ができず，肺に空気がたまり過膨張となっていますので，**安静時の呼気位は健常人より高くなっています**（図4）．この状態で呼吸をすると健常人より呼吸に対する仕事量が増えます．健常人が半分息を吸った状態から呼吸数を増やすと，同じような呼吸困難を疑似体験できます．気管支拡張薬により気流閉塞をとり，安静時の機能的残気量レベルが下がると，仕事量が減少し，呼吸困難が改善します．

● 気流制限，1秒量の改善

　　気流制限の指標として，強制呼出して1秒間にどれだけ吐き出すことができるかの量（**1秒量**）を使います．気管支拡張薬吸入薬の臨床開発試験においても1秒量は主要評価項目となります．前述の機能的残気量は残気量を測定する必要があり，ICは検査テクニックにより不正確になりやすいことから，実際の診療でも1秒量を呼吸機能検査上の評価項目にすることが多くなります．

　　気管支拡張薬の選択にあたっても，**どの吸入薬がどの程度1秒量を改善するのか，気流閉塞を改善するのか，大まかに知っておくことが重要です**．患者さんの現状の1秒量から気管支拡張薬の使用によりどの程度改善するかを知ることで，数値として客観的に捉えることが

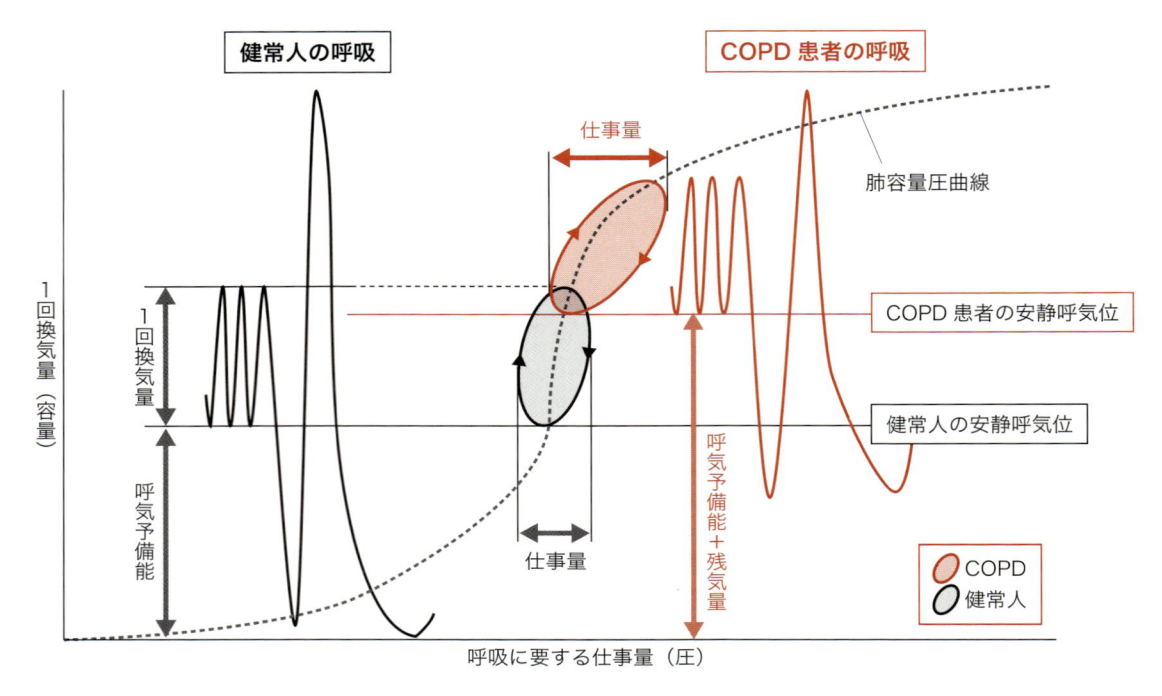

図4 ● 呼吸困難と呼吸に要する仕事量
引用文献5を参考に作成

でき，薬がどのくらいのパワーがあるのかを捉えることができます．また，1秒量の改善の数値を患者さんへ伝えることで，吸入薬のアドヒアランスも上がります．降圧薬を用いる際に血圧を，糖尿病の管理をする際に血糖値を用いるのと同様に，強制呼出のみで検査ができる1秒量の値を呼吸器疾患でも管理指標とすることが望まれます．

COPDの病期を表すのに，％1秒量（1秒量測定値/性年齢身長から予測される1秒量）が使われます．図5に示すように，COPDの病期と1秒量減少のイメージをつかんでみましょう．車の排気量と1秒量を対比させると患者さんもわかりやすいでしょう．

2 長時間作用性抗コリン薬（LAMA）の選び方・考え方

COPD（慢性閉塞性肺疾患）診断と治療のためのガイドライン第4版[6]において，COPDの管理では，①症状およびQOLの改善，②運動耐容能と身体活動性の向上および維持，③増悪の予防，④疾患の進行抑制，⑤全身併存症および肺合併症の予防と治療，⑥生命予後の改善，が管理目標としてあげられています．気管支拡張薬においてもこれらの管理目標に沿った効果を期待して臨床開発治験，臨床研究が行われてきました．どのLAMAでもほぼ同程度の効果が報告されています．なかでも，スピリーバ®において大規模な臨床データが蓄積されており（①4年間にわたる全般改善度・呼吸機能の低下スピード・予後をみたUPLIFT試験，②増悪に対する効果をみたPOET試験，③ハンディヘラー®とソフトミスト製剤の有効性が同等であることをみたTIOSPIR試験など），LAMAの中で最もエビデンスがある薬としての位置付けにあります．

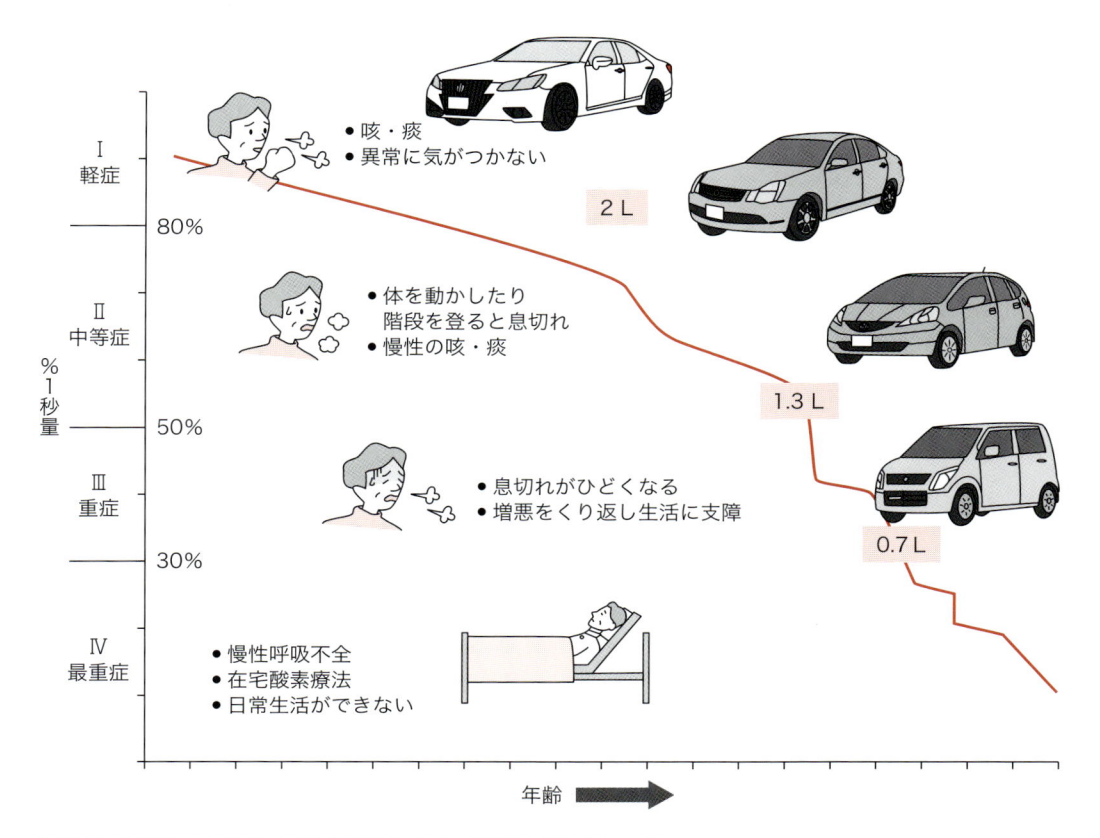

図5 ● COPDの病期と1秒量減少のイメージをつかみましょう

1秒量標準値：160 cm・70歳の場合，男性　2.62 L　女性　1.98 L
©津田　徹

1) チオトピウム（スピリーバ®）

●現在の症状の改善

　わが国における最初のLAMAとして，**スピリーバ®**が2004年に発売され，一番多くのCOPD患者に使用されています．M_3受容体に強力に結合するため最大24時間の気管支拡張効果があり，剤型はドライパウダーの**ハンディヘラー®**とエアロゾルの**レスピマット®**があります．前日の朝にスピリーバ®を吸入すると，最大吸気量を増やすことにより，労作時の息切れの改善につながります[7]．

　車の排気量で言うと，気管支拡張薬を吸入することにより，1.3 Lの車が1.5 Lの車になると考えるのも，患者さんに説明しやすいかと思います．また，息を吸う余裕も約300 mL程度改善しますので，診察室にてペットボトルを持って，300 mL改善すると説明するのも実感がわくと考えます．

　他に，息切れやQOLについても，スピリーバ®は有意な改善効果を示しています[10, 21]．

●運動耐容能と身体活動性の向上および維持

　運動耐容能は運動がどのくらい継続できるか，トレッドミルやエルゴメーター，6分間歩行テスト，シャトルワーキングテストを用いて検討されますが，**どのLAMAも運動耐容能を**

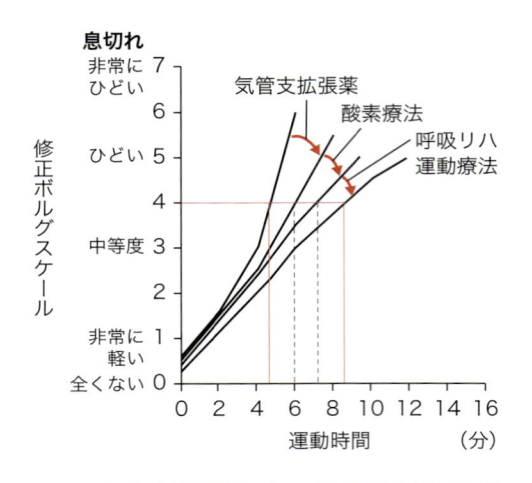

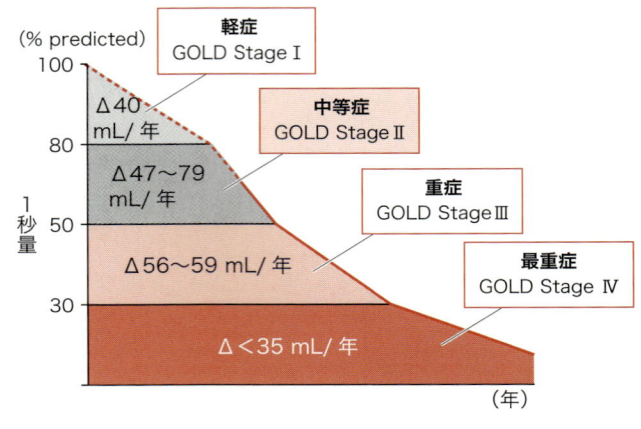

図6 気管支拡張薬によって運動耐容能が上がります
さらにCOPDは治療の積み重ねが必要
引用文献8を参考に作成

図7 重症度別年間1秒量低下率
中等症（Stage Ⅱ）のCOPDでは，呼吸機能が急速に低下することが報告されている
引用文献9を参考に作成

約10〜15％伸ばす，すなわちこれまで5分で息切れがしていたのが，5.5分動けるようになります．診療上では気管支拡張薬を導入する前と導入した後に平地を歩いたり階段を上ってもらうなどして，患者さんにどのくらい動けるようになったか，改善したことを体験してもらうことが，吸入薬のアドヒアランス向上につながります．さらに，呼吸リハビリテーションによりさらに運動耐容能が上がるので（図6），COPDに対しては治療を積み重ねることが重要です．

身体活動性，すなわちどのくらい日常で活動的に動けているかが，肺機能，QOLの指標と比べて密接に生命予後に結びついていることが示され，現在最も重要視されているCOPDの管理指標となります．これまでの気管支拡張薬の臨床開発試験では，三軸加速度計やアクティビティモニターなどを用いて実際の活動度を測定したものはないのですが，包括的QOL質問票のSF-36（Short-Form 36 Item）の身体機能（physical functioning）という尺度でも，各LAMAとも身体機能を改善することが示されています．

●増悪の予防

POET試験[22]とINVIGORATE試験[23]で，LABAよりもLAMAのほうがCOPD増悪を抑制することが示されました．

●疾患の進行抑制

健常人の1秒量の年間減少量は30 mL，無治療のCOPD患者では60〜80 mLとなります．UPLIFT試験[10]では，全体の結果からは肺機能の経年的低下には有意な効果を認めなかったものの，COPD Stage Ⅱ（中等症）や定期的に治療を受けていない例，50歳以下でスピリーバ®が年間の1秒量減少スピードを健常人なみに抑えたことが報告されました．**中等症のCOPDではその疾患経過のなかでも一番呼吸機能の低下スピードが速いため**（図7），この時期のCOPD患者の早期発見と気管支拡張薬による治療が大事です．さらに，同時に喫煙を継続していた群では薬物介入以上に喫煙の影響が高いことが示されたことより，禁煙の重要性も強調されます．

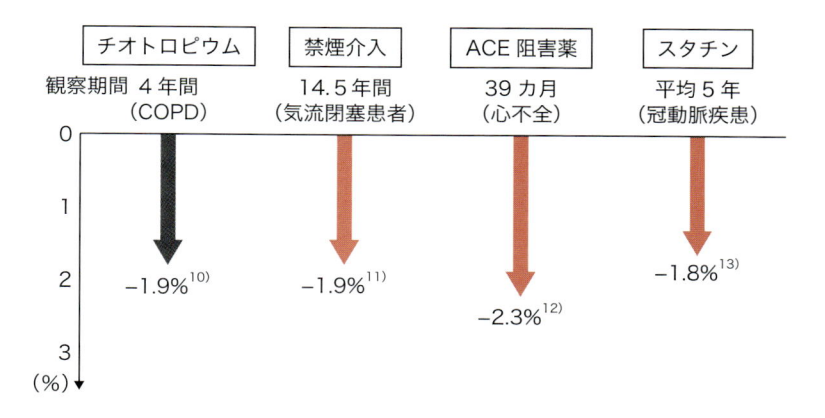

図8 ● 他の疾患と比較した絶対的死亡リスクの低下

●全身併存症および肺合併症の予防

UPLIFT試験ではスピリーバ®使用により，うっ血性心不全，心筋梗塞を減らし，心疾患による死亡を抑制することが示されました．

●生命予後の改善

UPLIFT試験では，スピリーバ®使用群では4年後の相対的死亡低下率を13％減少させることがわかり，この結果は国際的なガイドラインであるGOLDや日本呼吸器学会のガイドラインに採用されることになりました．他疾患の治療薬と比べてもCOPD治療に対する気管支拡張薬の重要性が理解でき，これも患者さんに説明すべき重要な点です（図8）．

2）その他のLAMA

ほとんどのLAMAが1日1回投与であるのに対し，**エクリラ®** は **1日2回** の吸入により，夜間や早朝の症状を抑えることを特徴としています．COPD症状が通常よりも悪化する時間を質問した結果では，治療薬吸入後，薬効が十分な日中では症状は抑えられていますが，**夜間から朝にかけて症状が悪化**していることがわかります．このため，日中だけではなく，朝や夜間の症状も見据えたCOPDの治療が必要となります．エクリラ®投与による1秒量の推移ですが，吸入15分後から24時間を通してエクリラ®群はプラセボ群と比較し，1秒量を有意に改善しています．また，投与13〜23時間後では，エクリラ®群の1秒量は，スピリーバ®群と比較し有意に増加しています（図9）．

しかし，後述のLAMA/LABA配合剤〔ウメクリジニウム・ビランテロール（アノーロ®）〕と比較した結果では，朝方の1秒量の低下はエクリラ®と同等でありました．LAMA/LABA配合剤とLAMA単独での治療回数の違いによる1日の呼吸機能の変化については，これからの検討が待たれます．

3）副作用と禁忌

閉塞隅角緑内障や**尿閉のある前立腺肥大症**では**禁忌**とされています．LAMAの使用により尿閉が出現しても中止により，副作用は軽減されます．また，前立腺肥大症の治療をしている場合，健康保険ではLAMAを査定される場合が多く注意が必要です．この他の副作用として，**口腔内乾燥**が多いようです．

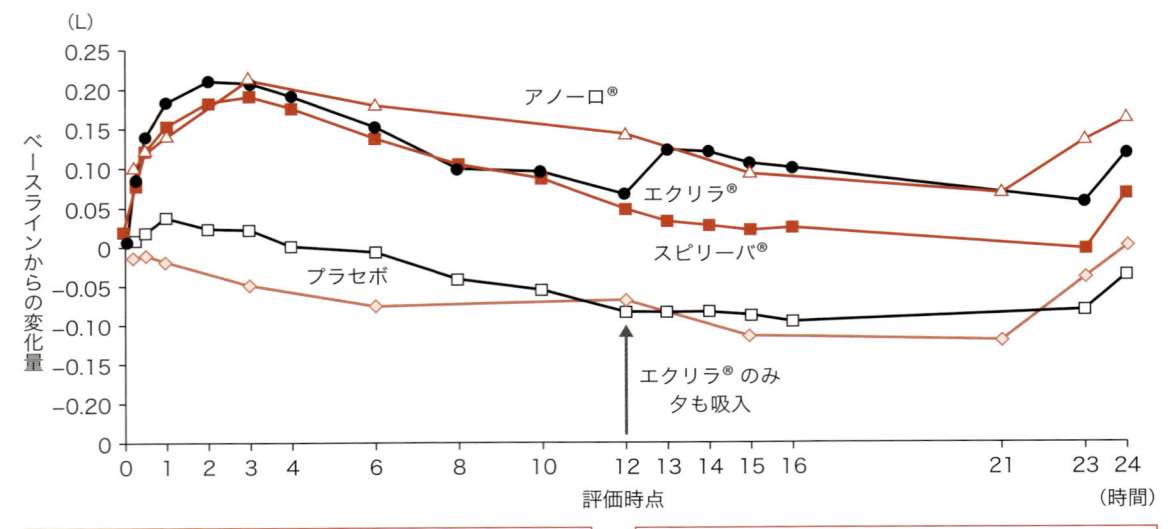

図9 1日2回投与と1回投与の気管支拡張薬での時間ごとの1秒量の比較
エクリラ® vs チオトロピウム比較試験＋アノーロ® vs ウメクリジニウム，ビランテロール比較試験，投与1日目

3 長時間作用性β₂刺激薬（LABA）の選び方・考え方

1）各薬剤の比較

ヒトβ₂受容体に対する固有活性から，イソプレナリンとの比較試験がなされており，

イソプレナリン＞ホルモテロール（オーキシス®）＞インダカテロール（オンブレス®）
≒オロダテロール＞ビランテロール＞＞サルメテロール（セレベント®）

の順に気管支拡張効果があると考えられます．

ホルモテロール（オーキシス®） はLABAでありながら，短時間作用性気管支拡張薬と同程度の即効性があり，これ以降開発されたインダカテロール，オロダテロール，ビランテロールも即効性を持ったLABAとなります．COPDに対するオーキシス®は1回1吸入1日2回の投与となります．また，メプチンエアー®のアシストユースのように，運動前や外出前の吸入に頓用として用いるといった使用方法もあります．

インダカテロール（オンブレス®） はLAMAであるスピリーバ®と同程度の気管支拡張効果とQOLの改善を示し，COPD（慢性閉塞性肺疾患）診断と治療のためのガイドライン第4版[6]でもLABAがLAMAと同じ位置付けとして扱われるきっかけとなりました．しかし，増悪の抑制に対してはスピリーバ®と比較して非劣性を示せていません．また，**LABAは中等から重症のCOPD患者には効果がありますが，1秒量の経年変化や生命予後の改善にはエビ**

表4 ● LAMA/LABA配合剤のトラフ1秒量改善効果

商品名 LAMA LABA	ウルティブロ® グリコピロニウム インダカテロール	アノーロ® ウメクリジニウム ビランテロール	スピオルト® チオトロピウム オロダテロール	Duaklir® 国内未発売 アクリジニウム ホルモテロール
プラセボに対して	200 mL	167 mL	207 mL	143 mL
LAMA単独	90 mL	22～52 mL	128 mL	～28 mL
LABA単独	90 mL	90～95 mL	117 mL	45～85 mL
出典	引用文献14	引用文献15	引用文献7	引用文献16

トラフ1秒量：薬剤投与後24時間後，気管支拡張効果がかなり消失すると推定される時点での1秒量

デンスが乏しく，LAMAには及ばないでしょう．

オロダテロールはホルモテロールとの比較が行われ，1日1回吸入にて，GOLD Stage II〜IVでは同程度の気管支拡張効果が24時間にわたり示されています．オロダテロールとインダカテロールの直接の比較をした臨床研究はありませんが，メタ解析では気管支拡張効果，TDIスコア，QOLなどに有意差はありませんでした．

サルメテロール（セレベント®） が最も古くからCOPDに対して使用されていますが，前述のように，当初より対照薬として使用され，効果が劣ることが示され，COPDに対する治療薬としては，現在その役割を終えていると考えられます．

2) 副作用

選択的に$β_2$受容体に作用しますが，$β_1$受容体にもわずかながら作用すると考えられ，**心悸亢進**をきたす場合もあります．この他，**手指の振戦，不眠，こむら返り**などがあります．

オロダテロールの$β_2$選択性はホルモテロールやサルメテロールよりも高く，臨床試験で頻脈（心臓の$β_1$受容体への作用）の副作用が少なく，β遮断薬を使用している心疾患の患者さんにも影響を与えないという報告が出てきています（LAMA/LABA配合剤スピオルト®，ERS2016 Amsterdamでのポスター発表）．

4 LAMA/LABA配合剤

LAMAまたはLABA単独での使用よりも気管支拡張効果が得られ，1つの吸入デバイスで使えるため，患者さんのアドヒアランス向上に大きく貢献します．新しく開発されたLAMA/LABA配合剤のそれぞれの単剤と比べても患者さんの自覚症状に差異が生じるほどの違いはありません（表4）．ポイントは，**どのような患者さんにLAMA/LABA配合剤を行うか，その患者さんに合った吸入デバイスを選択すること**であると考えます．

1) 吸入薬の選び方

安定期のCOPD治療のアルゴリズムは図10, 11に示す通りですが，前立腺肥大による尿閉や閉塞隅角緑内障などがなければ，LAMAを開始，ACOSなどでは吸入ステロイド薬にLABAという組み合わせが最初に処方されると考えられます．

では，どういう状態でLAMA/LABA配合剤を使用するかですが，肺機能改善の最大パワーを得るためにはLAMA/LABA配合剤を最初から用いるのも構わないと考えます．また，GOLD

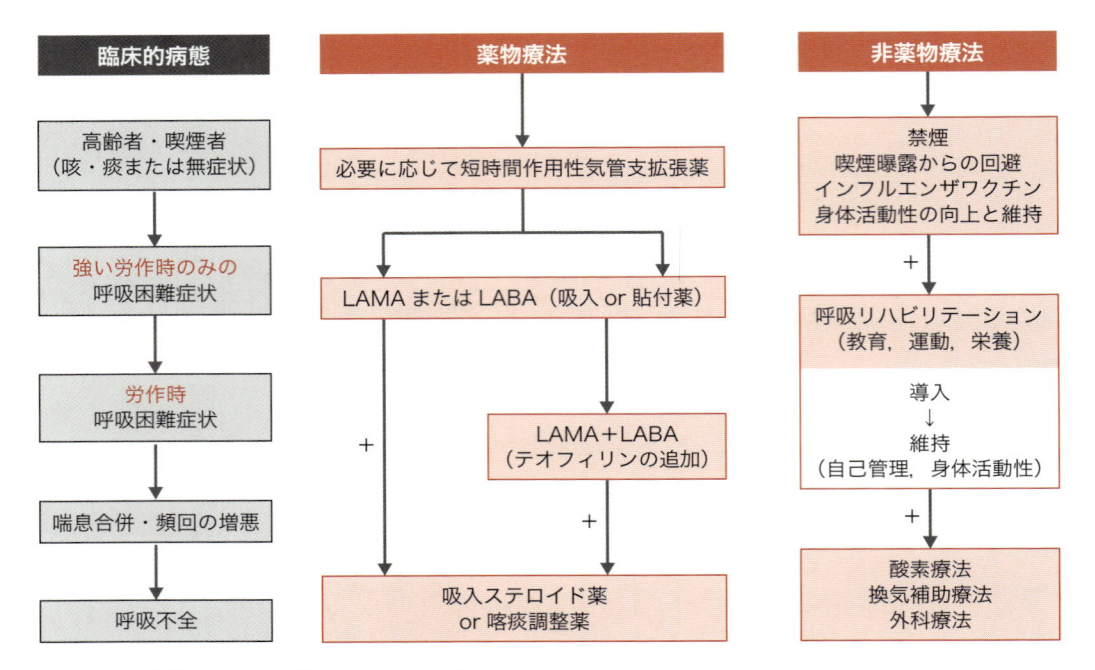

図10 ● 安定期COPDの管理のアルゴリズム
LAMA：長時間作用性抗コリン薬，LABA：長時間作用性β₂刺激薬，＋：加えて使用
引用文献6より転載

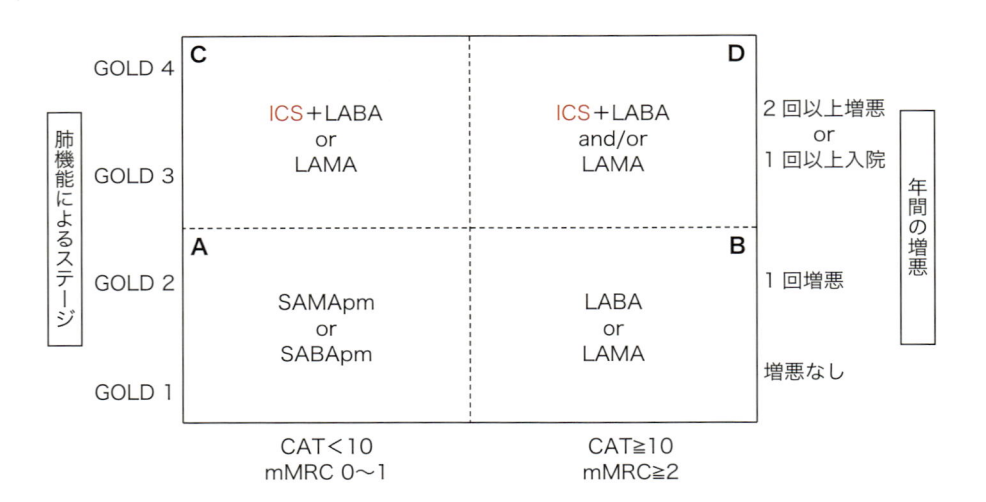

図11 ● GOLDの安定期COPD治療で推奨される第一選択薬
引用文献17を参考に作成

のガイドラインではCOPDの患者さんの症状を表す**CAT（COPDアセスメントテスト）で10点**，または平坦な道でも健康な人と同じスピードで歩けない程度の息切れ（**mMRC≧2**）かつCOPD StageⅢ以上で**LAMA/LABA配合剤が第一選択薬**とされます．日常診療では，日常生活で呼吸困難を感じる患者さんにはLAMA/LABA配合剤を第一選択薬としたいと考えます．

表5 ● 必要な吸入流速は吸入器によって異なる

吸入器	吸気流速	持続時間
ハンディヘラー®	20 L/分	2～3秒
ブリーズヘラー®	50 L/分	2～3秒
ディスカス®	30 L/分	2～3秒
エリプタ®	30～36 L/分	2～3秒
ジェヌエア®	45 L/分	1回分吸入すると自動的に吸えなくなる
レスピマット®	最少	ミストを吸入，同調は必要

引用文献19をもとに作成

　吸入薬では，**至適吸気流速**と**吸入時間**が重要です．ドライパウダー製剤に必要な吸気流速はデバイスによって異なり，タービュヘイラー®は60 L/分以上，その他は30 L/分以上必要であると言われています．また，吸気流速は90 L/分以上になると，慣性衝突による粒子の口腔内沈着率が増加し，副作用が出現しやすいと報告されています．さらに，至適吸気流速で吸入するためには吸気時間は2～3秒が望ましいとされています[18]．

　当院で34名のCOPD患者（77±8歳，％1秒量34.9±14.6，BMI 20.5±4.69）に吸入流速を測定してみたところ，FVCと吸気流速の間に有意な関係（r＝0.87）が認められ，FVCが1.5 Lを下回っている患者さんでは吸入流速が30 L/分を下回り，ドライパウダー製剤は使用が厳しいと考えられました．FVC，FEV_1，％FEV_1，IRV，MRC，呼気筋力，HDS-R，BMIは関連が認められませんでした．COPDでは進行していくと閉塞性障害だけでなく，肺活量も小さくなっていくことが知られています．すなわち，COPDで在宅酸素療法を行っているような患者さんには，レスピマット®が第一選択であると考えます．ドライパウダー製剤を使用する前にインチェックにて吸気流速を測定してみるか，効果がないと考えた場合，デバイスの変更が必要です（**表5**）．

①COPD Stage Ⅰ～Ⅲの患者さんの吸入薬の選び方
- COPD早期では安静時は呼吸困難を感じないことが多いため，吸入薬のアドヒアランスを上げるためには，息切れがする動作をしてもらい，吸入する前と後で息切れの度合を比べてもらいましょう．
- ドライパウダー製剤が使用可能です．
- CAT 15点以上ではLAMA/LABA配合剤を第一選択（私見）．

②COPD Stage Ⅳ在宅酸素療法の患者さんの吸入薬の選び方
- 吸入流速を考えましょう．インチェックを用いて測定しましょう．
- 一瞬ではなく2～3秒続けて吸えるか，蕎麦がすすれるか，ストローでジュースが飲めるか，などが判断の基準となります．
- 吸入流速が低いかもしれないと思ったら，レスピマット®が第一選択となりますが，ソフトミストのため，むせたり，咳き込んだりして敬遠することがあります．

5 吸入手技と患者指導

図12～15に，吸入器ごとの手技の説明の例をまとめました．患者さんへの指導の参考にしていただければ幸いです．

A）薬の充填

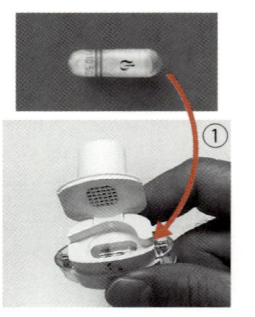

ブリーズヘラー®　　ハンディヘラー®

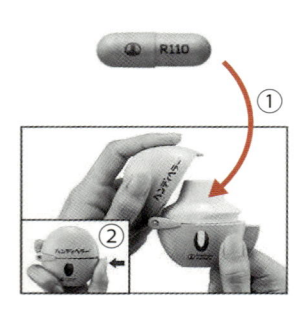

①カプセルを入れます．
※吸入用カプセルは，カプセルに薬剤が充填されており，カプセル内の薬剤は白色の粉末です．
②横のボタンを1回だけ強く押して，カプセルに穴をあけます．

B）吸入

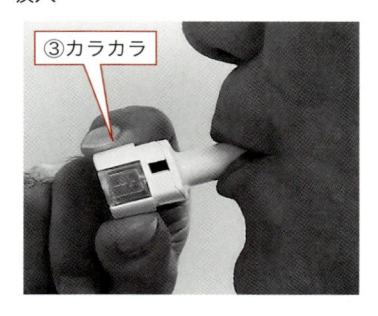

③カラカラ

③ゆっくりと息を吐き出してから，吸入口をくわえ，ゆっくりとカプセルが震える「カラカラ」という音を聞きながら吸入します．
※そのときかすかに甘味を感じます．
④そのまま約5秒息を止め，その後ゆっくりと静かに息を吐き，元の呼吸に戻します．
⑤吸い終わったらカプセルは捨てます．

図12● ブリーズヘラー®・ハンディヘラー®

A）吸入準備

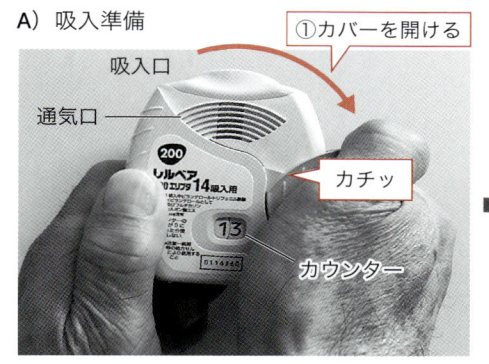

①カバーを開ける
吸入口
通気口
カチッ
カウンター

①カバーを「カチッ」と音がするまで開けます．

B）吸入

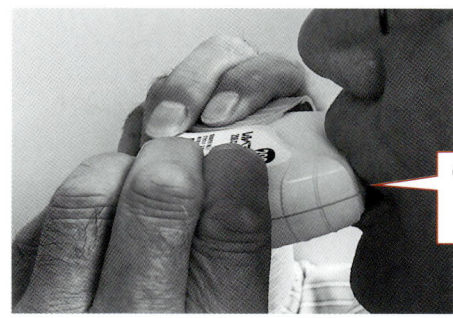

②通気口を塞がないように吸う

②ゆっくりと息を吐き出してから，吸入口をくわえ吸い込みます．
③吸入口から唇を離し，そのまま3〜4秒程度息を止め，その後ゆっくりと静かに息を吐き，元の呼吸に戻します．
④ふたを閉めて保管します．

図13 ● エリプタ®

注 吸入するときまで，カバーを開けないでください（カバーを開けると薬が1回分セットされます）
注 カバーを開け，吸入せずに閉じた場合，薬は内部に格納されますので，その1回分は使えなくなります．子どもさんなどが開け閉めすると，薬がなくなってしまいます

A）吸入準備

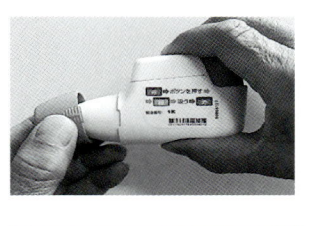

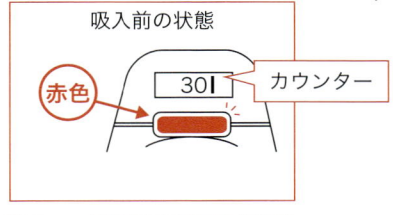

吸入前の状態
赤色　30｜　カウンター

①キャップ両側の矢印部分を軽く押して引っ張り，外します．

B）吸入

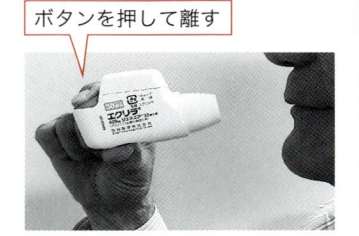

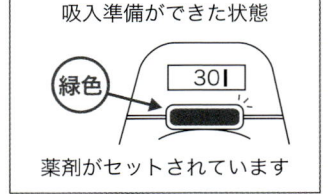

ボタンを押して離す

吸入準備ができた状態
緑色　30｜
薬剤がセットされています

②吸入器を水平に持ち，ボタンを下までしっかりと押して離します．

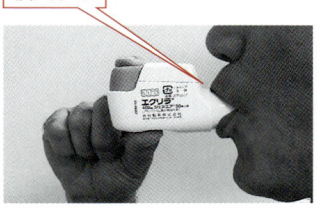

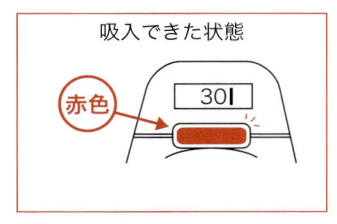

吸入する

吸入できた状態
赤色　30｜

③しっかり息を吐いてから，吸入口を軽くかんで唇で包むように深くくわえ，強く深く吸い込みます．
④3〜4秒息止めを行い，口を離し，ゆっくりと呼吸をします．

図14 ● ジェヌエア®

注 吸入すると，カチッと音がしますが，吸気流速確認のためのものであり，吸いきった合図ではありません．最後まで吸いきるようにしましょう
注 吸入練習器で，緑から赤に色が変わらない場合は吸入流速不足ですので，他のデバイスに変更しましょう．このように，デバイス自体が適正な吸入流速かを判断できる優れたものです

第3章　治療薬の基本　吸入抗コリン薬・吸入β_2刺激薬

A） 吸入準備（ここは薬局で行ってもらいましょう）

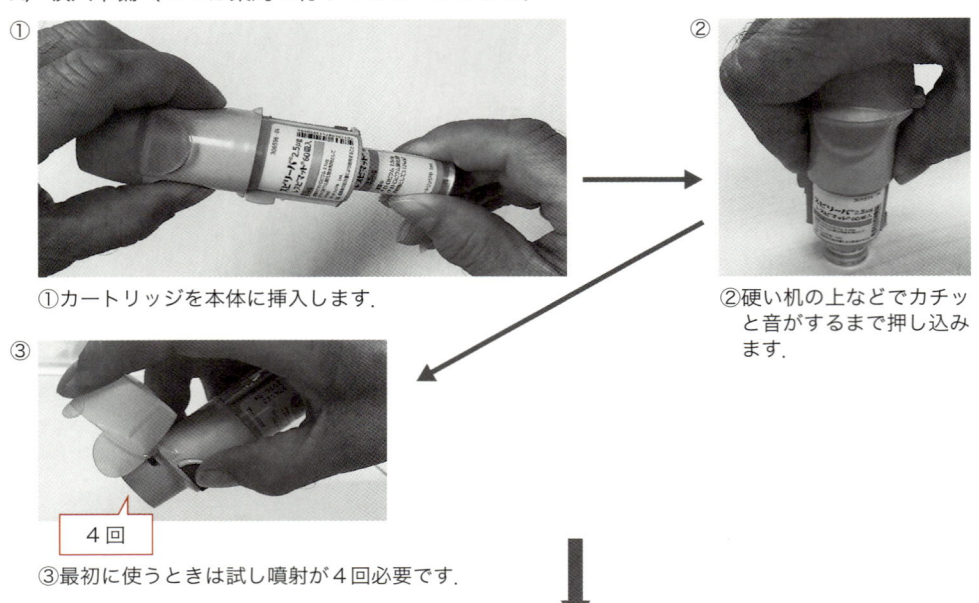

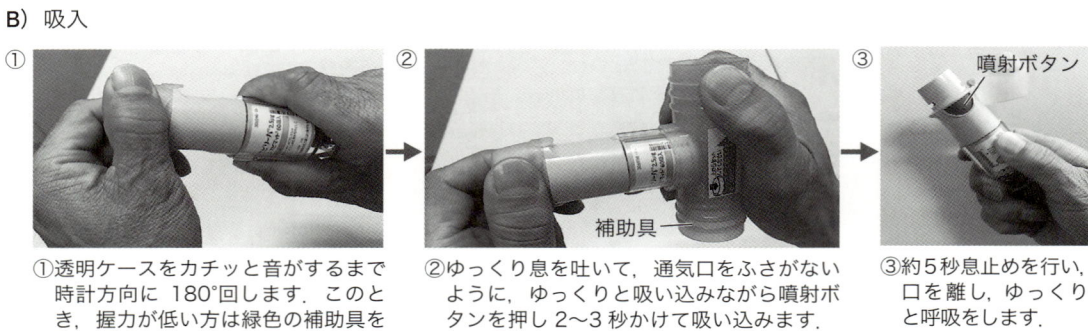

①カートリッジを本体に挿入します．

②硬い机の上などでカチッと音がするまで押し込みます．

③最初に使うときは試し噴射が4回必要です．

4回

B） 吸入

①透明ケースをカチッと音がするまで時計方向に180°回します．このとき，握力が低い方は緑色の補助具を使うと簡単に回せます．

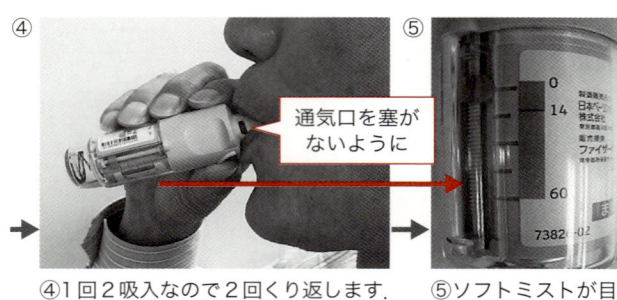

②ゆっくり息を吐いて，通気口をふさがないように，ゆっくりと吸い込みながら噴射ボタンを押し2〜3秒かけて吸い込みます．ソフトミストが出るのは1.5秒です．

補助具

噴射ボタン

③約5秒息止めを行い，口を離し，ゆっくりと呼吸をします．

④1回2吸入なので2回くり返します．

通気口を塞がないように

⑤ソフトミストが目などに入らないように注意してください．

目盛でおおよその残量がわかります．

図15 ● レスピマット®

110　もう悩まない！　喘息・COPD・ACOSの外来診療

読んで得するArticle

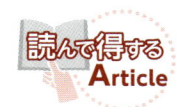

参考文献

1) 「COPD治療におけるコンビネーションセラピー 病態理解から最新治療まで」（一ノ瀬正和/編），医薬ジャーナル社，2014
   ↱ COPDの薬物療法に対するこれまでの臨床治験データ，考え方が網羅されています．

2) 「COPD（慢性閉塞性肺疾患）診断と治療のためのガイドライン 第4版」（日本呼吸器学会COPDガイドライン第4版作成委員会/編），2013
   ↱ 日本呼吸器学会のガイドライン．

3) 吸入薬の標準吸入手順—群馬県薬剤師会
   http://www.gunyaku.or.jp/gunyaku/kyunyu/
   ↱ 群馬大学医学部附属病院薬剤部の方が患者さんへの配布資料などを作成されていますので，参考にしてください．

引用文献

1) Barnes PJ：Chronic obstructive pulmonary disease. N Engl J Med, 343：269-280, 2000

2) McDonough JE, et al：Small-airway obstruction and emphysema in chronic obstructive pulmonary disease. N Engl J Med, 365：1567-1575, 2011

3) O'Donnell DE, et al：Effects of tiotropium on lung hyperinflation, dyspnoea and exercise tolerance in COPD. Eur Respir J, 23：832-840, 2004

4) Guenette JA, et al：Inspiratory Capacity during Exercise: Measurement, Analysis, and Interpretation. Pulm Med. 2013 [2013:956081. doi: 10.1155/2013/956081. Epub 2013 Feb 7]

5) Wedzicha JA, et al：The role of bronchodilator treatment in the prevention of exacerbations of COPD. Eur Respir J, 40：1545-1554, 2012

6) 「COPD（慢性閉塞性肺疾患）診断と治療のためのガイドライン，第4版」（日本呼吸器学会COPDガイドライン第4版作成委員会/編），2013

7) Beeh KM, et al：The 24-h lung-function profile of once-daily tiotropium and olodaterol fixed-dose combination in chronic obstructive pulmonary disease. Pulm Pharmacol Ther, 32：53-59, 2015
   ↱ 前日の朝にスピリーバ®を吸入すると，翌朝のトラフ1秒量が約122 mL，最大で290 mL（ピーク1秒量）増加します．機能的残気量レベルは吸入後2時間30分で400 mL以上下げ，最大吸気量を約250 mL増やすことにより，労作時の息切れの改善につながることがわかりました．

8) O'Donnell DE：Dyspnea in advanced chronic obstructive pulmonary disease. J Heart Lung Transplant, 17：544-554, 1998

9) Tantuccic & Modina D：Lung function decline in COPD. Int J Chron Obstruct Pulmon Dis, 7：95-99, 2012

10) Tashkin DP, et al：A 4-year trial of tiotropium in chronic obstructive pulmonary disease. N Engl J Med, 359：1543-1554, 2008
    ↱ QOLの改善について，各LAMAとも疾患特異的質問票であるSGRQを用いて，臨床的に有意な変化量（MCID）である4点を上回る5〜8点の改善を認めています．また，スピリーバ®を用いたUPLIFT試験では4年間にわたりQOLを改善することが示されました．

11) Anthonisen NR, et al：The effects of a smoking cessation intervention on 14.5-year mortality: a randomized clinical trial. Ann Intern Med, 142：233-239, 2005

12) Flather MD, et al：Long-term ACE-inhibitor therapy in patients with heart failure or left-ventricular dysfunction: a systematic overview of data from individual patients. ACE-Inhibitor Myocardial Infarction Collaborative Group. Lancet, 355：1575-1581, 2000

13) Wilt TJ, et al：Effectiveness of statin therapy in adults with coronary heart disease. Arch Intern Med, 164：1427-1436, 2004

14) Bateman ED, et al：Dual bronchodilation with QVA149 versus single bronchodilator therapy: the SHINE study. Eur Respir J, 42：1484-1494, 2013

15) Donohue JF, et al：Efficacy and safety of once-daily umeclidinium/vilanterol 62.5/25 mcg in COPD. Respir Med, 107：1538-1546, 2013

16) Singh D, et al：Efficacy and safety of aclidinium bromide/formoterol fumarate fixed-dose combinations compared with individual components and placebo in patients with COPD（ACLIFORM-COPD）: a multicentre, randomised study. BMC Pulm Med. 2014 [Nov 1814:178. doi: 10.1186/1471-2466-14-178]

17) GOLD 2014. Global Strategy for the Diagnosis, Management, and Prevention of Chronic Obstructive Pulmonary Disease Updated 2014
    http://www.goldcopd.org/uploads/users/files/GOLD_Report_2015_Apr2.pdf

18) 百瀬泰行：吸入指導依頼書，吸入指導の実施確認・報告書．「明日からできる吸入指導，改訂第2版」（横浜市旭区瀬谷区薬剤師会，他/編，駒瀬裕子/監），メディカルレビュー社，2015

19)「薬剤師，医師，看護師のための明日からできる実践吸入指導 改訂第2版」（横浜市旭区瀬谷区薬剤師会吸入療法のステップアップをめざす会/編，駒瀬裕子/監），p121，メディカルレビュー社，2015

20) Beier J, et al：Efficacy and safety of aclidinium bromide compared with placebo and tiotropium in patients with moderate-to-severe chronic obstructive pulmonary disease: results from a 6-week, randomized, controlled Phase IIIb study. COPD, 10：511-522, 2013

21) Donohue JF, et al：A 6-month, placebo-controlled study comparing lung function and health status changes in COPD patients treated with tiotropium or salmeterol. Chest, 122：47-55, 2002
   ↳ 息切れ指標であるTDI（transitional dyspnea index）でも，スピリーバ®がLABAであるサルメテロール（セレベント®）に比べて有意な改善効果を示しています．

22) Vogelmeier C, et al：Tiotropium versus salmeterol for the prevention of exacerbations of COPD. N Engl J Med, 364：1093-1103, 2011
   ↳ POET試験：ヨーロッパ25カ国の中等症～最重症COPD患者7,384名を対象として，1年間投与による増悪に関するスピリーバ®（LAMA）とセレベント®（LABA）の有効性をみた試験で，LAMAがLABAよりCOPD増悪を減らすことが証明されました．

23) Decramer ML, et al：Once-daily indacaterol versus tiotropium for patients with severe chronic obstructive pulmonary disease（INVIGORATE）: a randomised, blinded, parallel-group study. Lancet Respir Med, 1：524-533, 2013
   ↳ INVIGORATE試験：最強とされていたオンブレス®（LABA）とスピリーバ®（LAMA）の52週間の比較でもLAMAのほうがLABAより1.29倍増悪を抑制することが示されました．

第3章 治療薬の基本

3. 非吸入薬
〜ロイコトリエン受容体拮抗薬，テオフィリン，去痰薬

福永興壱

ここがポイント！

- 併存症のある喘息のなかにはロイコトリエン受容体拮抗薬が有用な症例がある
- 新たな効果，抗炎症作用を踏まえ中毒症状を回避しながらテオフィリン薬を使う
- 去痰薬，上手に使って症状緩和をねらう

1 ロイコトリエン受容体拮抗薬〜喘息治療における次の一手

ロイコトリエン受容体拮抗薬は喘息治療において吸入ステロイド薬の併用薬として気管支拡張薬と並んでよく使われる薬剤です．本剤をうまく使いこなすことで，コントロールが今一つの患者さんにも有効な一手になることはしばしば経験します．

1）作用機序

ロイコトリエンは生理活性をもつ脂質メディエーターで，アラキドン酸がアラキドン酸カスケードと呼ばれる代謝経路を経て，プロスタノイド（プロスタグランジンおよびトロンボキサン）とともに生成されます（図1）．ロイコトリエンのなかでもロイコトリエンC4，D4，E4は**システイニルLT**（**CysLTs**）と呼ばれています．

CysLTsによる気管支平滑筋収縮作用はヒスタミンの約1,000倍近く強いと言われ，他にも，血管透過性亢進，気道粘液分泌を誘導し，喘息の病態に深くかかわっています．また，CysLTsは喘息のキープレーヤーである好酸球に対して，遊走・接着・浸潤・脱顆粒・生存延長などの作用もあります．さらに，好酸球自身がLTsを産生することによって好酸球性炎症の増悪に関与しているなど，喘息のあらゆる場面にかかわるメディエーターです．これまでその受容体としてCysLT1，CysLT2，CysLT3の3つの受容体が同定されていますが，**ロイコトリエン受容体拮抗薬はCysLT1受容体**に拮抗する薬剤で，先に述べたCysLTsがかかわるさまざまな働きを抑制します．

2）吸入ステロイド薬の弱点を補うロイコトリエン受容体拮抗薬

喘息にかかわるアレルギー反応を抑えるために，ステロイドは有効な薬剤です．しかし，ロイコトリエン産生にかかわる一部の代謝酵素は，ステロイドによって抑制どころか亢進してしまうと言われています．このことから，ステロイドでは抑制できない経路を介して産生

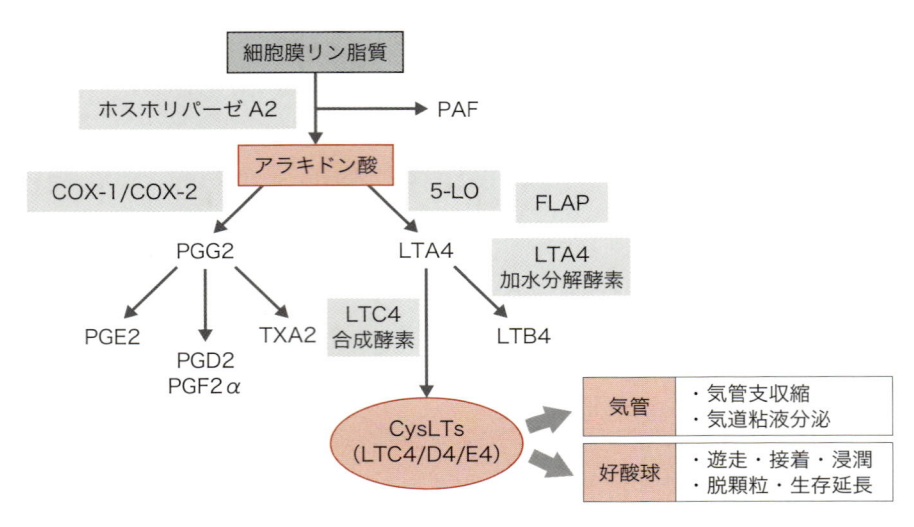

図1● アラキドン酸カスケード

表1● ロイコトリエン受容体拮抗薬の処方例

一般名	商品名	適応 喘息	適応 COPD	内服方法	剤型
モンテルカストナトリウム	シングレア®	●		1回1錠　1日1回（就寝前）	錠剤
	キプレス®	●		1回1錠　1日1回（就寝前）	錠剤
プランルカスト水和物	オノン®	●		1回2カプセル　1日2回（朝・夕）	カプセル

されてしまうCysLTsに対してロイコトリエン受容体拮抗薬を併用して用いることは，ステロイドの弱点を補う喘息治療として期待できます．

3) 実際の処方と注意点

現在日本で使えるロイコトリエン受容体拮抗薬は**モンテルカスト**（シングレア®，キプレス®）と**プランルカスト**（オノン®）の2種類があります．これらの薬剤はアレルギー反応を予防する薬であり，少なくとも数週間〜数カ月単位の内服で病態あるいは症状を緩和する薬です．

モンテルカストとプランルカストの抗アレルギー効果については，これまでの報告から大きな差はありません．この2つの薬剤の違いは**服用回数**です．プランルカストは1回2カプセル1日2回（朝・夕），モンテルカストは1回1錠1日1回（就寝前）内服の薬剤です（**表1**）．モンテルカストの内服法が就寝前となっている理由の1つとして，抗アレルギー薬にみられる眠気の副作用の回避が考えられますが，本剤の眠気の副作用としては1％以下であり，朝あるいは夕食後の内服でも問題はありません．

また，**妊婦**への本剤の投与は注意が必要です．モンテルカストに関しては，米国FDA分類ではカテゴリーBとして位置付けられており，妊娠中に使ってもほぼ安全と考えられる薬として分類されていますが，一般的には吸入ステロイド薬など安全性が確立された薬剤を用いてもコントロールが不良など，有益性が危険性を上回ると考えられる場合のみ使用しています．

4）吸入ステロイド薬のお助け役，ロイコトリエン受容体拮抗薬

　成人喘息において，**吸入ステロイド薬との併用療法**で処方されます．前述の作用機序の通り，ロイコトリエン受容体拮抗薬は吸入ステロイド薬とともに気道の炎症（浮腫）を改善させる働きをもっています．低～中用量の吸入ステロイド薬によって喘息がコントロールされないときに追加される薬剤として推奨されています．

　ただ実臨床において，低～中用量吸入ステロイド薬を用いて喘息のコントロールが今一つ，といったときの次の治療ステップとして，吸入ステロイド薬を増量するか，長時間作用性β_2刺激薬あるいはロイコトリエン受容体拮抗薬を追加するかの選択は悩ましいところです．これを検討した臨床試験（BADGER試験）の報告では，長時間作用性β_2刺激薬の追加は良好な反応例が最も多かったのですが，一方でロイコトリエン受容体拮抗薬の追加，吸入ステロイド薬の増量のいずれの群でも良好な反応を示した症例を認めています[1]．このことから，吸入ステロイド薬単独でコントロールが不良の場合の追加薬として，

> ①吸入ステロイド薬の増量
> ②長時間作用性β_2刺激薬
> ③ロイコトリエン受容体拮抗薬

のいずれもが選択肢となりえます．では，ロイコトリエン受容体拮抗薬を優先的に考えるのはどのような症例でしょうか？

5）ロイコトリエン受容体拮抗薬の併用効果が期待できる症例とは？

●アレルギー性鼻炎合併症例

　"One airway, one disease"と言われるように，上気道と下気道は発生学的にも構造的にも深いつながりのある臓器であり，時に"**鼻を制する者は喘息を制する**"と言っても過言ではありません．日本で行われたSACRA studyによると，鼻炎合併喘息は67.3％存在することが明らかとなりました[2]．実際花粉症シーズンなど鼻炎が増悪すると，喘息が悪化することはしばしば臨床でも経験します．

　また，中用量の吸入ステロイド薬を使用しても喘息が完全にコントロールされない症例のなかで，鼻炎合併例に関してはロイコトリエン受容体拮抗薬の追加投与は吸入ステロイド薬を倍量した場合と同等であるなどの報告からも，**鼻炎合併喘息における吸入ステロイド薬の併用薬**として最も優先度の高い薬剤です．

●喫煙者の喘息

　喘息における喫煙率は約30％と言われていますが，喫煙は喘息増悪などに影響を及ぼすだけでなく吸入ステロイド薬の効果を減弱させてしまいます．喫煙がCysLTs産生を助長させることも示唆されており，**喘息で喫煙がやめられない患者さんには吸入ステロイド薬とロイコトリエン受容体拮抗薬との併用を考慮します**．ただ，やはり**禁煙**が喘息における最優先治療であることには変わりありません．

●非ステロイド性抗炎症薬（NSAIDs）過敏喘息

　NSAIDs過敏喘息は，**AERD**（aspirin-exacerbated respiratory disease）とも呼ばれま

すが，アスピリンをはじめとしたNSAIDs投与を行った際に，強い鼻閉，鼻汁，喘息発作といった気道症状が誘発され，時に生命の危機にさらされる状況になります．病態として，アラキドン酸カスケードにあるシクロオキシゲナーゼ（COX），特にCOX-1の発現減弱によって，その下流の抗炎症性作用をもつプロスタグランジンE2（PGE2）の産生が低下し，一方で炎症性作用の強いCysLTsの過剰産生が起こる，といった**脂質メディエーターの不均衡**が原因と考えられています（図2）．NSAIDs過敏喘息の安定期の治療として吸入ステロイド薬が推奨されていますが，病態からも**ロイコトリエン受容体拮抗薬による長期管理**が有用であると言われています．

●月経随伴性喘息

月経前あるいは月経期間中に，喘息症状の悪化を訴える女性喘息患者は30〜40％と言われています．月経随伴性喘息患者では，月経前期に血中LTC4濃度が有意に増加しており，病態にCysLTsが関与していることがわかっています．しかも，**月経随伴性喘息はステロイドによる効果が得られない場合も少なくない**ことから，ロイコトリエン受容体拮抗薬が症状改善に期待できます．

●肥満者の喘息

肥満者の血中では肥満細胞から産生される**レプチン**の増加を認めていますが，このレプチンはロイコトリエン産生を増強させる働きを持っており，実際に肥満を伴う喘息患者では尿中のロイコトリエンの増加を認めています．ゆえに，肥満者の喘息のなかには，**吸入ステロイド薬への反応は悪い症例もある一方で，ロイコトリエン受容体拮抗薬は有効**と言われています．

●運動誘発性喘息

運動を契機に喘息発作が誘発される運動誘発性喘息では，尿中LTE4値が上昇することから病態にCysLTsが関与していると考えられており，本疾患の**長期管理としてロイコトリエン受容体拮抗薬は有用**であると言われています．特に**小児科領域**で有効です．

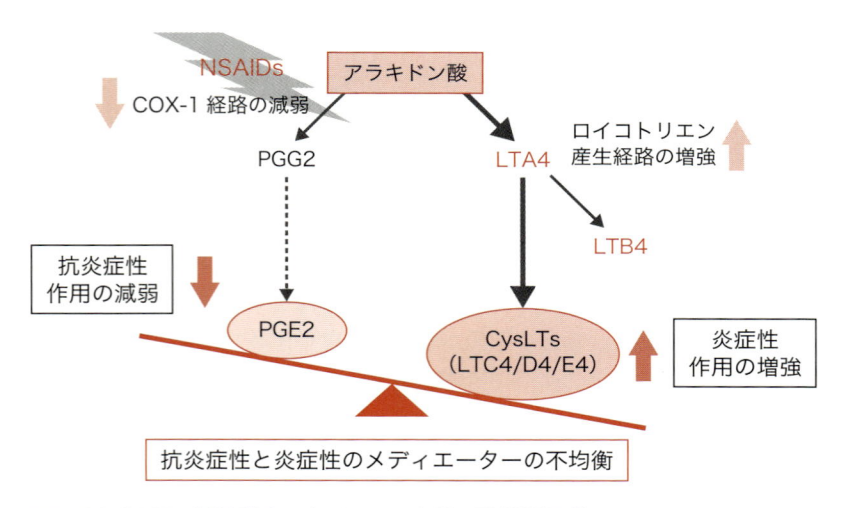

図2● NSAIDs過敏喘息におけるアラキドン酸代謝異常

●リモデリング抑制の可能性

　喘息治療の今後の大きな課題として，気道収縮や気道炎症の反復に伴い生じる**リモデリング**があげられます．現在リモデリングに対する有効な治療法の探索が行われています．一方，近年CysLTsは気道炎症を持続させ，気道リモデリングに関与することが報告されています．リモデリングは細胞の過形成，気道平滑筋の肥厚，上皮化のコラーゲン沈着といった病理における変化を認めるのですが，マウスの慢性喘息モデルにおいてこれらのリモデリング様の変化をロイコトリエン受容体拮抗薬が抑制するという報告があり，**リモデリングの予防効果への可能性**も期待されています．しかし実際には，ヒトの喘息に対する気道リモデリング抑制への効果についてはいまだ明らかではなく，今後の報告が待たれています．

2 テオフィリン 〜新たな効果を踏まえて

　キサンチン誘導体である**テオフィリンは喘息・COPDの治療の両方に使用できる薬剤**です．薬価も安く，気管支拡張薬として世界中で長い間使用されてきました．もっとも，近年気管支拡張作用を有する吸入薬が上市されて以降，今やそのポジションの交代を余儀なくされている感は否めません．

1) 注意しなければいけない中毒域

　テオフィリンの使用に際しての難点は**有効血中濃度**の問題です．テオフィリンの気管支拡張効果を示す有効血中濃度は10〜20μg/mLです．**血中濃度が20μg/mLを超える**とさまざまな**副作用**が出現してきます（表2）．多くの場合，最初に悪心・嘔吐などの**消化器症状**が出現します．その後さらに上昇すると，高度の**頻脈や不整脈，痙攣**が生じます．このような副作用を回避するために，テオフィリンの使用中に消化器症状を認めた場合には，血中濃度の上昇を疑い血中濃度を測定し，迅速に対応することが重要です．

　また，高齢者や血中濃度に影響を与える薬を服用している場合などには，処方に際しては十分な注意が必要です．代表的な注意を要する因子を表3に示します．

2) 新たな作用 〜抗炎症作用

　一方で最近では，テオフィリンの**抗炎症作用**が注目されています．その機序の1つとして，テオフィリンによるヒストン脱アセチル化酵素（HDAC）活性化作用があります．HDACは

表2 ● テオフィリンの副作用

・悪心，嘔吐
・腹痛，下痢
・振戦，不安，頻脈
・血圧低下
・痙攣
・心室性不整脈

表3 ● テオフィリン投与に際して注意を要する因子

慎重投与	薬剤併用注意
・てんかん患者 ・甲状腺機能亢進症 ・急性腎炎の患者 ・うっ血性心不全の患者 ・肝障害のある患者 ・高齢者 ・発熱している小児	**血中濃度を上げる可能性がある薬剤** ・シメチジン ・エリスロマイシンステアリン酸塩 ・クラリスロマイシン ・フルコナゾール ・シクロスポリン **血中濃度を下げる可能性がある薬剤** ・リファンピシン ・フェノバルビタールナトリウム

表4 ● テオフィリン処方例

一般名	商品名		適応 喘息	適応 COPD	内服方法	剤型
テオフィリン徐放薬	ユニフィル® LA錠	200 mg	●	●	1回1錠 1日1回	錠剤
		400 mg				
テオフィリン	テオドール® 錠 200 mg		●	●	1回1錠 1日2回(朝・夕)	錠剤
テオフィリン	テオロング® 錠 100 mg		●	●	1回1錠 1日3回(朝・昼・夕)	錠剤

DNAをヒストンと呼ばれる核内蛋白質に巻きつける作用をもっています。炎症が惹起されると、ヒストンからほどけたDNAに対してNF-κBなどの炎症性転写因子がその責任部位に結合し、さまざまな炎症性サイトカインを産生します。テオフィリンは低濃度でこのHDACを活性化させ、ヒストンからDNAをほどけにくくすることで炎症性サイトカインの産生を抑制し、抗炎症性効果を発揮するということが最近の研究でわかってきました[3]。

また、COPD患者は喫煙により肺胞マクロファージのHDAC2の発現が低下していますが、低濃度テオフィリンによってその発現や活性は亢進すると言われています。実際、COPD患者での低濃度テオフィリンと吸入ステロイド薬の併用は、喀痰中の好中球の減少などの抗炎症効果がそれぞれ単独よりも効果的で、現在低濃度テオフィリンと吸入ステロイド薬の併用臨床効果の検討結果が待たれており、テオフィリンの効果が再び注目されています。

3) 実際の処方

●至適濃度を保つ投与法

これらを踏まえ、副作用をきたさずに濃度依存性の気管支拡張効果および抗炎症作用も期待できる至適濃度として、**テオフィリンの有効血中濃度を5～15μg/mLに保つこと**が最新の「喘息予防・管理ガイドライン2015」で推奨されています。

気管支拡張効果ならびに抗炎症効果をねらった至適濃度にするために、一般的に**徐放性テオフィリン200 mgあるいは400 mgを1日1回の処方**が有効です。また、徐放性製剤は**投与後約8時間後に血中濃度がピーク**となりますが、患者さんが最も症状が強く出る時間帯にピークを置く目的で内服時間を考慮するとよいかもしれません（例えば、夕方～夜にかけて症状が出る場合には朝8時頃に内服するなど）。また、徐放性製剤の他にも通常の2～3回に分服する製剤もあり、血中濃度をみながら調整することも可能です（**表4**）。

●妊産婦への投与

妊娠に際してテオフィリン製剤は催奇形性の報告はなく、妊娠中の喘息コントロール薬として長年使用されてきました。ただし、妊娠後期には血中濃度が上がりやすくなる場合もあり、血中濃度のモニタリングが必要です。また、悪阻の影響などで服用が継続できなくなるケースが吸入薬に比べて多いことも注意すべき点です。さらにテオフィリンは乳汁中に分泌され、乳児はテオフィリンの分解速度が遅いので、授乳中の投与にも注意が必要です。

表5 ● 去痰薬とその特性からみた使い分け

分類	代表的な薬	特性
A. 気道分泌促進薬	ビソルボン®	喀痰をサラサラにして喀出させる．痰の切れが悪い患者に効果的
B. 粘膜潤滑薬	ムコソルバン®	喀痰排出を潤滑にする．痰の切れが悪い患者に効果的
C. 粘液修復薬	ムコダイン®	喀痰の量の多い患者に効果的．COPDの急性増悪予防のエビデンスあり
D. 粘液溶解薬	ムコフィリン®	固い喀痰の粘稠度を下げる．急性期の喀出が悪いときに吸入も可能

	一般名	商品名	適応 喘息	適応 COPD	内服方法	剤型
A	ブロムヘキシン塩酸塩	ビソルボン®	—	※1	1回1錠　1日3回（朝・昼・夕）	錠剤
		ビソルボン®吸入液0.2%	—	※1	1回2 mL　1日3回　ネブライザー吸入	吸入
B	アンブロキソール塩酸塩	ムコソルバン®	●	※1	1回1錠　1日3回（朝・昼・夕）	錠剤
	アンブロキソール塩酸塩徐放剤	ムコソルバン®L	●	※1	1回1カプセル　1日1回	カプセル
C	L-カルボシステイン	ムコダイン®500 mg	●	※1	1回1錠　1日3回（朝・昼・夕）	錠剤
	フドステイン	スペリア®	●	●	1回2錠　1日3回（朝・昼・夕）	錠剤
D	アセチルステイン	ムコフィリン®吸入液20%	●	●	1回1/2〜2包　ネブライザー吸入（※2）	吸入
	L-エチルシステイン塩酸塩	チスタニン®	—	※1	1回1錠　1日3回（朝・昼・夕）	錠剤
	L-メチルシステイン塩酸塩	ペクタイト®	●	※1	1回1錠　1日3回（朝・昼・夕）	錠剤

※1：急性・慢性気管支炎には適応あり
※2：年齢・症状により使用量や使用回数を適宜増減します

❸ 去痰薬　〜上手に使って症状コントロール

　喘息とCOPDはともに慢性的に**粘液分泌**が亢進する疾患です．これらの疾患において，痰がうまく排出されず咳嗽や呼吸困難が生じたり，痰の蓄積によって気道内感染の悪化の一因になったりすることがあります．排出困難な痰には量の少ないものから多いもの，低い粘稠度から高いものが存在し，これら痰の性状によって去痰薬を選択する必要があります．

1）去痰薬の種類とそれぞれの特徴

　現在よく用いられる去痰薬には，大きく分けて，**気道分泌促進薬，粘膜潤滑薬，粘液修復薬，粘液溶解薬**の4種類があります（表5）．

●気道分泌促進薬

　気道上皮細胞から分泌された痰や気道に吸入された異物は，気道線毛輸送機能によって排出，除去され気道を防御します．気道分泌促進薬は線毛運動を亢進させ，さらに気道分泌を促進させ，さらに線毛運動を亢進させる働きをもちます．いわゆる痰を"**サラサラにして排出する**"作用をもち，**痰の切れが悪い患者さん**に効果があると言われていますが，逆に痰が増加してしまうことがあり注意が必要です．また，この薬剤は多くの場合吸入薬として，特

に気管支拡張薬とともに用いることがあります．内服薬ならびに吸入薬についての処方例を**表5-A**に示します．

●粘膜潤滑薬

　粘膜潤滑薬は肺サーファクタントの産生を促進させ，**気道壁を潤滑にして排痰を容易にする作用**があります．これらの薬は1日3回内服するものと1日1回の徐放薬があります．1日3回処方では昼の分を飲み忘れてしまう患者さんも多く，徐放薬がアドヒアランス向上の意味でも有効なことがあります．処方例を**表5-B**に示します．

●粘液修復薬

　粘液修復薬は粘膜構成成分の調整を行い，**粘液の過剰産生を抑え，気道分泌機能を修復**し正常に近づける作用があると言われています．**痰の量が多いとの訴えのある患者さん**に有用です．また，このカルボシステインはCOPDの急性増悪の頻度を減少させたとの報告[4]があり，増悪抑制の要因として去痰作用のみならず，ウイルス感染抑制，抗酸化作用など他の作用の存在が示唆されています．処方例を**表5-C**に示します．

●粘液溶解薬

　粘液溶解薬は**喀痰の粘稠度を低下**させ，排痰を容易にさせます．これは喀痰のムコ蛋白のS-S結合や蛋白そのものを分解する，あるいは多糖類を分解するなどの働きがあります．すなわち，**"硬くなった痰"をバラバラに分解してサラサラ状態**にする働きをします．ムコフィリン®は吸入薬でも使用できるので喀出しにくい痰の際にはネブライザーで使用すると効果が得られる場合もあります．また粘液溶解薬は喀痰量を増加させる傾向があり，喀痰量がきわめて多い患者さんや，呼吸筋の筋力が低下し自分で排痰が困難な患者さんではかえって喀出困難となるため注意して使用する必要があります．処方例を**表5-D**に示します．

2）去痰薬を使用するにあたって

　一方で当然のことですが，増悪時には去痰薬のみならず，喘息・COPDともにステロイドを中心とする**抗炎症薬**，**気管支拡張薬**（β_2刺激薬，抗コリン薬，テオフィリン薬），必要に応じて**抗菌薬**の併用が必要となります．

　COPD患者さんにおいて，去痰薬には呼吸機能，呼吸困難およびQOLに対する改善効果はないという報告は多いのですが，喀痰量の多いCOPD患者さんでは，少ない患者さんに比べて肺機能の経年的な低下率が大きいため，去痰薬がCOPDの増悪頻度と増悪の罹病期間を軽度ではあるが有意に減少させる，などとも言われており，去痰薬を上手に使うことは治療の上乗せ効果が期待できるかもしれません．また去痰薬をはじめる一方で，**室内の加湿**を行うなどの**環境の調整**，さらに**体位ドレナージやスクイージング**などの**理学療法**を加えて排痰を促すことも大切です．

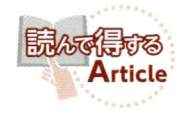

読んで得するArticle

1）Lemanske RF Jr, et al：Step-up therapy for children with uncontrolled asthma receiving inhaled corticosteroids. N Engl J Med, 362：975-985, 2010

　↳ BADGER試験（The Best Add-on Therapy Giving Effective Responses）の詳細．吸入ステロイド薬でコントロールされない喘息患者に吸入ステロイド薬増量，ロイコトリエン受容体拮抗薬追加，長時間作用性β_2刺激薬の治療を行い，どの治療に最もよく反応するかを評価したクロスオーバー試験．

2) Ohta K, et al：Prevalence and impact of rhinitis in asthma. SACRA, a cross-sectional nation-wide study in Japan. Allergy, 66：1287-1295, 2011
   ↳ 日本人喘息患者における鼻炎合併率を示し，鼻炎合併患者のスクリーニングの重要性を示した臨床試験．

3) Barnes PJ, et al：Histone acetylation and deacetylation：importance in inflammatory lung diseases. Eur Respir J, 25：552-563, 2005
   ↳ ヒストン脱アセチル化酵素（HDAC）の働きについてとその喘息病態ならびにステロイド，テオフィリン製剤とのかかわりについて書かれた総説．図解もあり理解の一助になります．

4) Zheng JP, et al：Effect of carbocisteine on acute exacerbation of chronic obstructive pulmonary disease（PEACE Study）：a randomized placebo-controlled study. Lancet, 371：2013-2018, 2008
   ↳ 粘液溶解薬であるカルボシステインが，COPDの増悪の予防に有効なことが中国で実施された臨床試験で明らかとなりました．また同剤によるQOLの改善効果も確認されています．

休憩室

Column

アレルギーは食べ物から治す!?
～抗炎症性脂質メディエーター

　現在アレルギー疾患は増加の一途をたどっています．その主な理由として，花粉・ハウスダスト・室内ペットなどによる**アレルゲンの増加**や，大気汚染のもたらす**有害な微粒子物質**（PM2.5）による環境悪化など，アレルギーを引き起こし増悪させる原因が増えているためです．

　一方，食の欧米化などにみる**食生活の変化**もその一因と言われています．かつて日本人は魚や野菜，穀物を中心とした生活を送ってきましたが，戦後欧米の食文化が入ってきて肉や乳製品など動物性食品を摂取する機会が増えてきました．

　青魚には多価不飽和脂肪酸，特に**オメガ3脂肪酸**である**エイコサペンタエン酸（EPA）**や**ドコサヘキサエン酸（DHA）**が多く含まれます．このオメガ3脂肪酸は体内ではつくられず，食事からの摂取が必要な脂肪酸です．EPAやDHAは，血中の中性脂肪低下など脂質代謝異常改善の作用をもつ他に，アレルギーに対しても効果があると言われています．その作用機序として，これまでは骨格の似ている同じ多価不飽和脂肪酸であるアラキドン酸と競合して，その代謝産物であるロイコトリエンなどの炎症を起こす脂質メディエーターの産生を抑制すると言われてきました．

　しかし，近年ハーバード大学のCharles Serhan教授らは，このEPAやDHAが生体内で強力な抗炎症性作用をもち，さらに炎症の慢性化を防ぎ正常な状態に戻す（炎症を収束させる）働きをもつ脂質メディエーター，すなわち**抗炎症性脂質メディエーター**に代謝されることをつきとめました．その代表的な分子にEPA由来のレゾルビンE1やDHA由来のプロテクチンD1などがあり，最近ではこれらを総称して**SPMs**（specialized pro-resolving mediators）などと呼ばれることもあります．実際に，喘息や食物アレルギーマウスモデルにおいてその有効性が示されています．

　このように，魚に多く含まれる物質がアレルギー疾患に対して有用であることが分子レベルでも明らかにされつつあり，今後魚の摂取の大切さが改めて注目されるかもしれません．ただし，オメガ3脂肪酸は**熱に弱く**，加熱すると酸化してしまうため，その効果を得るには"**お刺身**"がよいかもしれません．

〈福永興壱〉

第4章 患者さんに喜ばれる外来診療

1. 吸入薬の使い分けの本音① 〜喘息で使用する吸入薬

大道光秀

ここがポイント！

- 吸入薬は吸入デバイスの違いで使い分け，うまく吸入できるかどうかが重要
- DPIでは思い切り息を吸い込んで止める必要があり，大きく吸えない方は無理
- pMDIは噴霧と吸入のタイミングを合わせる必要があり，同調させないと上手に吸えない
- pMDIやネブライザーを用いた吸入は吸気力が少ない小児や高齢者などで有用

1 吸入薬の使い分けの原則

　喘息治療の長期管理薬である吸入薬のデバイスはドライパウダー定量吸入器（dry powder inhaler：DPI）と加圧式定量吸入器（pressurized metered-dose inhaler：pMDI），ソフトミスト吸入器（soft mist inhaler：SMI），ネブライザーを用いた吸入があり，患者さんの年齢，生活習慣，性格，吸入手技の上手い・下手に合わせて使い分けします．

　患者さんの好みもありますが，患者さんの好みは多様で，好みに応じて使い分けが必要となってきます．例えばフルタイド®やアドエア®は粉っぽくて嫌だという患者さんもいれば，吸った感覚があってよいという方もいます．逆にパルミコート®やシムビコート®は粉っぽくなくてよいという患者さんもいれば，吸った感覚がなく不安であるという方もいます．また，キュバール™ではアルコール臭さが嫌だと言われることもあります．

　一般的に，**若年者ではDPIでもpMDIでもどちらでも構いませんが，吸気力が少ない高齢者などではpMDI**が適しており，小児や高齢者でどちらもうまく吸入できない場合，コンプレッサーを用いた**ネブライザーによるパルミコート®吸入液**を選択します．実臨床では患者さんの生活に合わせて，長期に使用が可能な吸入デバイスを選ぶべきです．

2 吸入薬の歴史的背景（図1）

1) 吸入ステロイド薬（ICS）

　本邦での吸入ステロイド薬（inhaled corticosteroid：ICS）の歴史について述べると，1978年にベコタイド®，アルデシン®が発売された当初はpMDIしかありませんでした．しかし，これらの薬剤は，ステロイドの力価も低く，1吸入あたりのステロイド量も少ないためその

```
                    1978        2000              2010  2014
────────────────────┼───────────┼─────────────────┼─────┼────→

■ DPI
□ pMDI
○ 吸入液
● SMI
                                                  ┌──────┐ ●2014.11 スピリーバ®
                                                  │ LAMA │   レスピマット®
                                                  └──────┘

                                                    ■2013.12 レルベア®
                                                    □2013.11 フルティフォーム®
                                ┌────────────────┐  ■2010.1 シムビコート®
                                │ ICS/LABA 配合剤 │  □2009.4 アドエア® エアゾール
                                └────────────────┘  ■2007.6 アドエア® ディスカス®

                                        ┌──────┐  ■2004.6 セレベント® ディスカス®
                                        │ LABA │  ■2002.6 セレベント® ロタディスク®
                                        └──────┘

                                                   ■2009.9 アズマネックス®
                                                   □2007.6 オルベスコ®
                                                   ○2006.9 パルミコート® 吸入液
                                                   □2003.3 フルタイド® エアゾール
                      ┌──────────────────┐         □2002.8 キュバール™
                      │ 吸入ステロイド薬  │         ■2002.1 パルミコート®
                      │      [ICS]       │         ■2002.1 フルタイド® ディスカス®
                      └──────────────────┘  ■1998.11 フルタイド® ロタディスク®
                                         □1978.6 アルデシン®，ベコタイド®
```

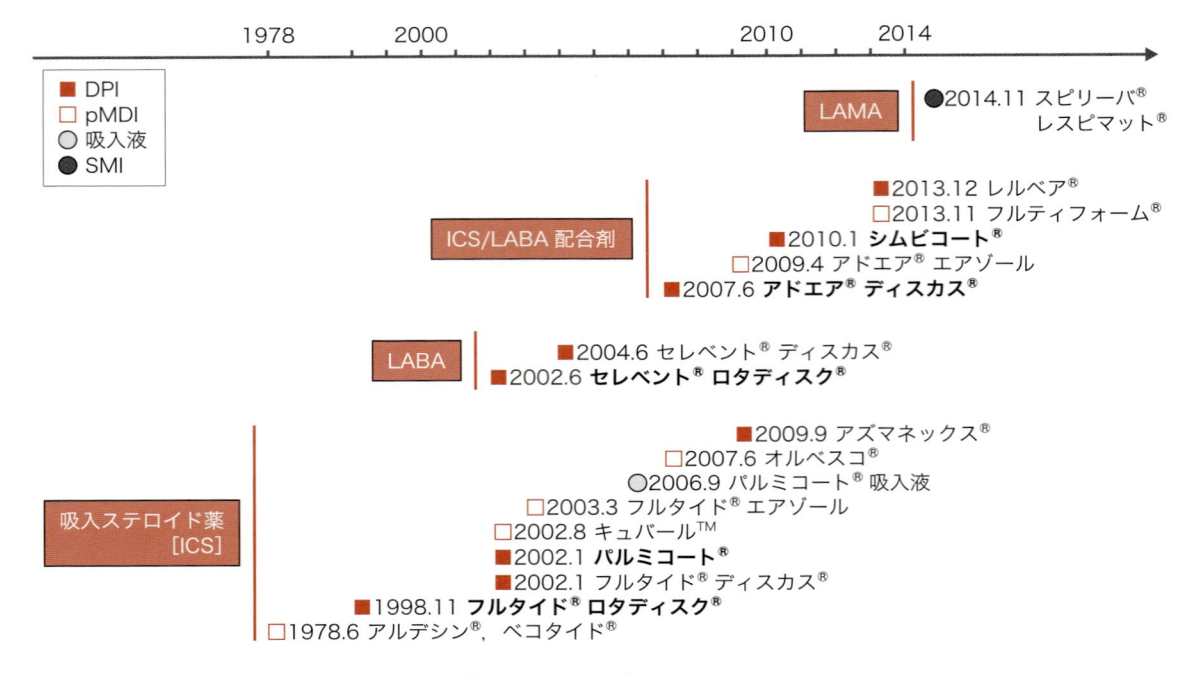

図1●日本における喘息長期管理薬「吸入薬」の歴史（日本）
出典：各製品添付文書

効果が不十分であり，ステロイド薬に対する偏見もあり，あまり普及しませんでした．

その後1998年にDPIである**フルタイド® ロタディスク®**が発売されましたが，非常に効果が高く，今まで喘息発作のため頻回に救急受診や入退院をくり返していた喘息患者さんの発作が激減し，喘息死も減少しました．筆者もこの薬剤の治験の1つである長期試験を行いましたが，患者さんから大変喜ばれた思い出があります．その後2002年に，同じくDPIであり効果の高い**パルミコート®**が上市され，同年にフルタイド® ロタディスクと成分が同じで，1つのデバイスに60回分が含まれたフルタイド® ディスカス®も発売され，喘息長期管理薬であるICSは本邦ではDPIが主体となりました．なお，日本以外ではpMDIが主流です．

2）長時間作用性β₂刺激薬（LABA）

その後，高用量のICSでも喘息症状のコントロールが難しい患者さんに，追加薬としてロイコトリエン受容体拮抗薬や長時間作用性β₂刺激薬（long acting β₂ agonist：LABA）の吸入薬が開発されてきましたが，肺機能の改善においてLABAの併用が優れていることが確認されています．2002年にLABAである**セレベント® ロタディスク®**が，2004年には同じ薬で1つのデバイスに60回分が含まれたセレベント® ディスカス®が上市されました．

3) ICS/LABA 配合剤

そして，ICSとLABAを別々に吸入するより，同時に吸入したほうが効果が高い[1]ことから，2007年に両者の配合剤で，DPIである**アドエア® ディスカス®**が上市され，2010年には同じく両者の配合剤である**シムビコート®**も上市されました．その後は，DPIの配合剤であるアドエア® ディスカス®とシムビコート®が本邦での喘息吸入薬の市場をほぼ二分しています．

アドエア®ディスカス®は吸入デバイスの使い方がシンプルであり，残量の回数が明確にわかることが長所で，配合剤として最初に上市され，販売メーカーの強力なプロモーションもあって，今まで本邦では主流となっており，実地医家において頻用されていました．

一方，シムビコート®は定期で朝夕吸入し，発作時に追加吸入するSMART療法（symbicort maintenance and reliever therapy）が保険で認められ，これにより軽い増悪時に追加投与することにより重症の増悪頻度が減少することが報告され[2,3]，1剤で定期吸入と頓用使用のどちらにでも使用でき，かつ有効です．

その間，種々のICS単剤が発売されましたが，細かな特徴があり❸で後述します．pMDIでの配合剤は，2009年にアドエア®エアゾールが上市され，以前のpMDIと異なり残量の回数がわかること，嗄声がDPIに比べて少ないことが長所ですが，吸入時の同調が必要で，またスペーサーを使用したほうが効果的でした．2006年に上市されたパルミコート®吸入液はDPIやpMDIの吸入が全く不可能な小児や高齢者に有用です．

2013年に上市されたフルティフォーム®は，噴霧速度が他のpMDIに比べゆっくりなので，吸気時の厳密な同調がいらず，またスペーサーを使用してもしなくても効果，副作用には影響がなく，残量の回数もみやすく使いやすいpMDIです．同年上市された配合剤で，DPIのレルベア®は1日1回の吸入で24時間効果が持続し，デバイスも簡単で今後，アドヒアランスの向上につながると思います．

4）長時間作用性抗コリン薬（LAMA）

配合剤でも効果不十分な患者さんに，2014年スピリーバ®レスピマット®の追加投与が保険適用されましたが，筆者が使用した経験ではかなり効果的です．

❸ その他のICS

pMDIではキュバール™，フルタイド®エアゾール，オルベスコ®があげられます．

キュバール™は粒子径が小さく，末梢まで薬剤が到達しやすく，末梢気道の障害のため喘息発作はないものの運動時の息切れを訴える喘息患者さんに有効です．

オルベスコ®は一番嗄声の少ないICSです．ICSの副作用で口腔内カンジダ症や嗄声がありますが，口腔内カンジダ症は吸入手技の徹底指導とうがいの励行で改善する場合があります．あらゆる工夫をしてもどうしても嗄声が続く患者さんにはオルベスコ®が有用です．ただし，その分ICSとしての効果は少なく，喘息発作で来院した初診の患者さんに最初から使うのは好ましくありません．他剤で良好なコントロールを得られるものの嗄声のためICSを継続できない患者さんに，嗄声を改善する目的で他剤から切り替えるのが有用です．

フルタイド®エアゾールはDPIに比べれば嗄声が少なく，オルベスコ®より効果は高いですが，嗄声の頻度も高いです．

DPIでICS単剤であるアズマネックス®はICSの効果が高く，デバイスがフタをとると吸入準備が済み，また60回使用後フタが外せなくなるのが特徴です．そのため，パルミコート®を使用している患者さんでよくみられる，乾燥剤のためカサカサ音がなっているのをまだ薬が入っていると勘違いし，薬がなくなっても吸入を続けてしまっている患者さんなどに有用です．

4 頻用されている薬剤の長所，欠点

1) アドエア®ディスカス®

- **長所**：**吸入指導が簡単**で高い効果があります．また**残量の回数が明確にわかる**ことが長所です．筆者は吸入薬を処方後，次の受診時に吸入薬を持ってきてもらって目の前で実際に吸入してもらっていますが，吸気が弱いこと以外では大きな吸入手技のミスはありません．
- **欠点**：粉っぽく，固定用量であり，発作時はSABAの頓用が必要です．大きく吸えない患者さんでは無理なので，pMDIへ変更を考慮します．

2) シムビコート®

- **長所**：粉っぽくなく，効果が高く，**SMART療法が保険で認められている**ので，1剤で**定期薬と頓用の両方**に使用できます．
- **短所**：吸気抵抗が高いため，強く，大きく吸入する必要があります．吸入手技が複雑です．また**薬価が高く患者負担が大きい**ため，朝夕各2吸入で，ある程度症状がコントロールできるようになってから，朝夕各1吸入＋追加投与のSMART療法に移行するのが望ましいです．また**吸入手技の間違いが一番多く**，回転グリップの操作では，パルミコート®の場合，初回時のみ右にクルッ，左にカチッと戻すを2回行った後，1回クル，カチッと回転させてから吸入しますが，シムビコート®では初回時のみグリップを**2回転半**（つまり**カチッと回転した後，右にクルッ，左にカチッとを2回**）回転させた後に，1回クル，カチッと回転させ吸入します（図2）．多くの患者さんが，吸入前のグリップの回転を右にクルッ，左にカチッ，吸入，とせずに，左にカチッ，右にクルッ，吸入としている間違いが多いです．またグリップの回転時に垂直に立てていないなど，シムビコート®の吸入指導が一番やっかいです．薬剤自体は非常に優れていますが，吸入手技の違いにより効果が変動し，理解力のない患者さんや一見理解力はありそうでも，自分勝手な思い込みが強く，素直に吸入手技を学ぼうとしない患者さんではリスクがあります．他院で治療してもよくならずに当院へ来る患者さんの多くは吸入手技の間違いによるものでした．

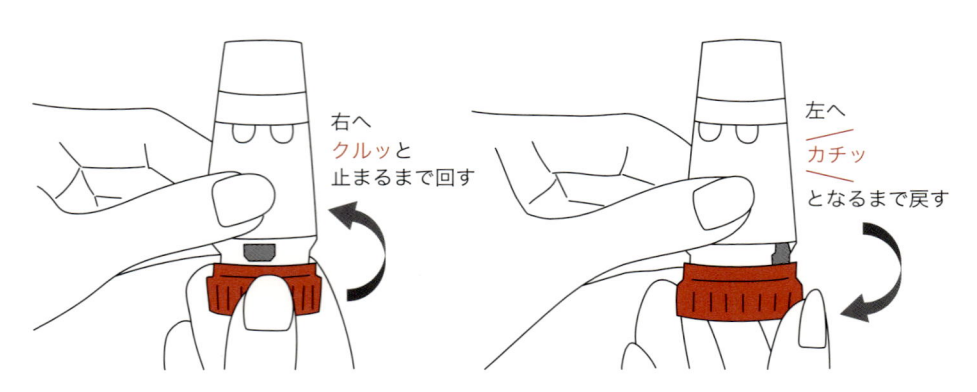

図2● シムビコート®の回転グリップの操作
アストラゼネカ社　社内資料を参考に作成

3）フルティフォーム®

- ●長所：噴霧速度がゆっくりなので，**吸気時の厳密な同調がいりません**．スペーサーも不要で**残量の回数もみやすい**です．**吸入手技が簡単**で，吸入手技の間違いが非常に少ないです．
- ●短所：ごく最近の薬剤なので認知度が低く，エビデンスが少ないです．

4）レルベア®

- ●長所：**1日1回**の吸入で24時間効果が持続し，**デバイスも簡単**で，今後アドヒアランスの向上につながると思います．
- ●短所：個人的には，含まれているICS，LABAの基礎的な効果に比べて臨床効果は大きくないようです．1日1回の吸入でよいのですが，**急性発作で来院された患者さんでは立ち上がりが弱い印象**です．アドエア®250朝夕各1吸入で安定した患者さんにレルベア®1日1回への切り替えは効果的ですが，発作で来院した初診時の患者さんに初めから使用するのはまだためらいがあります．

5 実際の使い分け

初診時で，気管支喘息発作のため受診した患者さん（最近では咳を主症状とする患者さんが多い）では，早めに症状を改善させ，咳の症状は風邪が長引いているのではなく，気管支喘息であることを理解してもらうためにも，**初めから配合剤の吸入を処方**し効果を実感してもらいます．

1）吸入指導が難しい場合の処方

とりあえず，気管支喘息患者さんの治療を行う必要があるけれども，**吸入指導に自信がない非専門医や身近に吸入指導ができる調剤薬局がない場合**は，DPIが適した患者さんなら重症度に合わせてアドエア®ディスカス®250～500を朝夕各1吸入で処方し，pMDIが適した患者さんならフルティフォーム®125を朝夕各2～4吸入を処方するのが無難でしょう．アドエア®ディスカスでコントロール良好となったら500→250→100に減量するか，1日の回数を減らすことを要望する患者さんではレルベア®100朝1吸入に変更します．フルティフォーム®でコントロール良好となったら回数を減量し，フルティフォーム®125で朝夕各1吸入になったら，125→50へ減量します．

2）吸入指導に問題がない場合の処方

それに比べて，**吸入指導ができる調剤薬局が身近にあり，患者さんの理解力もありそうで，経済的にも問題ない**ような場合，中等症の患者さんでは，シムビコート®を定期で朝夕各2吸入し，可能ならば発作時に追加吸入するSMART療法を説明します．その後，朝夕各2吸入で持続し，追加吸入の必要がなくなれば，定期吸入を朝夕各1吸入へ減量します．また初めから軽症であればシムビコート®を定期で朝夕各1吸入し，発作時に追加吸入することとすれば経済的な負担も軽減できます．その後も落ち着いているようならシムビコート®をパルミコート®朝夕各2吸入～各1吸入へ減量していきます．

≪初診時の処方例≫
1) 理解力にやや不安のある患者さんや高齢者，また吸入指導に自信がない場合
  A． DPIが適した患者さん
   ・軽症～中等症：アドエア®250 朝夕各1吸入
   ・重症例または喘鳴は少ないが咳発作のひどい患者さん：アドエア®500 朝夕各1吸入
  B． pMDIが適した患者さん
   ・軽症～中等症：フルティフォーム®125 朝夕各2吸入
   ・重症例または喘鳴は少ないが咳発作のひどい患者さん：フルティフォーム®125 朝夕各4吸入

2) 理解力もありそうで，経済的にも問題ないような患者さん
   ・軽症～中等症：シムビコート®朝夕各2吸入，発作増悪時にシムビコート®追加投与
     →症状改善し追加投与が不要になってきたらシムビコート®朝夕各1吸入＋追加投与へ減量
   ・重症または喘鳴は少ないが咳発作のひどい患者さん：シムビコート®朝夕各4吸入

3) 喘息発作はないが運動時の息切れを訴える喘息患者さん
   ・キュバール™100 朝夕各2吸入

4) 軽症～中等症で落ち着いている患者さん
   ・レルベア®100 朝1吸入，重症例では200 朝1吸入
     または
   ・アズマネックス®100～200 朝夕各1吸入

5) 妊娠中の患者さん
   ・軽症：パルミコート®朝夕各1吸入
   ・中等症：パルミコート®朝夕各2吸入
   ・重症例または喘鳴は少ないが咳発作のひどい患者さん：パルミコート®朝夕各4吸入

6) 軽症でいろんなICSによっても嗄声が改善しない患者さん
   ・オルベスコ®100～200 朝1吸入

7) DPIやpMDIが全く不可能な小児や高齢者
   ・パルミコート®吸入液：ネブライザーを使用して1回0.25～0.5 mLを1日2回吸入

8) 配合剤，ロイコトリエン受容体拮抗薬投与でも改善が不十分な患者さん
   ・スピリーバ®レスピマット®朝2吸入

読んで得する Article

1) Nelson HS, et al：Enhanced synergy between fluticasone propionate and salmeterol inhaled from a single inhaler versus separate inhalers. J Allergy Clin Immunol, 112：29-36, 2003
   - ICSであるフルタイド®とLABAであるセレベント®を別々のデバイスで個別に吸入するより，1つのデバイスで同時に吸入したほうが臨床効果，PEFとも改善効果が高く，配合による相乗効果が示されました．

2) Rabe KF, et al：Effect of budesonide in combination with formeterol for reliever therapy in asthma exacerbations：a randomized controlled, double-blind study. Lancet, 368：744-753, 2006
   - シムビコート®定期吸入に加え，発作増悪時にシムビコート®追加投与した群では，重症の喘息発作出現までの期間をSABAやLABAの単独使用患者群に比べ有意に延長させました．

3) Vogelmeier C, et al：Budesonide/formoterol maintenance and reliever therapy：an effective asthma treatment option? Eur Respir J, 26：819-828, 2005
   - シムビコート®SMART療法群とアドエア®固定用量＋発作時サルブタモール頓用吸入群において喘息悪化の回数を1年間観察したCOSMOS試験において，SMART療法群は喘息悪化の累積発現頻度を有意に減少させています．

第4章 患者さんに喜ばれる外来診療

2. 吸入薬の使い分けの本音② 〜COPD治療の基本は気管支拡張薬！

金子教宏

ここがポイント！

- COPD治療の原則は気管支拡張薬（LAMA，LABA，LAMA/LABA）＋αである．単剤，合剤の使用時期を含めた検討が必要
- 気管支拡張薬＋αの"α"はどのような症例に対してどのような薬物が適切なのかを検討する必要がある
- 臨床では薬剤としての特性だけでなく，吸入機器の理解や吸入指導なども考慮して薬剤を選択することが重要である

1 はじめに

　COPDの病態の中心は**肺胞破壊**と**気道炎症**です．それに伴い，閉塞性換気障害が出現します．そして，COPD患者の症状の中心である労作時の息切れは閉塞性換気障害による過膨張という肺が膨らんでしまうことが問題です（動的過膨張と言います）（**図1**）．

　COPD治療の気管支拡張薬と言えば，長時間作動性抗コリン薬（LAMA）と長時間作動性β_2刺激薬（LABA）になります．すなわち，COPD治療は，

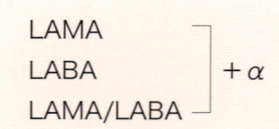

$$\left.\begin{array}{l}\text{LAMA}\\\text{LABA}\\\text{LAMA/LABA}\end{array}\right\}+\alpha$$

ということになります．

　気管支拡張薬の使い方に関しては後述するとして，＋α，特に吸入ステロイド薬（ICS）に関して筆者の考えを述べたいと思います．

2 COPDとACOS

　まず，COPDとACOSの病態と治療方針について理解しなければいけません．しかし，この問題は現在混沌としており正解がない状況です．**序章**にて詳細な記載があるので，ここでは筆者の考えを中心に述べたいと思います．2015年に発表されたGOLDとGINAによる合

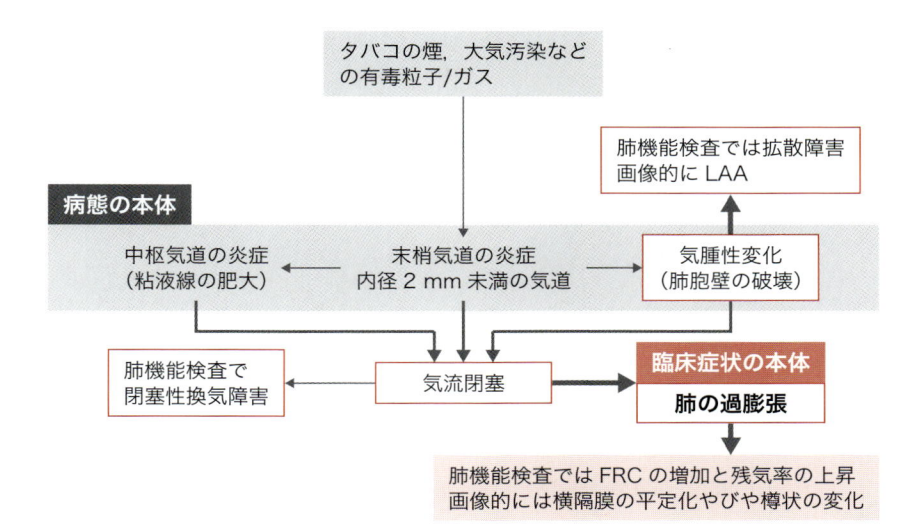

図1● COPDの病態と画像診断・肺機能検査との関係

同ドキュメント[1]では症候的なアプローチにより，「**喘息らしい**」，「**COPDらしい**」，「**喘息らしさとCOPDらしさが同等のオーバーラップ**」という分け方をして，オーバーラップした群を**ACOS**としています．具体的には，症状出現年齢・喫煙歴・症状の変動性の有無・呼吸機能検査・アレルギー疾患の既往歴などから判断しています．

なぜ，近年ACOSが注目されているのでしょうか．喘息患者が喫煙をすると呼吸機能の低下が早く，ICSの効果が減弱すると言われています．一方，COPDのなかに増悪を起こしやすく，QOLが低く，肺機能の低下速度が速く，死亡率が高い一群があり，ICSで増悪頻度が減少するという報告があります[2]．このようにACOSはいまだ明確な判断基準はなく，同一病態を示す疾患と考えたほうがよいかもしれません．

以下は筆者の私見ですが参考になると思います．

喘息から考えると，**喘息患者が喫煙をしている場合**は，ACOSの要素を持っていると考えていいのではないでしょうか．実際，重症喘息にLAMAであるスピリーバ®レスピマット®が有効であるというデータもあり，それを示唆していると考えます[3]．また，COPDから考えると，**小児喘息や花粉症などのアレルギー疾患を有し，喘息のような喘鳴を伴う患者さん**はACOSの要素があると考えてICSの追加を考慮してもよいと思います（喀痰中の好酸球や呼気NO測定が有効かもしれません）．筆者の経験からCOPDの約25％がACOSに相当すると考えています．筆者が考えるCOPDとACOSの関連を示します（**図2**）．現在のエビデンスでは，重症で増悪をくり返すような高リスク群に対してはICSを追加するということです．ICSの使用は急性増悪を減少させるという報告もありますが，一方，肺炎の発症のリスクを高くすると言われています．さらに，最近，ICSを使用している患者さんがICSを減量・中止しても臨床的には問題ないという報告もあり[4]，適切なICSの使用が望まれます．

すなわち，ACOSはCOPDと喘息の病態を併せ持つ症候群であり，ICSの有効なCOPD患者も存在すれば，逆にLAMAが有効な気管支喘息患者も存在します．

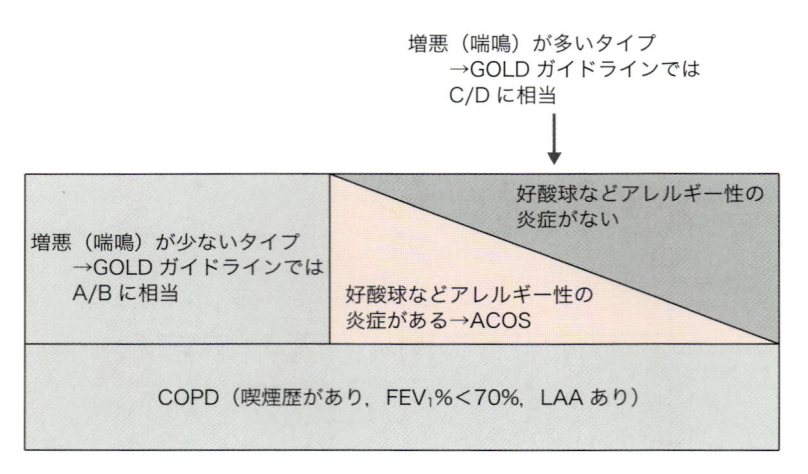

図2 ● COPDとACOSの病態からみた関係（私見）

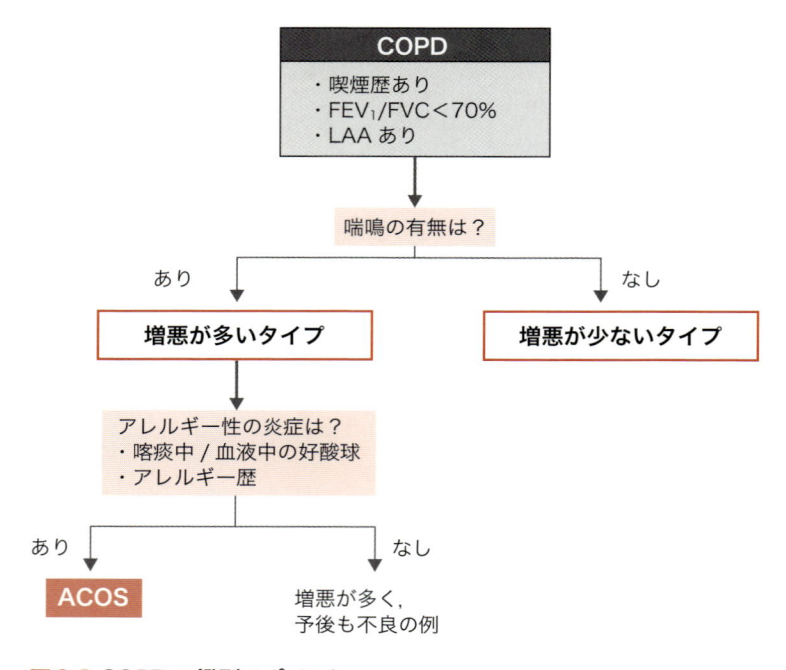

図3 ● COPDの鑑別のポイント

1）筆者の初診時の診方（図3）

　　喘息・COPD・ACOS（喘息とCOPDの要素がいずれの場合も存在）ともに初診時の主訴は咳・痰・息切れ・喘鳴などです．そのような患者さんが来たときの自分の実際の診察手順をお話しいたします．

　　まず，重要なのは**問診**です．特に**喫煙歴**と**症状の出現時期**です．40歳以下で喘鳴が存在するのであれば，喘息の可能性が高いと考えます．喫煙歴がなければCOPDは考えにくいです．その他，小児喘息の既往の有無，アレルギー性鼻炎などアレルギー疾患の有無，息切れは発作性なのか労作時なのか，咳や症状に日内変動があるか，などを確認します．その後，気管

表1 ● COPD・ACOSの慢性期に使用可能な吸入薬

	一般名	商品名　吸入機器	吸入形態
長時間作動性抗コリン薬（LAMA）	チオトロピウム臭化物水和物	スピリーバ® ハンディヘラー®	DPI
		スピリーバ® レスピマット®	SMI
	グリコピロニウム臭化物	シーブリ® ブリーズヘラー®	DPI
	アクリジニウム臭化物	エクリラ® ジェヌエア®	DPI
	ウメクリジニウム臭化物	エンクラッセ® エリプタ®	DPI
長時間作動性β₂刺激薬（LABA）	サルメテロールキシナホ酸塩	セレベント® ディスカス®	DPI
	インダカテロールマレイン酸塩	オンブレス® ブリーズヘラー®	DPI
	ホルモテロールフマル酸塩水和物	オーキシス® タービュヘイラー®	DPI
長時間作動性抗コリン薬／長時間作動性β₂刺激薬の合剤	グリコピロニウム臭化物／インダカテロールマレイン酸塩	ウルティブロ® ブリーズヘラー®	DPI
	ウメクリジニウム臭化物／ビランテロールトリフェニル酢酸塩	アノーロ® エリプタ®	DPI
	チオトロピウム臭化物水和物／オルダテロール塩酸塩	スピオルト® レスピマット®	SMI
長時間作動性β₂刺激薬／吸入ステロイド薬の合剤	サルメテロールキシナホ酸塩／フルチカゾンプロピオン酸エステル	アドエア® ディスカス®	DPI
	サルメテロールキシナホ酸塩／フルチカゾンプロピオン酸エステル	アドエア® エアゾール	pMDI
	ブデソニド／ホルモテロールフマル酸塩水和物	シムビコート® タービュヘイラー®	DPI

＊：日本では吸入薬以外にホクナリン® テープ（ツロブテロール）貼付薬がCOPDで保険診療が可能

支拡張薬の吸入前後で呼吸機能検査を行い，X線・CTなどの画像診断を行います．画像診断は，COPDやACOSという問題だけでなく，鑑別診断や肺癌や間質性肺炎の合併などの検索にも有用です．また，気道炎症の状況を確認するために喀痰中の好酸球や呼気一酸化窒素（FeNO）などを測定します．

以上の検査をし，COPD・喘息・ACOSのどれにあてはまるかを考えます．

❸ 気管支拡張薬の使い分け

現在，COPD・ACOSの慢性期治療薬として可能な吸入薬は表1に示したとおりです．

前述したようにCOPDの治療は，**長時間作動性抗コリン薬（LAMA）と長時間作動性β刺激薬（LABA）**などの**長時間作動性の気管支拡張薬**が中心です．さらに病態に合わせてACOSであればICSを追加します．その他にもテオフィリン製剤・プロトンポンプ阻害薬・少量マクロライドなどの追加が考慮されるかもしれません．

1）筆者が行っている実際のCOPD治療

COPD治療の原則は，気管支拡張薬であるLAMAとLABAと考えています．気管支拡張薬の使用に関しては，GOLDドキュメントの表（combined assessment）が参考になると思います．この表はさまざまな意見があります．例えば，GOLD分類の1（軽症）と2（中等症）を一緒に考えていいのか，MMRCとCATの関係などはこれでよいのかなど日本では批判的

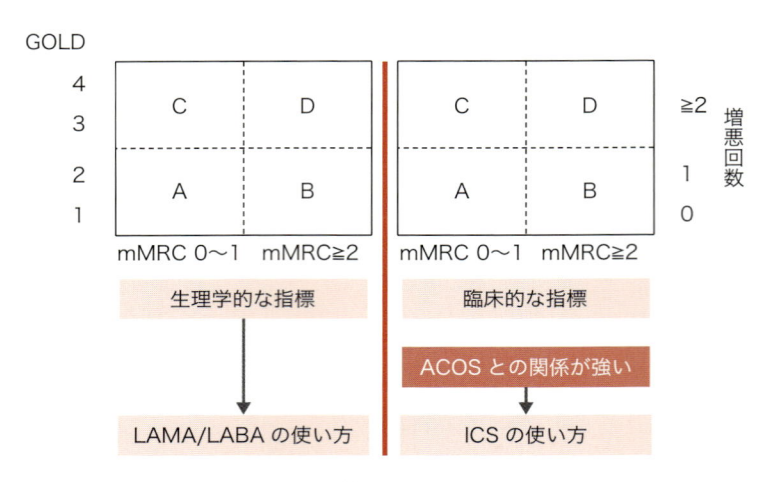

図4 ● GOLDアセスメント表の筆者の考え方

な意見も多いです．しかし，一番の問題は縦軸のリスクにおいて呼吸機能（生理学的なリスク）と増悪（臨床的なリスク）を一緒に考えることだと考えます．逆に，縦軸を2つに分けて考えると非常にわかりやすくなります（図4）．すなわち，**増悪からみた臨床リスクはICSの使い方**が問題となり，**呼吸機能検査からみた生理学的なリスクは気管支拡張薬の使い方**が問題となります．基本的には，自覚症状の程度と呼吸機能検査によって，単剤なのか2剤投与するか判断しているのが現実だと思います．すなわち，GOLDの表で，C/DはLAMAとLABAの併用，BはLAMAまたはLABAの単剤かLAMA/LABAの併用，Aは無治療かLAMAまたはLABAの単剤が筆者の使い分けです．

2）単剤を使用するならどっち？ LAMA？ LABA？（LAMA vs LABA）

基本的には副作用を考慮して，使用しやすい気管支拡張薬を使用します．例えば，コントロールできない前立腺肥大症があればLAMAよりはLABAをまずは使うと思います．心疾患がある場合はLABAよりはLAMAをはじめに使用することになるでしょう．

それでは，どちらも使用可能であればどちらを使うのか？ 多くの専門の先生の意見を聞きました．その結果，ほとんどの医師が**LAMA**を使用するという意見でした．その理由は，**LAMAのほうがエビデンスが豊富で臨床経験も多く，信用できる**という意見で，筆者もそう思います．

3）単剤と併用（合剤の使用時期）は？

筆者はエビデンスに基づいたガイドラインの推奨よりやや早めの段階で使用しています．その理由は，高齢者が多いCOPDではできるだけ症状を軽減し，運動能力を回復させ，活動性を改善させる（悪くさせない）ほうがよいと考えているからです．具体的には，症状の軽いCOPD患者で呼吸機能検査で軽症であればLAMAかLABAの単剤，日常生活で支障のある息切れがある場合（階段の登りで息切れがあるなど）はLAMA/LABAを早めに投与します．

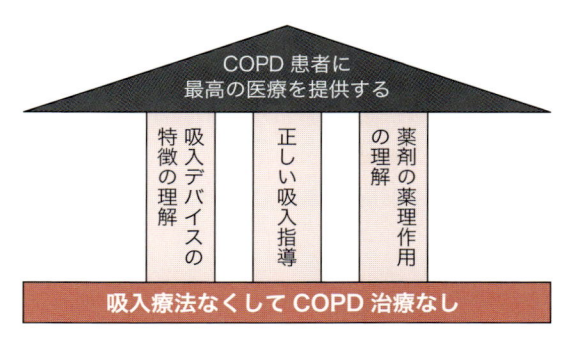

図5 ● COPD治療を支える3本柱

4 吸入療法を成功させるために

　吸入治療を考えるうえで重要なのは，単に薬剤の薬理学的な効果だけでは判断できないということです．吸入治療を成功させるためには，**①吸入薬自体の薬理学的な理解，②吸入デバイスの特徴の理解正しい吸入指導，③正しい吸入指導**が重要です（図5）．

　LAMAとLABAの場合，それぞれの単剤を2つ吸入するか合剤を吸入することになります．Triple therapyの組み合わせとしては，ICS/LABAにLAMAの組み合わせが一般的です．しかし，本来ならば，LAMA/LABAにICSを上乗せするのが病態から考えると一番理にかなった正しい投与方法と考えているのですが，日本ではCOPDに対してICS単剤の保険診療が認められていないのが問題だと考えています．

5 吸入デバイスの特徴の理解

　吸入デバイスには，前述したようにさまざまなものがありますが，まとめますと，加圧式定量噴霧式吸入器（pressured meter dose inhaler：**pMDI**）と乾燥粉吸入器（dry powder inhaler：**DPI**）とソフトミスト吸入器（soft mist Inhaler：**SMI**）があります．pMDIとDPIについては**第3章**を参照していただきたいと思います．

　現在，本邦では**レスピマット**®というSMIが使われており，中枢気道・末梢気道ともに沈着すると言われています[5, 6]．また，吸入デバイス自体の使いやすさも重要です．レスピマット®とブリーズヘラー®の吸入機器の使いやすさを検討した結果では，レスピマット®のほうが使いやすそうだと述べられています[7]．ただ，レスピマット®は一人ではやや装着しにくく，回しにくいと言われていますが薬局や家族の人に装着してもらうことで解決可能です．

　また，COPD治療の吸入機器には，レスピマット®以外にも**ハンディヘラー®・ブリーズヘラー®・ジェヌエア®・エリプタ®**がありますが，いずれも**DPI**です．ハンディヘラー®とブリーズヘラー®はカプセルをセットして吸入するタイプで，高齢者の場合，手が震えたりしてカプセルを装着しにくいなどの問題があることもあります．ジェヌエア®やエリプタ®は吸入機器と薬剤が一体化しているので操作が簡便で，使用回数も数字で出るのでわかりやすいと思います．エリプタ®は1つの操作で完了するので非常に簡便です．また，ジェヌエア®は，正しく吸入ができたかどうか確認ができる吸入機器で，唯一1日2回吸入の薬剤です．基本的には，吸入回数が少ないほうがアドヒアランスには有効に働きますが，持続性を

考えると1日2回のほうが臨床的には有効である患者さんもいると思います．

6 吸入指導

薬剤や吸入機器自体の特徴を理解し吸入指導をしなければいけません．吸入指導は**第4章-3**を参照していただきたいと思います．ここでは，実際の吸入指導しやすさが重要な要素であることをお話ししたいと思います．実際に吸入指導をしている薬剤師は忙しい業務のなかで吸入指導をしています．薬剤師は理想として，もっと時間をかけて吸入指導をしたいのですが，実際の臨床では吸入指導に割く時間が足りないようです[8]．すなわち，簡便で吸入指導をしやすい吸入デバイスを使うことも重要な要素です．

以上デバイスについてまとめると，吸入のデバイスとして，**肺の沈着率・使用方法の簡便さからレスピマット®** が一番優れていると個人的には思っています．しかし，臨床効果は，吸入機器だけでなく薬剤の効力にも左右されるので，**患者個々にあった薬剤**を処方することが重要です．また，DPIに関しては，諸外国と比較しても日本では使用頻度は高すぎるような印象です．pMDIはもっと使用頻度が増えてもよいのではないでしょうか．

1）臨床症例の実際

症例1　孫と一緒に遊びたい患者さんの例

> 75歳，男性．息切れは階段を上るときに息切れをわずかに感じる．特に合併症はない．趣味は孫と一緒に遊ぶこと．

このような症例では，筆者であればLAMA単剤の使用をします．通常に日常生活では治療しなくてもよいかもしれません．しかし，孫と一緒に遊ぶとなるときついと思います．COPD患者はただ無事に生活できることを目標にするのではなく，もっと活動性の高いゴール設定をしてもよいと思います．山登りやゴルフで息切れをしないでできることを目標にしてもよいと思います．

症例2　肺癌の手術を控えた患者さんの例

> 73歳，男性．息切れは平地での歩行で少し息切れを感じる．肺癌が見つかり手術をする予定である．呼吸機能検査では中等症の閉塞性換気障害を認める．

このような症例は，LAMA/LABAを筆者は使用します．その理由はGOLD分類の表ではBに相当します．単剤か併用か難しいところですが，肺癌の手術を控えているということを考えるとできるだけ呼吸機能を改善させたほうがよいと思うからです．

症例3　小児喘息の既往を有する患者さんの例

65歳，男性．小児喘息があり，55歳頃から風邪を引くとゼイゼイするようになり，医師からは喘息と言われていた．最近は，風邪を引いていなくても，平地を歩くだけで，労作時の息切れを自覚するようになった．

このような症例は，GOLDの表ではDに相当し，小児喘息の既往を有することからACOSの可能性があります．息切れも強いので筆者であれば，LAMA/LABA/ICSを使用すると思います．

症例4　薬物治療の適応のない患者さんの例

70歳，男性．自覚症状はなく，ドックで施行した呼吸機能検査で軽度の閉塞性換気障害を認めたため受診した．禁煙は今回のドックの結果をみてからはじめた．

通常はこのような症例は薬物治療の適応はなく，終診とすることが多いと思います．しかし，筆者は肺癌のリスクや再喫煙のリスク，合併症にフォローなどを考えて3～6カ月ごとの定期的な診察をします．時にCT検査をすることもあります．

症例5　吸入薬が上手く吸えない患者さんの例

78歳，男性．COPDに対してスピリーバ®・ハンディヘラー®を使用している．しかし，どうも上手く吸えないようである．

上手く吸えない理由を考えます．例えば，吸気流速が弱く吸えないのであればスピリーバ®レスピマット®に変更するのもよいと思います．また，カプセルが上手く装填できないのであればジェヌエア®やエリプタ®に変更するのもよいと思います．

症例6　夕方に息切れが強くなる患者さんの例

68歳，男性．中等症のCOPD患者．スピリーバ®を朝吸入していたが，夕方の入浴時には息切れが強くなり，苦しいので何とかしてほしい．

エクリラ®以外のLAMAは1日1回投与のため効果が持続しない場合もあります．このような症例ではエクリラ®を投与することで改善されるかもしれません．

7 今後の課題

最近ではLAMAとLABAの合剤が使用可能になり，使いやすい状況になってきました．また，どのLAMA，LABAがよいか，単剤と合剤の使い分けなど，いくつかの報告はありますが，今後エビデンスが積み重なってくるものと期待しています．

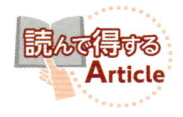

読んで得するArticle

1) Diagnosis of asthma, COPD and asthma-COPD overlap syndrome (ACOS) A joint project of GINA and GOLD, update 2015
   ↱ Global Initiative for Asthma (GINA) とGlobal Initiative for Chronic Obstructive Lung Disease (GOLD) による合同ドキュメント：Diagnosis of asthma, COPD and asthma-COPD overlap syndrome (ACOS) A joint project of GINA and GOLD, update 2015

2) Calverley PM, et al : Salmeterol and fluticasone propionate and survival in chronic obstructive pulmonary disease. N Engl J Med, 356：775-789, 2007
   ↱ プラセボと比較してアドエアは急性増悪を減少させました．しかし，肺炎の発生率はICSが含まれると増加すると報告しています．

3) Kerstjens HA, et al : Tiotropium in asthma poorly controlled with standard combination therapy. N Engl J Med, 367：1198-1207, 2012
   ↱ 通常治療（ICS/LABA）でコントロール不良な気管支喘息患者に対して，スピリーバ®レスピマット®を追加することで重症増悪の社会発生までの期間を有意に延長させました．

4) Magnussen H, et. al : Withdrawal of inhaled glucocorticoids and exacerbations of COPD. N Engl J Med, 371：1285-1294, 2014
   ↱ ICS/LAMA/LABA使用中のCOPD患者からICSを減量・中止しても臨床的に大きな差はありませんでした．

5) 田村弦，他：チオトロピウム吸入デバイス，ハンディヘラーとレスピマットの性能比較．呼吸，31：1065-1069, 2013
   ↱ 粒子径が吸気流速に左右されずに1μm以下と4μm前後の2峰性であり，中枢気道・末梢気道ともに沈着します．

6) Pitcairn G, et al : Deposition of corticosteroid aerosol in the human lung by Respimat® Soft Mist™ inhaler compared to deposition by metered dose inhaler or by Turbu-haler® dry powder inhaler. J Aerosol Med, 18：264-272, 2005
   ↱ ガンマシンチグラフを用いた各デバイスの沈着率を比較すると，pMDIは8.9％，DPI（ゆっくりとした吸気流速）は17.8％，DPI（速い吸気流速）は28.5％，レスピマット®は51.6％の沈着率でした．

7) 金子教宏，他：吸入療法未経験の既・現喫煙者によるCOPD治療に用いる吸入デバイスの操作性の評価．呼吸，33：931-938, 2014
   ↱ レスピマット®とブリーズヘラー®の吸入機器の使いやすさを検討した結果では約90％の高齢者が総合的にみてレスピマット®のほうが使いやすそうだという結果になりました．

8) 長瀬洋之，他：気管支喘息のアドヒアランス改善のための実態調査—患者および薬剤師へのインターネットを利用した調査からの検討．アレルギー・免疫，20：1332-1347, 2013
   ↱ 薬剤師の87.4％は吸入指導しやすい吸入機器を求めています．

第4章 患者さんに喜ばれる外来診療

3. 吸入指導法で こんなに臨床効果が違う

大林浩幸

ここがポイント！

- メーカー作成の吸入手順説明書（吸入指導箋）に沿って，手順説明するだけの吸入指導は必ずしも効果的とは言えない
- 吸入指導はできるまで粘り強く，初回導入時のみでなく，継続的に行っていくべきである
- 吸入指導には，患者の状態に応じた柔軟性が必要である
- 吸入指導は，患者の服薬アドヒアランスを改善する効果がある
- 各吸入デバイスで生じる誤操作（ピットホール）をあらかじめ熟知し，患者の操作手順のなかで実際に発生しないかをみながら行う吸入指導法は効果的である

1 吸入指導は必要なのか？

　気管支喘息の第1選択薬は**吸入ステロイド薬**であり，COPDにおいても，治療の主軸は吸入薬です．現在，配合剤を含めさまざまな吸入薬が発売され，われわれ臨床医にとって，治療の選択肢が拡がり大変好ましい状況です．吸入薬は，通常その吸入薬の専用吸入器具（吸入デバイス）内に装填されており，日々の吸入を患者自らが，自宅で簡便にできる利便性があります．各吸入薬には，吸入操作手順が写真や図などを用いてわかりやすく示してある**吸入手順説明書（吸入指導箋）**が，各発売メーカーより用意されています．そもそも，その手順説明書を患者自身がしっかりと読めば済み，吸入指導は本当に必要でしょうか？

1）吸入指導箋は万能ではない

　われわれが，吸入指導を不可欠とする理由は，少なくとも2つあると言えます．第1に，**吸入指導箋に記されている吸入操作手順を患者にそのまま説明しても，必ずしも正しく行われるとは限らない**ということです．日々，吸入指導に携わる著者として，吸入指導箋は万能ではなく，意味が理解しにくい図（写真）や矛盾点もあるため，吸入指導箋のみを用いる指導法は，本当に効果的か検討すべき余地があると考えています．なぜなら，吸入指導箋の図や写真は，一連の動的な吸入操作の流れのなかの，ある一瞬を捉えた静止画だからです．そのため，その静止画と次の静止画の間は，患者自身が想像で，埋め合わせることが求められています．現在の吸入指導箋のほぼすべてが，この暗黙の了解を前提に成り立っており，吸入操作手順は，連続した一連の流れのなかで正しく行われるものであるからです．最近は，各

メーカーがDVDやネット配信で工夫して，吸入操作手順を示すようになってきましたが，すべての患者に行き渡っているとは限りません．基本的に，患者は自宅で吸入指導箋の図や写真に沿って，操作手順を進めます．しかし，患者はわれわれが思っているほど，理解できているとは限りません．初めて使用する吸入デバイスの一連の吸入操作の流れを，静止画の羅列から正しく読み取り，動的に捉えることは，患者にとってそれほど容易ではないと考えます．一瞬の静止画であるがゆえに，その解釈は誰もが同じになるとは限らないのです．そこには，その患者自身の加齢現象・癖・性格や個性・生活スタイル・体調など，さまざまな要因が織り込まれてきます．吸入指導箋は，すでにそのデバイスを熟知している側の視点で作成されており，患者も当然同じようにするであろうと考えること自体が，医療者側の思い込みかもしれません．

2) 薬剤とデバイスの両方に対するアドヒアランスが重要

第2の理由に，内服薬と比較し，吸入薬は**アドヒアランスの低下が著しい**点があります[2]．内服薬と吸入薬の大きな違いは，投与経路のみならず，吸入デバイスの存在があります．内服薬の場合，服薬アドヒアランスはその薬剤自体へのアドヒアランスになります．一方，吸入薬の場合の服薬アドヒアランスは，**吸入薬に対するアドヒアランス**と，**吸入デバイスに対するアドヒアランス**の2つが合わさり，互いに影響し合っています．したがって，エビデンスに裏付けられた，いかに効果的な薬剤であっても，吸入デバイスを正しく用い，デバイスのアドヒアランスを保たなければ，薬剤を気道の炎症部位に効果的に送達することができず，期待する臨床効果が得られない場合があります．

われわれの吸入指導の目的は，吸入デバイスの正しい操作手順を指導するのみでなく，吸入デバイスを単なる吸入の補助器具と捉えることをせず，薬剤と同じほど重要であることを患者教育し，吸入デバイスに対する良好なアドヒアランスを保つことだと言えます．

2 吸入指導はできるまで，粘り強く続ける

当院では，筆者，看護師，そして当院の周囲の認定吸入指導薬剤師との連携システムにより[3,4]，患者吸入指導に積極的に取り組んでいます．治療上必要な薬剤の場合，できるまで粘り強く，吸入指導するようにしています．また，患者吸入指導は，初回導入時のみでなく，継続的に行っていくべきと考えています．その理由は，治療経過中にさまざまな**誤操作**（筆者は，これを**ピットホール**と呼んでいます）が新たに発生するからです[5,6]．下記に，当院において，継続的な吸入指導のみで臨床効果が得られたCOPD症例を提示します．

症例1　COPD（Ⅱ期：中等度）

【患　者】63歳，男性．
【既往歴】10年前に脳梗塞発症し，現在，右上肢に不全片麻痺あり．
【現病歴】20歳から20本/日喫煙．5カ月前から階段などで息切れがあり，最近さらに増悪したため，2014年10月に初診受診した．胸部X線，呼吸機能検査などよりCOPD（Ⅱ期）と

診断した（表1-初診時）．COPD-PS：5点，COPDアセスメントテスト（CAT）：18点の呼吸困難を認めた．右上肢に不全片麻痺あるため，片手で薬剤装填と吸入が可能なスピリーバ®18μgハンディヘラー®1日1回朝1吸入を選択し，初回導入時の吸入指導で，薬剤装填と吸入が正しく行えるようになり，帰宅した．2週間後の再診時，吸入指導を行い，ハンディヘラー®の操作法を確認した．

◆2回目吸入指導時（2014年10月）のピットホール
【ハンディヘラー®】緑ボタンを押しながら吸入し，カプセルのカラカラ音がしない（図1）

痰が絡み，息切れが十分に改善していなかったため，2014年10月に，アドエア®エアゾール125μg朝夕2吸入ずつ（スペーサー＋ヘラーエイド装着）を吸入指導後に追加しました．11月の受診時に，痰や呼吸苦の自覚症状の改善を認め，呼吸機能各指標も改善しました（表1-4週間後）．その後，ほぼ無症状となり安定状態を経過しました．2015年1月の再評価時に，呼吸機能検査指標の軽度悪化を認め，さらに服薬アドヒアランスの低下も判明したため，吸入指導を行いました．その際に下記の新たなピットホールの出現を認め，いずれも是正しました．呼吸機能検査に加え，モストグラフ各指標を用いた評価も行いました（図2-A）．

◆3回目吸入指導時（2015年1月）のピットホール
【ハンディヘラー®】
1）カプセルを取り出すときに，無理に押し出し，変形している
2）緑ボタンを数回押して吸入しているため，デバイス内にカプセルがバラバラになっている
【アドエア®エアゾール】
1）デバイスを上下逆さまにして，ボンベを押している
2）吸入後のうがいを怠っていた

2015年3月に，息切れなどの自覚症状が全くなく，呼吸状態が良好なため，再評価とともに，4回目の吸入指導を行いました．呼吸機能各指標（表1-5カ月後）および，モストグラフ各指標（図2-B）の改善を認めています．3回目の吸入指導時に認めたピットホールは是正されていたものの，新たなピットホールが出現したため，再度指導で是正しました．

◆4回目吸入指導時（2015年3月）のピットホール
【ハンディヘラー®】くわえたまま，吸ったり吐いたりしている
【アドエア®エアゾール】吸入後のうがいを怠っていた

2015年4月のモストグラフはさらに改善していました．
2015年8月，5回目の吸入指導時には，自覚症状なく良好であり，いずれのピットホールも生じていませんでした．

◆5回目吸入指導時（2015年8月）のピットホール
【ハンディヘラー®】いずれのピットホールもなくなった
【アドエア®エアゾール】いずれのピットホールもなくなった

表1 ● 症例1の呼吸機能各指標の推移

	初診時 (2014年10月)	4週間後 (2014年11月)	3カ月後 (2015年1月)	5カ月後 (2015年3月)
%FVC (%)	70.8	81.7	85.0	84.4
$FEV_{1.0}$%G (%)	64.8	72.4	69.9	77.7
%$FEV_{1.0}$ (%)	53.4	74.5	67.2	81.0
最大吸気量 (IC)(L)	2.09	2.16	2.24	2.32
CAT (点)	18	17	—	2

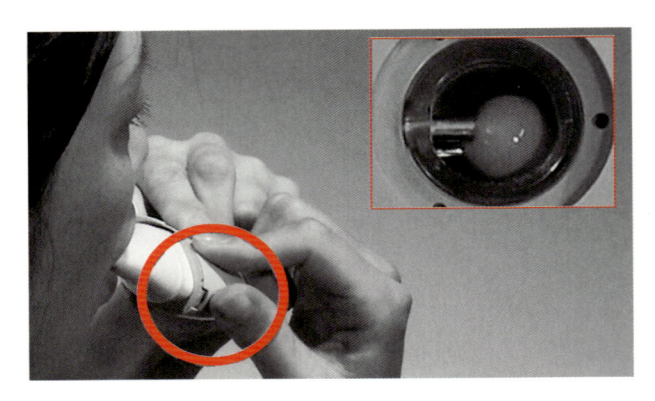

図1 ● ハンディヘラー® のピットホール

緑ボタンを押しながら吸入しており，カプセルに針が刺さったままとなり，吸入時にカプセルの震えるカラカラ音がしない
文献8より転載

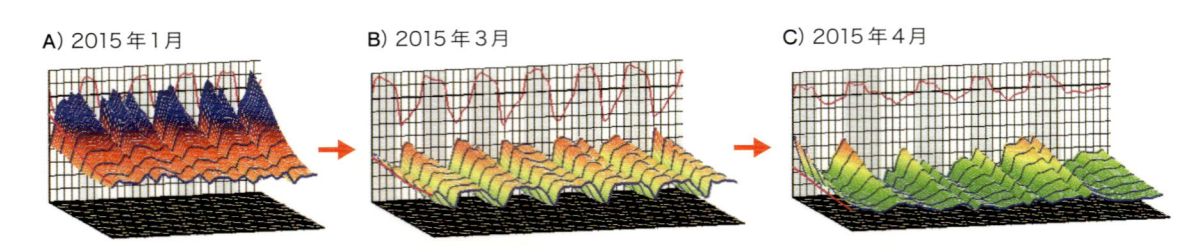

A) 2015年1月   B) 2015年3月   C) 2015年4月

	2015年1月	2015年3月	2015年4月
R5 (cmH_2O/[L/s])	6.56	3.46	2.41
R20 (cmH_2O/[L/s])	4.83	3.07	1.94
R5-R20 (cmH_2O/[L/s])	1.73	0.39	0.47
X5 (cmH_2O/[L/s])	−3.33	−0.46	−0.57
AX (cmH_2O/[L/s]∗H_2)	30.28	1.53	2.7
Fres (Hz)	21.63	7.63	12.07

図2 ● 症例1のモストグラフ各指標の推移

③ 吸入指導は，柔軟性があることが肝心

　ピットホールは，患者自身が容易に是正できるものから，吸入指導を重ねても克服できないものまでさまざまです．したがって，粘り強く吸入指導を継続し，克服していくべきものもあれば，**他のデバイスへの変更や他の方法を用いることで，容易に是正できるもの**もあります．今用いている吸入デバイスが治療上不可欠かを考え，患者の負担を考慮し，無理に固執せずに，治療早期に発想を転換する柔軟性も肝心と考えます．下記に，吸入デバイスの変更はせず，補助器具を用いただけで，効果的な吸入が可能となった例を提示します．

症例2　非アトピー型喘息（中等症持続型）

【患　者】61歳，男性．
【既往歴】特になし，喫煙習慣なし．
【身体所見】心音正常・呼吸音呼気終末にWheezes，その他：特記事項なし．
【画像所見】胸部X線：正常．
【血液検査所見】非特異的IgE抗体：162 IU/mL，ダニ，ハウスダスト，スギ，ヒノキ：いずれもクラス1．
【呼吸機能検査】初診時：%VC 85.8％，$FEV_{1.0}$％ 93.6％といずれも正常域．
【現病歴】2015年2月から発作性の咳と喘鳴を主訴に受診．フルティフォーム® 125朝夕2吸入ずつを吸入指導し導入した．1カ月後，呼気一酸化窒素濃度（FeNO値）が32 ppbから17 ppbへ改善し，ACT（asthma control test）24点となったが，吸入後の嗄声と喉の違和感の訴えがあったため，再度，吸入指導を行った．その際に，モストグラフ各指標がやや高値であった（図3）．吸入指導の結果，薬剤噴霧と吸気の同調が難しいことが判明し，スペーサー（エアロチャンバー・プラス®，図4）を導入し装着した．その結果，嗄声と喉の違和感が早期に改善し，2015年6月のモストグラフ各指標の改善を認めた（図3）．

　このような場合，患者自身の吸気パターンを調整することは難しいため，吸入指導をくり返しても是正できず，患者に負担をかけるだけになります．そのため，筆者は躊躇せずに，スペーサーを装着するようにしています．**スペーサー**を用いることで，薬剤噴霧と吸気の間に時間的な余裕が生まれ，呼吸同調ができるようになり，さらに，薬剤噴射の方向が安定します．その結果として，薬剤のむせ込み，嗄声，口腔内違和感などの副作用が改善されます．
　一般に，MDI（エアゾール）製剤を使用する場合，表2のような現象がしばしば起こります．そのため，吸入指導時にはこのようなピットホールが生じていないか，注意深く観察すべきです．

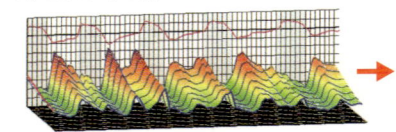

A) 2015年3月　　　　B) 2015年6月　　　　C) 2015年9月

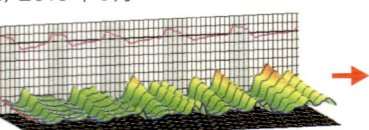

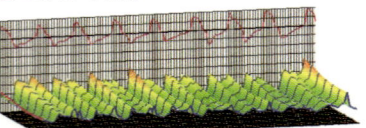

	2015年3月	2015年6月	2015年9月
R5 (cmH$_2$O/[L/s])	3.42	2.09	2.27
R20 (cmH$_2$O/[L/s])	2.5	1.72	1.8
R5-R20 (cmH$_2$O/[L/s])	0.92	0.37	0.47
X5 (cmH$_2$O/[L/s])	−0.53	−0.29	−0.32
AX (cmH$_2$O/[L/s]＊H$_2$)	1.86	0.91	1.02
Fres (Hz)	8.1	6.63	6.76
ACT (points)	24	24	22
FeNO (ppb)	17	16	18

図3● 症例2のモストグラフ各指標，ACTスコア，FeNO値の推移

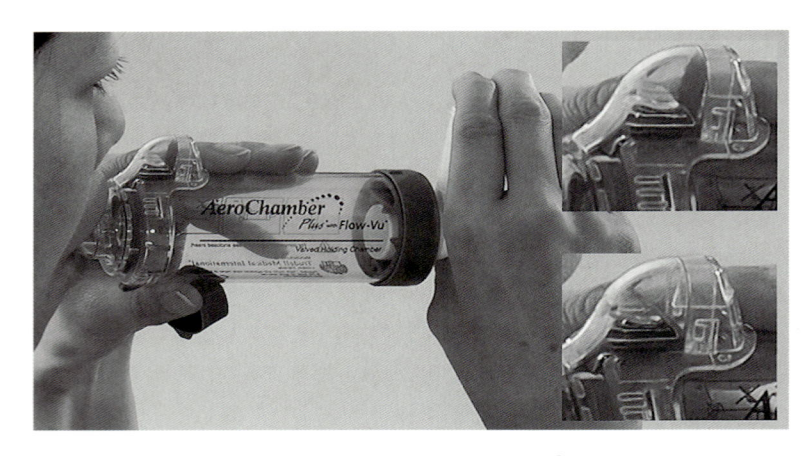

図4● スペーサー装着例（エアロチャンバー・プラス®）
エアロチャンバーの場合，正しく吸気できると，フローインジケーターが作動する
文献9より転載

表2● MDI（エアゾール）製剤使用時に生じる主なピットホール

1) 薬剤噴霧と吸入時の呼吸同調が難しい
2) 薬剤噴射の方向が不安定である
3) 吸入時に薬剤のむせ込みがある
4) 口腔内違和感などの副作用がある

症例3　COPD（Ⅲ期：重症）

【患　者】82歳，男性．
【画像所見】胸部X線：透過性亢進（気腫性変化）著明．
【呼吸機能検査】初診時：%FVC 85.8％，FEV$_{1.0}$% 36.6％，%FEV$_{1.0}$ 40.0％．
【現病歴】20歳から20本/日を50年間喫煙．日常生活動作で容易に呼吸困難感を生じることを主訴に受診し，胸部X線，呼吸機能検査などよりCOPD（Ⅲ期）と診断した．スピリーバ®レスピマット®1日1回朝2噴霧を吸入指導後に導入した．再診時に，操作手順の順番がわからなく戸惑い，さらに手首の力が入らないため，一度の回転操作で回し切って薬剤装填することが難しい状況であった．これ以上，吸入指導を重ねても，是正が難しいと判断し，回転補助器具（回転くん，図5）と手順シール（図6）を用いたところ，吸入操作手順の躊躇が全くなくなり，デバイス回転も容易になり，患者もストレスなく，レスピマット®を使用できるようになった．

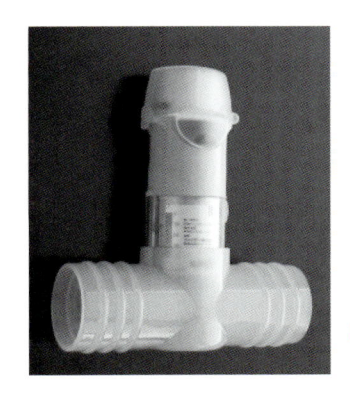

図5 ● 回転補助器具（回転くん）装着例
文献9より転載

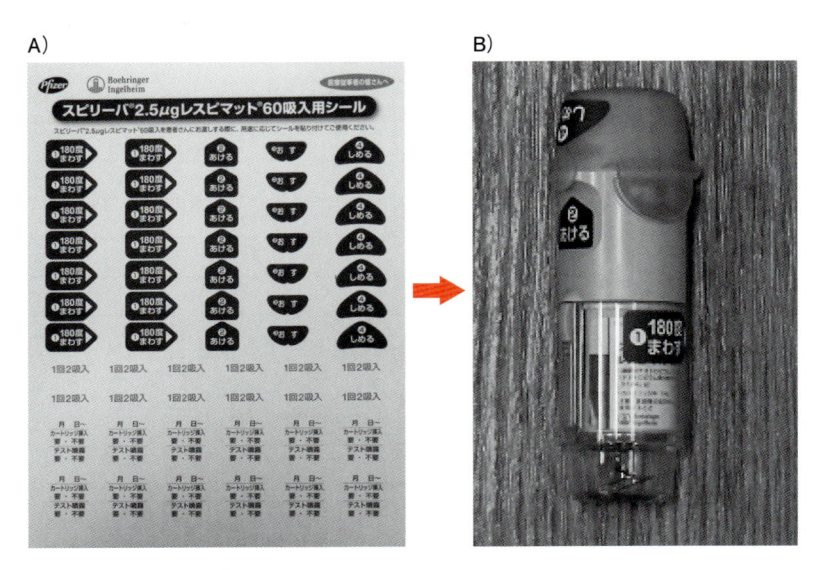

図6 ● レスピマット® 操作手順シール使用例

第4章　患者さんに喜ばれる外来診療

4 吸入指導は，アドヒアランスを改善する

吸入指導は，低下した患者の服薬アドヒアランスを回復する効果もあります[7]．下記にその例を提示します（文献7に掲載されている1例報告を抜粋します）．

症例4　アトピー型喘息患者（治療前STEP2）

【患　者】37歳，女性（ダニ抗原：クラス6，ハウスダスト抗原：クラス5），喫煙歴あり（20本/日を約12年後，禁煙）．

【現病歴】2013年1月頃から息苦しさあり，同年6月初診受診し，喘息と診断し，シムビコート® タービュヘイラー®（1日2回朝・夕1吸入ずつ）を単独導入し，その後数カ月間は無症状で良好に経過したため，患者の自己判断で，2013年11月の定期受診を最後に服薬中断していた．2014年8月に，喘息発作が出現し，再受診した際のFeNO値が73 ppbとなり，モストグラフ各指標も悪化していた（図7）．吸入指導により手技操作方法を再度確認し，適切な使用法に是正し，吸入継続の意義と重要性を患者に教育した．その結果，患者のアドヒアランスが回復し，11月にはFeNO値が44 ppbまで減少し，モストグラフ各指標も改善した．

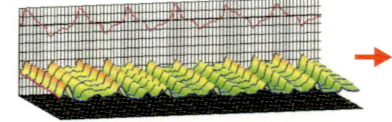

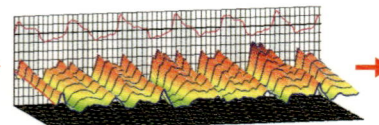

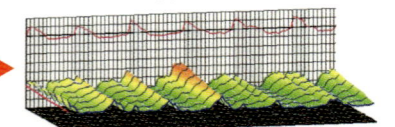

A) 2013年11月
FeNO値：41 ppb

B) 2014年8月
FeNO測定値：73 ppb

C) 2014年11月
ACT：25点
FeNO値：44 ppb

	2013年11月	2014年8月	2014年11月
R5 ($cmH_2O/L/s$)	2.73	3.96	2.55
R20 ($cmH_2O/L/s$)	2.59	3.52	2.36
R5-R20 ($cmH_2O/L/s$)	0.14	0.44	0.19
X5 ($cmH_2O/L/s$)	−0.23	−0.33	−0.11
Fres (Hz)	6.15	7.05	5.57
ALX ($cmH_2O/L/s*Hz$)	0.75	1.07	0.45

図7 ● 症例4のモストグラフ各指標，ACTスコア，FeNO値の推移

5 効果的な吸入指導法とは？

本稿を終えるにあたり，効果的な吸入指導法とは何かを考えてみたいと思います．一般的に行われている，各メーカーが作成する吸入指導箋に沿って吸入手順を順に説明するだけの吸入指導は，吸入指導の1つのスタイルと捉えられていますが，必ずしも効果的とは言えません．また，1人の患者のために多くの時間を割き，懇切丁寧な吸入指導を行うことも大切ですが，このような場合，患者が来院しなくなったり，次回の吸入指導を断るケースもしばしば生じます．長時間に及ぶ吸入指導は，患者自身も医療者にも負担になります．

筆者は，これまでできるだけ短時間で，負担が少ない吸入指導ができないかを模索してきました．一般にしばしば用いられる操作手順に基づき作成された，従来のチェックリストによる指導は，多くの患者にとってできる操作手順までくり返し指導される煩わしさがあります．おそらく，一度で十分と思うはずです．そこで，効果的な吸入指導法の基盤として，**"何ができるかではなく，何ができないか"** をみるという発想が重要と考えています．筆者は，吸入指導を行う医療者側が，各吸入デバイスで生じやすいピットホールのすべてをあらかじめ熟知し，その患者の操作手順のなかで発生していないかをみながら行う吸入指導が最も効果的であることを，日常診療で実感しています．

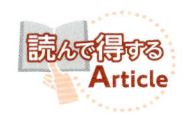

読んで得するArticle

1) 大林浩幸：吸入デバイス操作のピットホール―添付説明書だけで本当に的確な吸入が出来るのか？ 喘息，25：110-114, 2012
2) Cramer JA, et al：Treatment persistence and compliance with medications for chronic obstructive pulmonary disease. Can Respir J, 14：25-29, 2007.
3) 大林浩幸：岐阜県東濃地区の『喘息死ゼロ作戦』(均一で良質な吸入指導体制の確立に向けて)．日本小児難治喘息・アレルギー疾患学会誌，10：7-12, 2012
4) 大林浩幸：認定吸入指導薬剤師による患者吸入指導システムの構築．吸入療法，6：62-70, 2014
    ↳『喘息死ゼロ作戦』を機に立ち上がった東濃喘息対策委員会は，全国初の認定吸入指導薬剤師システムを地域に整備し，活動していますが，このシステムは，一般社団法人吸入療法アカデミーとして，他地域への拡がりを見せています．
5) 大林浩幸：臨床現場における患者吸入指導のコツとそこに潜むピットホール．ファルマシア，48：290-295, 2012
6) 大林浩幸：ピットホール実例から見た，喘息・COPDにおける継続的な吸入指導の重要性．Clin Respir, 1：20-23, 2015
7) 大林浩幸：成人喘息治療とアドヒアランス．喘息，28：31-37, 2015
    ↳吸入指導により患者のアドヒアランスが向上し，モストグラフなどの臨床上の指標が改善した例を提示します．アドヒアランス評価において，モストグラフは有用なツールとなり得る可能性を示唆しています．
8)「患者さん目線で見た，吸入指導の実際とピットホール 改訂版」(大林浩幸/著)，医薬ジャーナル社，2014
9)「患者吸入指導のコツと吸入デバイス操作法のピットホール Ver.4」(大林浩幸/著)，医薬ジャーナル社，2015

第4章 患者さんに喜ばれる外来診療

4. 喘息治療のステップダウンをどうするか？

田中裕士

ここがポイント！

- 軽症では，喘息の原因となっている生活環境を整備した後，早期にステップダウンして，喘息は風邪のような一時的な疾患でないことを教育する
- プライマリケアの現状では，喘息治療開始3カ月後の喘息治療継続率は50～75％，6カ月後には25～40％と低下し，喘息が慢性気道炎症であることが患者に理解されていない
- 治療薬を全くやめてしまう代わりに，少量のICS，ICS/LABA，LAMAを用いて患者の負担を減らし，長く気道炎症に対する治療を行う
- 中等症～重症では，早期にステップダウンすることは喘息の大発作を起こす危険性があり，最低3～6カ月は初期の投与量を維持し，徐々にステップダウンする

1 喘息吸入治療のステップダウン以前の問題点

　　喘息症状でプライマリケア医を受診した患者さんに，ICS，ICS/LABAやLAMAで治療すると，軽症なら早ければ翌日に，平均的には1～2週間で喘息の自覚症状は安定し，症状が消失した場合，**吸入薬を中止して来院しなくなる**ことが多いと感じます．図1に示すように，成人と小児でICSやICS/LABAを中止した理由として最も多いのが「**症状がなくなったから**」「**発作が治まったから**」です．しかし，その裏に下記の4つの問題点が隠れているように思えます．

①喘息は感冒と同じで症状が改善したら薬をやめてよいと思っている
②喘息の病態が慢性気道炎症で高血圧と似ていることが啓蒙されていない
③経済的理由で薬を長期に使用できない
④ステロイド薬は長期に使用するものではないという固定観念がある

　　これらの結果，図2，表1に示すように，ICSやICS/LABAの継続率は高血圧や糖尿病などと比較すると格段に悪いことがわかります[1]．図3に示したように，喘息の治療経過では自覚症状（特に夜間症状）が最も早く改善し，その後に呼吸機能，気道炎症，最後に気道過敏性が改善します．そのため，自覚症状のみ改善した時点で薬をやめてしまうと気道に炎症

A) 成人（n=88）

理由	%
医師の指示	17%
症状がなくなったので	61%
発作が治まったので	39%
薬を長期間飲みたくなかったので	7%
他の薬に変わった	5%
その他	8%

B) 小児（n=103）

理由	%
医師の指示	29%
症状がなくなったので	67%
発作が治まったので	36%
薬を長期間飲みたくなかったので	3%
他の薬に変わった	5%
その他	4%

図1 ● ICS，ICS/LABAの服用を中断した理由
文献2より引用

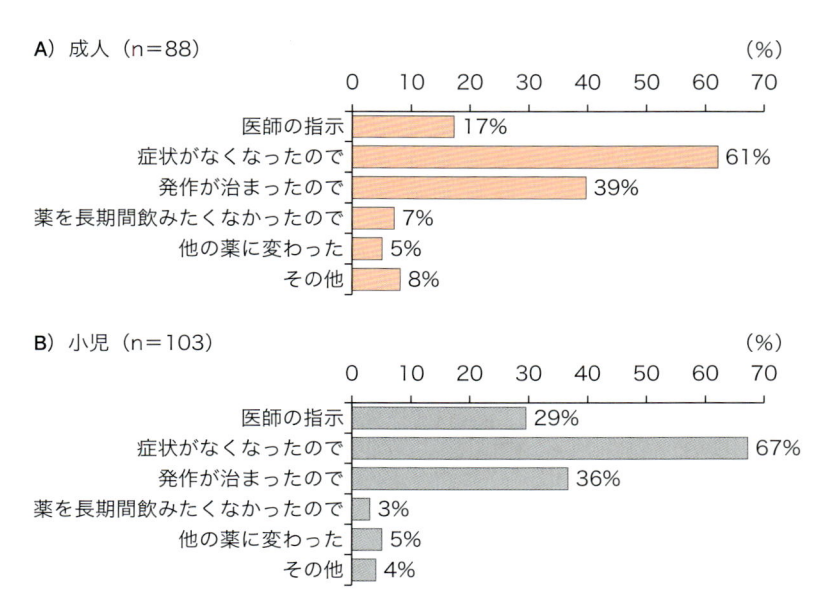

表1 ● 本邦での気管支喘息児の受診継続率

治療開始後	受診継続率
30日	90.4%
60日	82.2%
90日	78.1%
120日	67.1%
150日	54.8%
180日	38.4%

文献1をもとに筆者作製

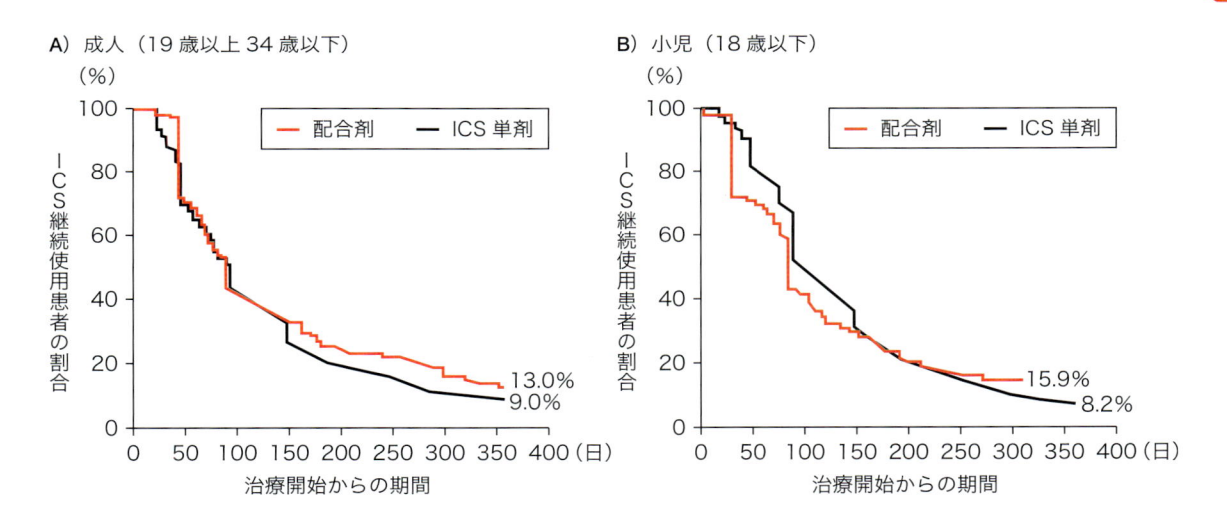

A) 成人（19歳以上34歳以下）: 配合剤 13.0%、ICS単剤 9.0%

B) 小児（18歳以下）: 配合剤 15.9%、ICS単剤 8.2%

図2 ● 新規喘息患者におけるICSおよびICS/LABAの使用継続率

対象：1999〜2002年にICS単剤またはICS配合剤（ICS/LABA配合剤）を初めて処方され，かつ初年度の処方回数が2回以上であった34歳以下の喘息患者5,860例（ICS単剤群5,563例，ICS/LABA配合剤群297例）
方法：オランダの地域薬局および医療施設の退院時記録をもとに地域住民200万人以上に関する処方記録が蓄積されているデータベースPHARMOより，ICSを用いた喘息治療に関する記録を抽出し，ICS使用開始から1年間の治療継続状況を検討した
文献3より引用

第4章 患者さんに喜ばれる外来診療

が残ったままで，感冒・冷気・ストレスなど日常のわずかな環境の変化で喘息発作が再発してしまいます．しかし，前記の4つの理由を解決しない限り，患者さんは吸入薬を継続してくれません．それではどのようにしたらよいのでしょうか．この問題を解決するには，喘息の重症度を軽症と中・重症の大きく2つに分けて考えてみたいと思います．

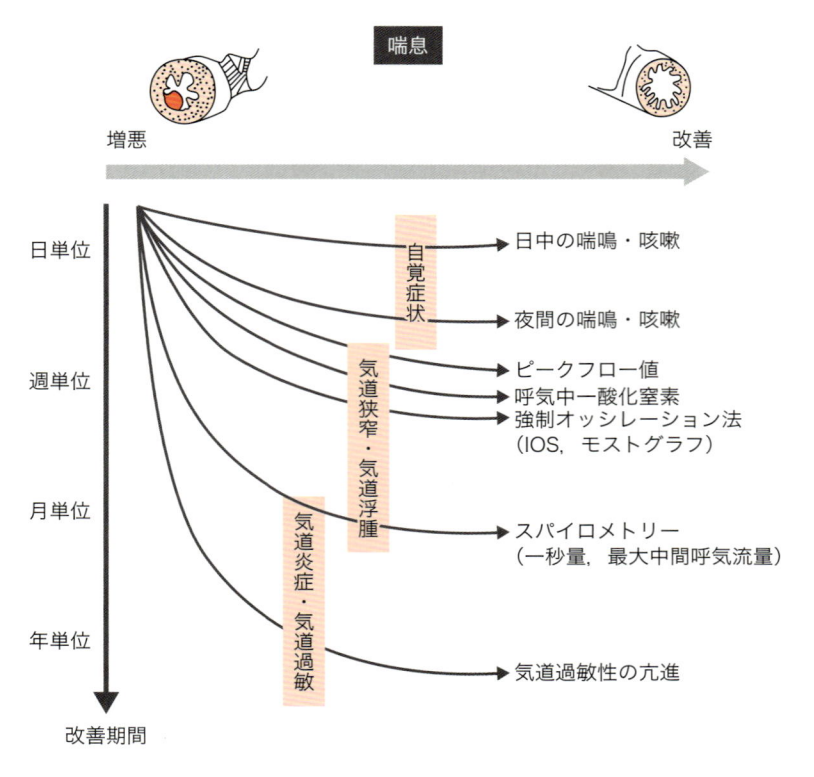

図3 ● 喘息の治療による改善と時間軸

2 重症度により吸入薬のステップダウンの時期を工夫する

1) 軽症間欠型・軽症持続型ではステップダウンを早めにする

　軽症の場合，多くの患者さんは「喘息症状が治ったにもかかわらず，なぜ吸入薬を使い続けなければならないのか？」と常に疑問を持っています．勝手に治療を中止されると気道炎症が増悪し，発作が再発して大変なことになりますので，筆者はステップダウンを早い時期に行うことを試みています．

　吸入薬を完全に中止してしまっている場合，患者さんに喘息はまだ治っていないこと，感冒のようにすぐに治る病気でないことを教えなければなりませんが，本人がそれを実感しない限り喘息吸入薬は継続してくれません．そこで，図1，表1に示したように，吸入薬を全く中止してしまっている現実を考慮して，中止するよりは現実路線として**弱い吸入ステロイド薬に早く変更して（ステップダウン），気道炎症が治るまで継続する**ことにしてはどうでしょう．ここで重要なのは，単に薬を減らすのではなく，患者さんの喘息の原因となっている環境因子を取り除く努力を同時に行うことが必要です．具体的なステップダウンの方法としては，吸入配合薬で開始した場合は吸入ステロイド薬単独治療に変更，シムビコート®のSMART療法では早期に朝夕各1吸入でのSMART療法に変更するのです．軽症喘息では**間欠型**と**持続型**の場合があり，間欠型の場合，例えば毎年秋口にしか症状が出ないことがわかっている患者さんではその期間約3カ月で治療は一時休止してもよいと思います．しかし，持続型の場合にはステップダウンを早めにすると喘息症状は悪化し（事前に患者さんにそのこ

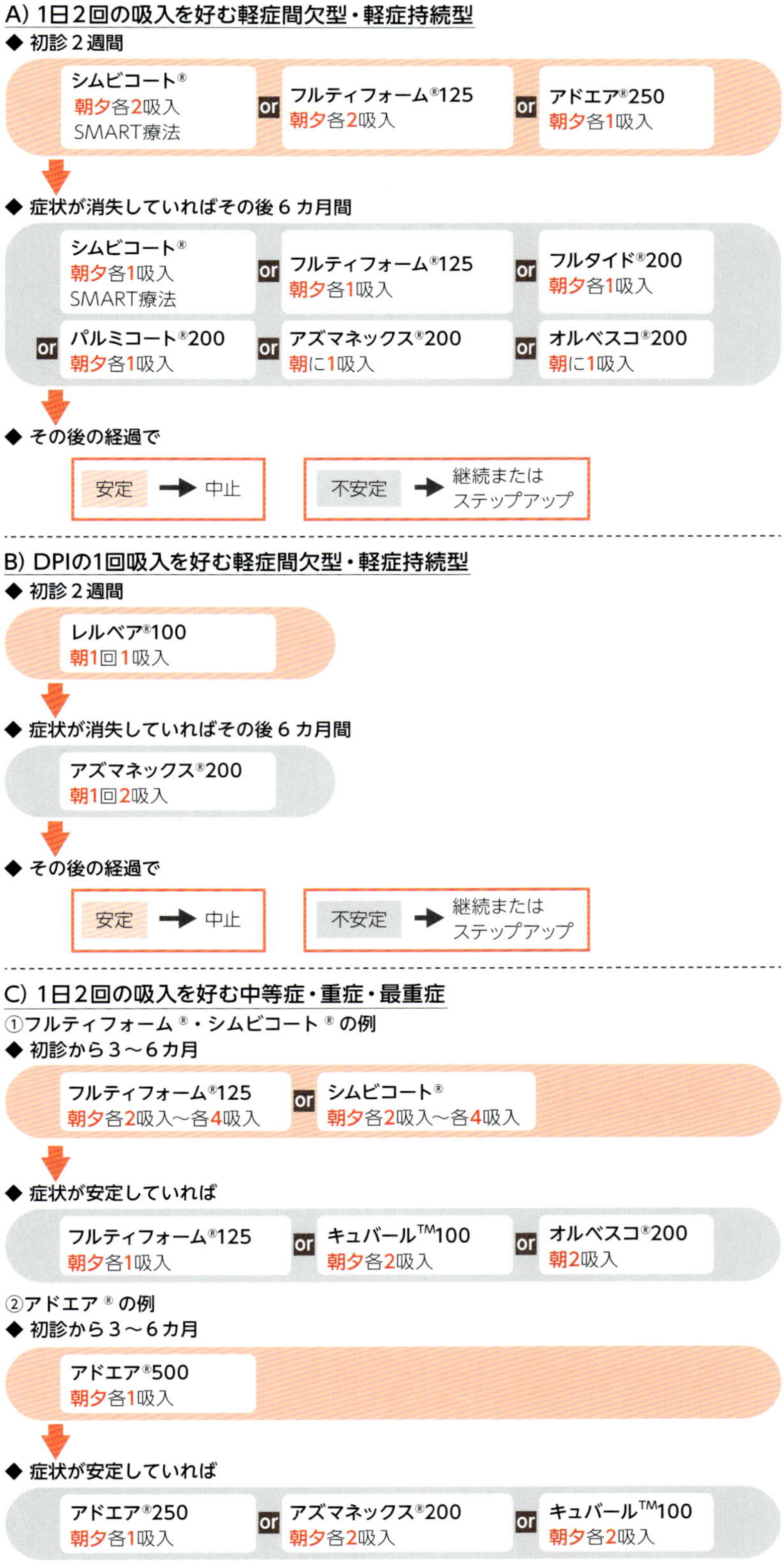

A) 1日2回の吸入を好む軽症間欠型・軽症持続型

◆ 初診2週間

| シムビコート® 朝夕各2吸入 SMART療法 | or | フルティフォーム®125 朝夕各2吸入 | or | アドエア®250 朝夕各1吸入 |

◆ 症状が消失していればその後6カ月間

| シムビコート® 朝夕各1吸入 SMART療法 | or | フルティフォーム®125 朝夕各1吸入 | or | フルタイド®200 朝夕各1吸入 |

| or | パルミコート®200 朝夕各1吸入 | or | アズマネックス®200 朝に1吸入 | or | オルベスコ®200 朝に1吸入 |

◆ その後の経過で

| 安定 → 中止 | | 不安定 → 継続またはステップアップ |

B) DPIの1回吸入を好む軽症間欠型・軽症持続型

◆ 初診2週間

| レルベア®100 朝1回1吸入 |

◆ 症状が消失していればその後6カ月間

| アズマネックス®200 朝1回2吸入 |

◆ その後の経過で

| 安定 → 中止 | | 不安定 → 継続またはステップアップ |

C) 1日2回の吸入を好む中等症・重症・最重症

① フルティフォーム®・シムビコート®の例
◆ 初診から3〜6カ月

| フルティフォーム®125 朝夕各2吸入〜各4吸入 | or | シムビコート® 朝夕各2吸入〜各4吸入 |

◆ 症状が安定していれば

| フルティフォーム®125 朝夕各1吸入 | or | キュバール™100 朝夕各2吸入 | or | オルベスコ®200 朝2吸入 |

② アドエア®の例
◆ 初診から3〜6カ月

| アドエア®500 朝夕各1吸入 |

◆ 症状が安定していれば

| アドエア®250 朝夕各1吸入 | or | アズマネックス®200 朝夕各2吸入 | or | キュバール™100 朝夕各2吸入 |

図4 ● 成人喘息吸入薬ステップダウン例

とを伝えておく必要があります），患者さんに喘息の症状がよくなっていないことを教育できます．そこで，慢性気道炎症と気道リモデリングの話をすると理解していただきやすいのかと思います．当然，市民公開講座，インターネット上の情報で長期に吸入しなければならないことをご存じの患者さんにはこの早めのステップダウンは行ってはいけません．

2）中等症・重症ではガイドラインに沿って3カ月以上の安定を待ってステップダウン

　喘息・予防管理ガイドラインでは，ICS，ICS/LABA，LAMAの治療期間やステップダウンする期間が何カ月，何年後という明記はなされていません．当然だと思います．喘息はさまざまな外的刺激や内的ストレスなど多くの原因で，目まぐるしく症状が変化する「**生活環境病**」なのです．

　中等症・重症の場合のステップダウンは慎重に行わなければなりません．患者さんの生活環境の変化やストレスを医療現場で把握することには限界がありますので，発作が起こるレベルよりも少し強いレベルの吸入治療を行っていれば，喘息悪化は起こらないであろうという考えに基づき，定期的にICSやICS/LABAを同じ量で吸入するように指導されていますが，これは1つの考えとして正しいと思います．

　一方で過量投与となる可能性もあり，定期的に喘息の再評価（呼吸機能，気道炎症など専門医に依頼）がもちろん必要です．成人喘息で中等症・重症・最重症（喘息患者の3〜4割くらい？）では，ICS，ICS/LABA，LAMAを中止することはほとんど不可能ですので，最低3〜6カ月は初期の投与量を維持するなど，長い時間をかけてステップダウンが必要と思います．その場合にはそれぞれの患者さんの喘息発作の原因を検索して，それを排除することや，吸入薬の継続の重要であることなど，患者さんへの教育が最も大切なポイントとなります．

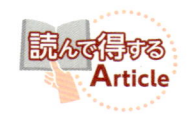

読んで得する Article

1）林田道昭，他：定期受診継続率からみた気管支喘息児のアドヒアランスの検討．アレルギー，61：959-969，2012
　⤴ 大阪Zensoku懇話会での2008年10月〜12月までに喘息長期療法を開始した73名（平均年齢6.1±4.0歳）の定期受診率を検討した報告です．検討したクリニックでは，吸入療法を熱心に親に教育していたにもかかわらず定期受診継続率は外国での報告同様に漸減していました．現在のアドヒアランス指導の限界をみせた本邦での報告です．

2）足立満，他：日本における喘息患者実態電話調査2011：Asthma Insights and Reality in Japan：AIRJ 2011．アレルギー・免疫，19：1562-1570，2012

3）Breekveldt-Postma NS, et al：Treatment with inhaled corticosteroids in asthma is too often discontinued. Pharmacoepidemiol Drug Saf, 17：411-422, 2008

第4章 患者さんに喜ばれる外来診療

5. 喘息は季節によって治療薬を変更する

田中裕士

ここがポイント！

- 症状が安定しやすい夏と冬は治療を弱める
- 治療薬をときどき変更することで，それまで薬剤が到達しなかった部位も治療できるようになる

1 いつまでも同じ吸入薬を処方してもよいのか？

　患者さんからよく言われることがあります．"何度受診しても，「変わりありませんか」と聞かれるので「はい」と答えると，聴診も検査もなく「それでは同じ薬を処方しておきます」と言われ何もしてくれない．症状もほとんどなく，現在の治療に疑問を持ち始めている"．この指摘の意味は3つあると思います．

　　① 自分は本当に喘息なのだろうか？
　　② 同じ吸入薬や内服薬をいつまで継続する必要があるのだろうか？
　　③ もしかしてもう治っているのなら薬をやめたい

　このなかで①・③の場合には専門医を紹介して気管支拡張薬投与前後でのスパイロメトリーを行って気道可逆性を検査したり，気道過敏性検査を行うとよいでしょう．正常域に戻っているのなら**一度は減薬したり薬を中止して様子をみる**のも1つの手かと思います．
　②については症状が全く出ないなら，**過剰治療**になっている可能性がありますので，薬を図1〜5のように変更して，**少しずつ減量してみる**必要があるかと思います．

2 夏と冬には治療を弱める

　喘息発作の好発時期，言いかえると呼吸器・アレルギー内科の外来が混雑するのは，**春先・秋口**と，**インフルエンザ**流行または**高濃度PM2.5**の時期です．夏や冬は比較的安定することが多く，ICSやICS/LABA配合剤，LAMAを変更または減量するとよいと思います（図1）．
　例えば，喘息発作で受診後3カ月はICS/LABAを可能な限り吸入してもらい，その後安定したらICSに2〜3カ月変更，そして春先や秋口になったら再度1〜2カ月はICS/LABAに変更，夏や冬に入って安定したらICS単独に変更するとよいと思われます．そして周囲でイン

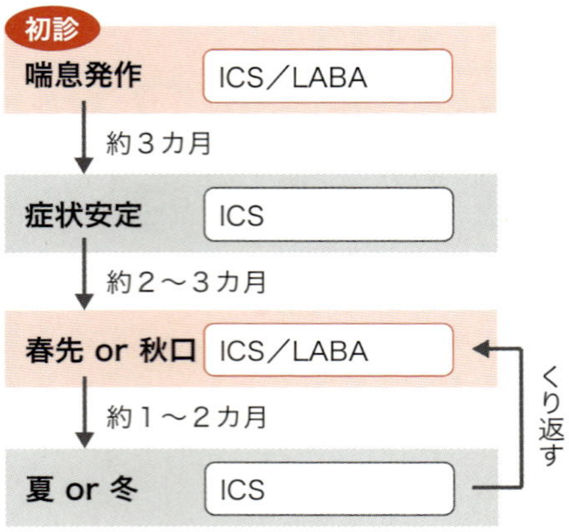

図1● 夏と冬には治療を弱める

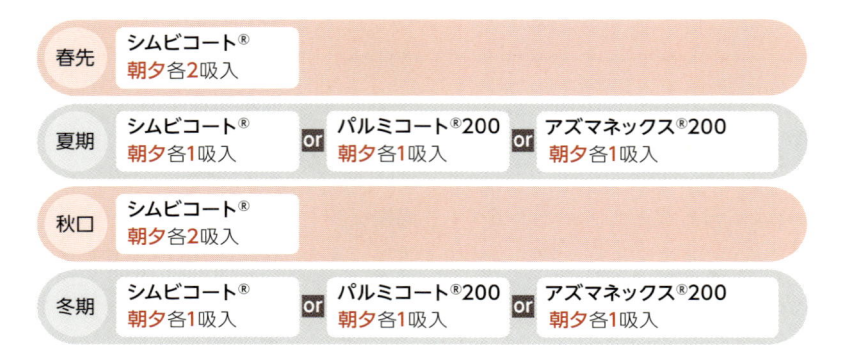

初診 → 喘息発作 ICS/LABA
↓ 約3カ月
症状安定 ICS
↓ 約2〜3カ月
春先 or 秋口 ICS/LABA ←┐
↓ 約1〜2カ月   │くり返す
夏 or 冬 ICS ─────────┘

春先	シムビコート® 朝夕各2吸入		
夏期	シムビコート® 朝夕各1吸入	or パルミコート®200 朝夕各1吸入	or アズマネックス®200 朝夕各1吸入
秋口	シムビコート® 朝夕各2吸入		
冬期	シムビコート® 朝夕各1吸入	or パルミコート®200 朝夕各1吸入	or アズマネックス®200 朝夕各1吸入

図2● 症状が日内・週内で変動しやすく，DPIのほうがよい患者の処方例

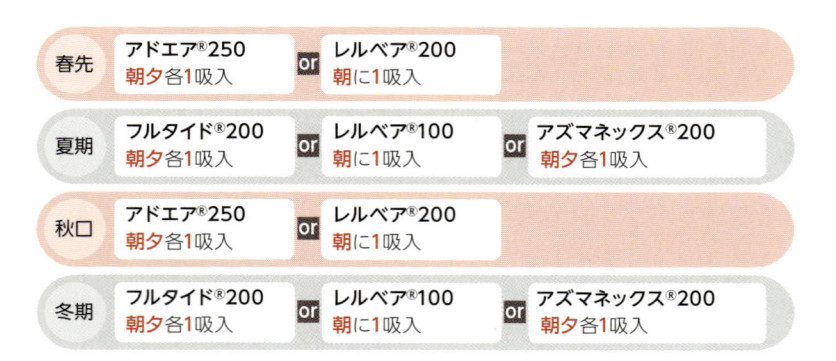

春先	アドエア®250 朝夕各1吸入	or レルベア®200 朝に1吸入	
夏期	フルタイド®200 朝夕各1吸入	or レルベア®100 朝に1吸入	or アズマネックス®200 朝夕各1吸入
秋口	アドエア®250 朝夕各1吸入	or レルベア®200 朝に1吸入	
冬期	フルタイド®200 朝夕各1吸入	or レルベア®100 朝に1吸入	or アズマネックス®200 朝夕各1吸入

図3● 比較的安定した経過でDPIを好む患者の処方例

フルエンザの人が増えてきたり，大気中のPM2.5の濃度が高いことが判明したら患者さんの自己判断でICS/LABAに変更して喘息を予防することがよいでしょう．
　さらに患者さんの経過や好みを考慮して，処方を変更していきます（図2〜5）．

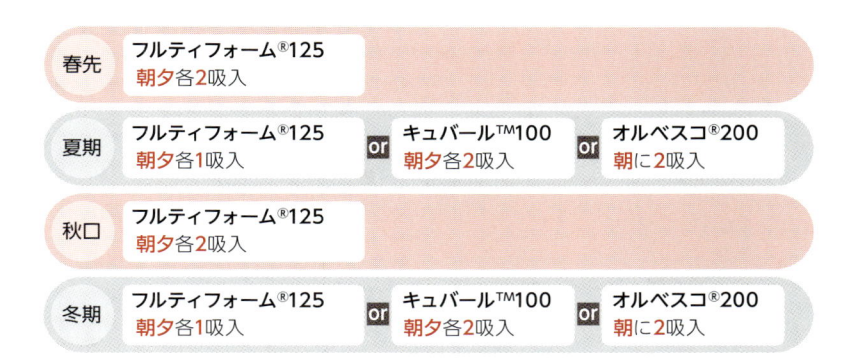

図4 ● pMDIの吸入に慣れている患者の処方例

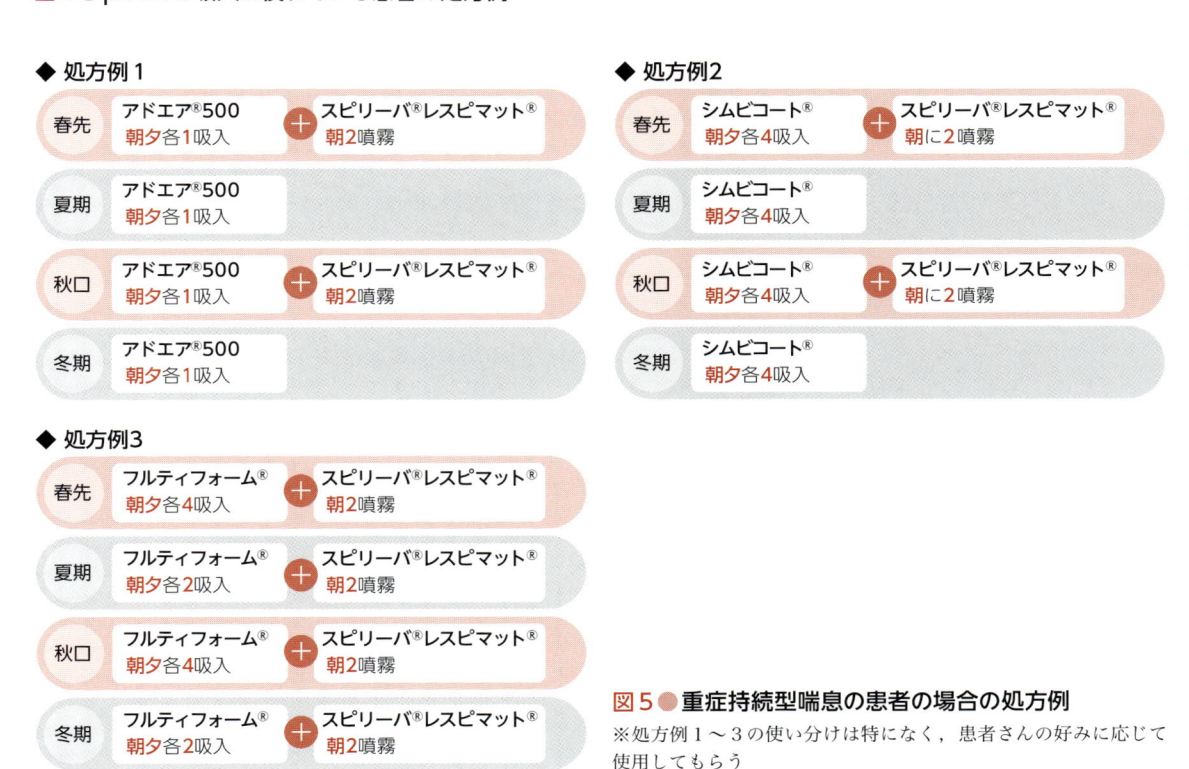

春先	フルティフォーム®125 朝夕各2吸入
夏期	フルティフォーム®125 朝夕各1吸入 or キュバール™100 朝夕各2吸入 or オルベスコ®200 朝に2吸入
秋口	フルティフォーム®125 朝夕各2吸入
冬期	フルティフォーム®125 朝夕各1吸入 or キュバール™100 朝夕各2吸入 or オルベスコ®200 朝に2吸入

◆ 処方例1

春先	アドエア®500 朝夕各1吸入 + スピリーバ®レスピマット® 朝2噴霧
夏期	アドエア®500 朝夕各1吸入
秋口	アドエア®500 朝夕各1吸入 + スピリーバ®レスピマット® 朝2噴霧
冬期	アドエア®500 朝夕各1吸入

◆ 処方例2

春先	シムビコート® 朝夕各4吸入 + スピリーバ®レスピマット® 朝に2噴霧
夏期	シムビコート® 朝夕各4吸入
秋口	シムビコート® 朝夕各4吸入 + スピリーバ®レスピマット® 朝に2噴霧
冬期	シムビコート® 朝夕各4吸入

◆ 処方例3

春先	フルティフォーム® 朝夕各4吸入 + スピリーバ®レスピマット® 朝2噴霧
夏期	フルティフォーム® 朝夕各2吸入 + スピリーバ®レスピマット® 朝2噴霧
秋口	フルティフォーム® 朝夕各4吸入 + スピリーバ®レスピマット® 朝2噴霧
冬期	フルティフォーム® 朝夕各2吸入 + スピリーバ®レスピマット® 朝2噴霧

図5 ● 重症持続型喘息の患者の場合の処方例
※処方例1～3の使い分けは特になく，患者さんの好みに応じて使用してもらう

❸ 吸入薬を変更することのメリット・デメリット

「喘息・予防管理ガイドライン 2015」では，ICS，ICS/LABA，LAMAについての各薬剤間，吸入デバイス間の差についてはあえて言及していませんが，効果や副作用に差があるのは歴然であり，**どの吸入薬がどの患者さんに合っているのかを見極めてあげる**のが第一線の臨床医の役割と考えています．

講演会で「私は1～2種類の吸入薬でうまくコントロールしているので新たな薬剤は必要ない」と豪語されている医師もいますが，おそらくその医師の処方する吸入薬が合っている患者さんのみがその医療機関に残っており，副作用などで継続不可能になった患者さんは他の医療機関に流れているというのが事実なのではないでしょうか．

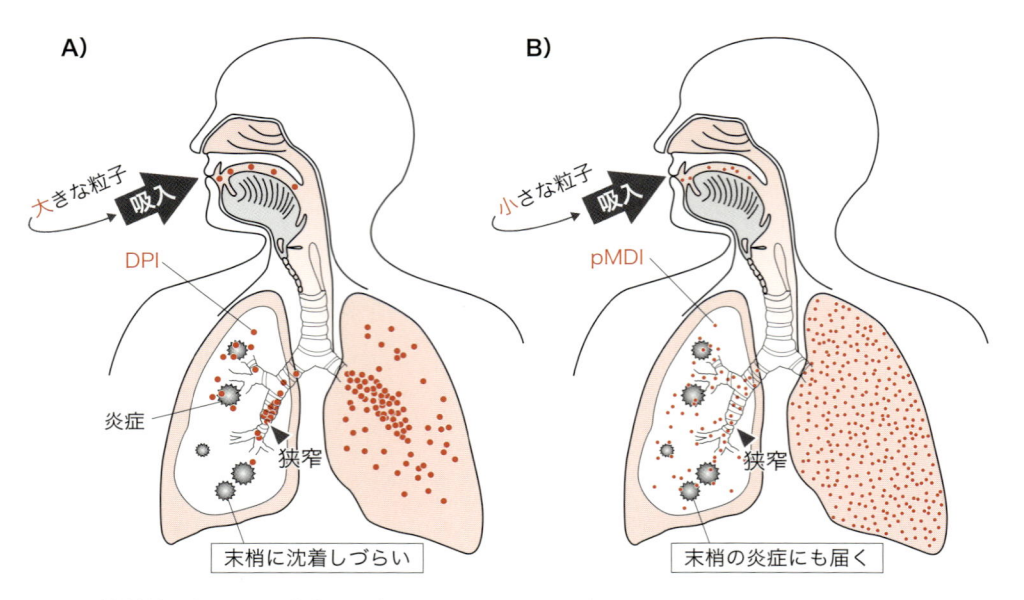

図6 ● 薬剤粒子径や吸入速度・強度により，沈着部位が異なる

　　DPIやpMDIのなかでも吸入粒子径が異なったり，吸入速度や強度により沈着部位が異なったりします．中枢気管支に薬剤が沈着しやすいDPIと，pMDIのなかでも超微粒子のもの（例：キュバール™，オルベスコ®）とは**気管支内の治療部位を補完する働き**があり（**図6**），いつまでも同じ吸入薬を使用するのではなく，ときどき変更するとそれまで治療されていなかった気管支部位も治療され，喘息治療がより完成度の高いものになると考えます．

　　デメリットとしては吸入薬を変更すると吸入方法がそれぞれ全く異なるため，特に**高齢者**では**吸入指導が難しく**，その**吸入器に慣れるまでに時間がかかる**ことです．しかし，薬剤師・看護師の吸入指導がしっかりしていれば問題となることは少ないと思われます（**第4章−3**参照）．

　　エビデンスの面では，喘息コントロールがよい時期に吸入薬を減量する**adjustable maintenance dosing**という吸入方法と，喘息の症状のありなしにかかわらず同じ量の吸入薬を継続する**fixed dosing**という従来からの吸入方法の比較では，喘息症状やQOLにおいて患者さんの喘息コントロールにはおおむね差はみられませんでした[1,2]．Adjustable maintenance dosingと，fixed dosingのどちらの方法を選択するかは，患者さんの好み・性格・生活環境を考慮して決定します．いずれにしても吸入薬を長期に服薬してもらえることが最終目的です．

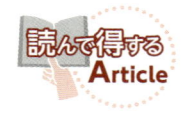

読んで得するArticle

1) FitzGerald JM, et al : Adjustable maintenance dosing with budesonide/formoterol reduces asthma exacerbations compared with traditional fixed dosing : a five-month multicentre Canadian study. Can Respir J, 10 : 427-434, 2003
　↳ シムビコート®を定期に吸入した場合（fixed dosing）と，症状が軽快した時期には一時的に減量してよい場合（adjustable maintenance dosing）と比較すると，後者の場合がよかったとしています

2) Busse WW, et al : Comparison of adjustable- and fixed-dose budesonide/formoterol pressurized metered-dose inhaler and fixed-dose fluticasone propionate/salmeterol dry powder inhaler in asthma patients. J Allergy Clin Immunol, 121 : 1407-1414, 2008
　↳ シムビコート®を定期に吸入した場合（fixed dosing）と，症状が軽快した時期には一時的に減量してよい場合（adjustable maintenance dosing）と比較して同様の喘息コントロールでした．このことから，薬剤量が少なくなる後者の場合でも十分であることが読みとれます

第4章 患者さんに喜ばれる外来診療

6. 効率のよい外来診療

平松哲夫

ここがポイント！
- 最高のレベルの医療を提供するためには，チーム医療の質を上げることが重要
- 問診票を活用し，病歴の聴き逃しがないように予診を充実
- 喘息日誌を上手に利用し，患者の状況把握に努める
- 強制オッシレーション法，呼気NO測定，ピークフローメーターなどの検査で診察精度をアップ

1 はじめに

　当初，この原稿のタイトルは「"短時間でできる"効率のよい外来診療」でしたが，多分日頃100本の指に入るぐらい長時間の外来をやっている筆者には，そのタイトルで書くのは相応しくないと思い一度はお断りしたものの，「効率のよい」だけでよいとしていいとのお返事をいただき，書かせていただくことにしました．しかし，そもそも「効率のよい診療」とは何でしょう．まずは質を落とさないことが第一条件でしょう．もっとも，本書の読者は患者さんに最高の医療を提供したいと思う先生方ばかりだと思いますので，質を落とさないというより，最高のレベルを担保してというのが必要だと思います．しかも，現状の医療に満足していない患者さんや，その困った現状に気付いてすらいない患者さんたちにも最高の医療を提供し貢献したいという思いが基本です．しかし，時間にも，マンパワーにも限界があります．そこに効率性が初めて必要とされるのだと思います．今回，当院の取り組みを紹介させていただき，日常診療の効率性について考えてみたいと思います．

2 主に初診について

1) 病歴聴取と検査，患者への説明

　喘息もCOPDも，比較的一般的な日常診療で遭遇する症状が中心であり，感冒も含め他の呼吸器疾患との鑑別が簡単ではありません．したがって，初診の患者さんでは，まずは**徹底した患者さんからの聴き取り**が必要になります．一般的な病歴の他に，喫煙歴，粉塵被曝歴，ペット飼育歴，小児喘息や副鼻腔炎，他のアレルギー疾患の既往歴などたくさんの情報を聴き出します．しかし，そのなかに診断や治療のための大きなヒントがたくさん隠されている

ので，手抜きはできません．まずは聴き逃さないように，やはり問診票の使用は欠かせません．また，それが定型的にカルテ上に反映される仕組みをつくり，患者さんとお会いした瞬間に，より深く的確に質問できるように備えられることがまずは第一だと思います．

また，その基本的なデータをより精度の高いものにするため，夜間の睡眠状況を含め，悪化の状況など追加の質問を加えて，**患者さんの状況を把握すること**に努めることが重要であると思います．病歴聴取の結果と引き続く身体所見の結果より，肺機能検査などの検査まで追加が必要かどうかの判断をしていきます．

当院では，この時点で強く喘息が疑われる患者さんや，当院の特徴として他院で診断後コントロール不十分な症例の受診が多数を占めることもあり，胸部X線以外にスパイログラム，強制オッシレーション法による気道抵抗の異常のチェック，呼気NOのチェック，SABAの反応性の確認へと進むケースも多数あります．

ここでそれぞれの**検査の結果はできるだけ詳しく，わかりやすく説明します**．これは一見効率性が悪い印象がありますが，やはり最初が肝心です．患者さんに今後に予測される長い治療期間にも納得してもらい，自己中断しないようにするためにも時間をかけるべきだと思います．また，**症状が改善してもそれが治療のゴールではないこと**を，その時点でしっかり説明しておくことが重要であると思います．

2）ピークフロー測定と喘息日誌の活用

この時点で喘息の診断が確認された症例や，強く疑われる症例は治療の開始または見直しをします．また当院では，喘息のほぼ全例に**ピークフロー**（以下PEF）の導入をお話し，同意していただきます．この**PEFの測定と喘息日誌の記入**は，筆者自身としては効率的な治療には欠かせないと思います．PEF測定にはたくさんの意味がありますが，この時点でのPEF測定の意味は，**まず患者自身が症状以外で自身の改善などの病状の変化を確認できること**だと思います．

3）チームでの吸入指導

この次に，当院では筆者以外に院内の薬剤師が中心となって指導にあたります．吸入指導は本来は医師自身が全部やるべきと以前は思っていましたが，転換点となったのは，20年前でした．筆者の吸入指導後，薬剤師に吸入指導をしてもらい，そのデータを学会発表していただいたとき，薬剤師の吸入指導前後で明らかな差がみられたのです．薬剤師の吸入指導前というのは，つまり筆者の指導後であり，薬剤師の実力を見せつけられた結果でした．その時点で筆者は悪あがきを止めました．後に述べるチーム医療の重要性に気付いた瞬間でした．その薬剤師とは今も一緒にやっています．効率のよい治療にはやはりよいメンバーが必要です．ありがたいことに彼をはじめ，痒いところに手が届くメンバーが当院には集まっています．チーム医療のためには，同じ目的意識を持つこと，またそれを患者さんに対してだけでなく，外向きに発信することが大切であると感じています．そうすることで，各メンバーが自分の役割・レベル・立ち位置を確認でき，積極的にさらなるレベルを，全体のことも考えながら，もちろん患者さんに対して高いレベルを維持しながらめざすことができるからです．

表 ● 喘息教育における学習レベルとアクションプラン

学習レベル	アクションプラン
レベル1 無意識的無能（知らないしできない） ・喘息に関して何も知らず，知らないということさえも知らない状態 ・喘息初診患者	**主に手技の指導** ・吸入の方法 ・ピークフローメーターの使い方 ・日誌の記入方法の指導 ・発作時の指導（SABA）
レベル2 意識的無能（知っていてもできない） ・喘息に関して知識を得たが，それを実践することはできない状態 ・吸入やピークフローについて知ることができたが，上手くできない，やっていない ・発作時の対応（SABA使用）ができていない	**手技の確認と再指導** ・正しい吸入手技ができるよう再指導 ・ピークフローの意義を説明 ・発作時の対応（SABA）を指導
レベル3 意識的有能（考えるとできる） ・吸入手技は完璧にできるようになってきたが，まだ習慣化されておらず，ピークフローや吸入をときどき忘れることがある ・それらを行うためにはある程度の労力が必要な状態 ・SABAを携帯し発作時の対応はできる	**継続のための指導** ・目標の明確化 ・喘息の病態と治療について解説 ・喘息症状を誘発する環境的なリスクファクターの管理 ・禁煙指導（喫煙者）
レベル4 無意識的有能（考えなくてもできる） ・吸入やPEFの必要性を理解し，特に意識しなくても吸入やPEFの記録を実践することができている状態	**自己管理の指導** ・PEF悪化時のレスキュープレドニンの指示 ・SMART指示可（SMART療法：Symbicort Maintenance and Reliever Therapy）：残薬の範囲内，1日8吸入を上限に指導
レベル5 無意識的有能に意識的有能 ・無意識的に行っていることを，意識して人に教えることができる状態 ・喘息の病態や治療，PEFの意義，吸入薬継続の必要性が説明できる	**行動強化，自己効力感の向上** ・患者主導で喘息治療・管理について語らせる ・喘息理解度チェック（テスト）

共同管理プロトコール（当院作成）より抜粋

4）医師と薬剤師との共同薬物治療管理

　当院の特徴としては，**薬剤師との共同薬物治療管理**を導入検証している点です．2010年の厚生労働省医政局長通知[1]には，医療スタッフの協働・連携によるチーム医療の推進を促しており，薬剤師を積極的に活用すべき業務として，「プロトコールに基づいて医師等と協働で薬剤の種類，投与の量・方法・期間等の変更や検査オーダーの実施」などの業務が明記されました．この「プロトコールに基づいて」薬剤師が行う行為が，米国で実施されているCDTM（collaborative drug therapy management：共同薬物治療管理）[2]と類似しており，日本版CDTMとして注目されています（米国では，医師と薬剤師が薬物治療や予防接種などに関して，プロトコールを含めた契約を結び，その契約の範囲内で，薬剤師が主体的に患者ケアを実施するものです）．

　当院では医師（筆者）と薬剤師が共同で作成したプロトコール（**表**）に従い，診察前に薬剤師が患者と面談し，残薬調整（処方入力）や適切な吸入デバイスや吸入補助具の提案を積極的に行っています[3]．また，診察前に患者の学習レベルやアドヒアランスを評価し，段階的な喘息教育プログラムに従い，継続的な個別指導を医師と薬剤師が共同で行うことにより，患者の理解度はより高まり，アドヒアランスや治療継続率も向上していることを確認しています．

❸ 再診時について

1) 吸入手技や治療状況を医師と薬剤師で確認

再診時に**薬剤師は，医師の診察前に患者と面談**し，PEFの記録を確認，必要に応じ喘息コントロールテスト（ACT）を実施します．PEF値の変動に目を通し，自覚症状や薬による副作用発現状況，さらに，吸入器具やPEFメーターを正しく使えているかどうかを，実際にやってもらってチェックし，十分でなければ再度説明します．

これらの内容はカルテに記載され，それをもとに，診察を進めます．例えば，治療の反応性が悪い場合，その要因が，吸入手技に問題があるのか，そもそも吸入薬を使用していないのか，喘息を悪化させる環境要因があるのか，など簡単に確認するだけで次の段階に進むことができます．また，この確認が患者さんにとっては2度目の確認となるので，「さっきも同じこと言われました」と**復習効果**もあるのではと思っています．

2) PEF測定を利用した診療の効率化

また，継続受診のためにも**PEF測定**が診療の効率化には役に立っていると思います．日誌をみながら，「この下がった日は？」と聞き出しやすいうえ，その日の天候や，休日であったかなどの情報も一目でわかります．これらをヒントに前回受診から受診日までの状況を聴き出すのは，それほど難しいことではありません．夜間の状況を把握することもできます．患者さんは，すぐ大丈夫と言われますが，本当に大丈夫かもわかります．

PEF測定は，診察の効率化だけでなく，患者自身の自己管理に対する自己効力感の増加にも役立ち，治療継続にも役立っている印象があります．また，喘息予防・管理ガイドライン2015（JGL2015）でも喘息の管理目標にPEFの安定が入っており，筆者としてはできるだけ導入を心がけています．症状の聴取にはACTなどの質問表を利用するのも効率性としてはよいと思います．

3) 診察の精度を高める検査の活用

症状だけでなく，PEFが安定している場合は治療ステップを見直します．その際，スパイログラムだけでなく，**強制オッシレーション法による気道抵抗の異常と呼気NOの測定**を1つひとつの症例について吟味し，多面的判断の必要性があれば施行します．当院では，強制オッシレーション法はモストグラフを採用していますが，まだ標準値がなく決定打にはならないものの，個人の推移をみるには比較的安定し，またカラーグラフィックが患者にインパクトを与え，気道炎症を直接みる手段がないなかで，理解を深めるツールの1つとして呼気NO測定とともに利用しています．

これらの検査は，患者さんの負担もありルーティンに行う必要はありませんが，ポイントを押さえて行えば喘息の管理にかなり有用であると思われます．患者さんの経済的負担がもう少し少なければ，患者さんにスパイログラムほど労力もかけず，第2・第3の聴診器になりうると思います．聴診器が3つもあると思うと非効率的だと思われるかもしれませんが，3つの違う角度から観察できる聴診器＋在宅でのモニターができるPEFメーターの使用で，より精度の高い診察が可能になり，その結果が正しい判断を産み，結果的に医学的にも医療経済のためにも効率化が図れると考えられます．

4 COPDの管理について

　COPDの管理では，**理学療法士**が活躍の割合を増やします．慢性的なリモデリングによると思われる気道狭窄を持ち，息切れや，労作による低酸素血症を起こす喘息患者さんも同様に理学療法が有効です．いかに普段の生活のなかで歩数の確保ができているかなどの身体活動量，息切れの強さなどの情報もより正確に入るだけでなく，痰の量や悪化の徴候などの情報の他，前回のトレーニング時の情報が外来に届けられ，これらを参考に診療を行います．これらの情報が，在宅酸素療法の患者さんの酸素流量の変更や，薬剤の変更・追加の決定や，呼吸リハビリテーションの指示決定のための診察時の補足資料として役立ちます．これにより，診察の精度が上がるだけでなく，当然効率化が上がります．

5 患者教育，その他について

1) 集団および個別の患者教育

　もう1つの当院の重視する要素は**患者教育**です．当院では集団と個人に分けて取り組んでいます．

　集団では，医師だけでなく，薬剤師や，看護師，理学療法士，栄養士などが，それぞれ普段の診療で足りないと思っていることや追加したいことを企画し，実行します．スライドを使った授業形式もありますが，なかには栄養士と看護師による調理実習や，アロマテラピー入門などちょっと変わったものも行われます．効率的とは一見違いますが，こういった機会に，スタッフが顔だけでなくしっかり名前を覚えたりできる効果や，医師にはみせない患者の素顔をうかがうチャンスもあります．

　個別の教育としては，筆者の他には，前述した薬剤師として喘息教育に携わるだけでなく，臨床心理士としての資格も生かし睡眠衛生指導を含め睡眠に関しての指導をする者がいたり，看護師による禁煙指導や栄養指導を含む生活指導が行われたり，理学療法士による運動や生活行動や排痰などの指導が行われたり，治験コーディネーターの資格を持つ検査技師，栄養士も含め各自が得意な分野を担当しています．昔の某自動車メーカーのCMではないですが，"くう"，"ねる"，"あそぶ"を人の生活に欠かせないキーワードとして，薬物治療だけでなく統合的にかかわりたいと考えています．

2) 院内のスタッフとの連携

　それ以外に自分は，患者さんへの診察やコミュニケーションに集中するため，身体所見をとっている間，医学用語にも精通し，患者さんのことも個々に理解している看護師にカルテの入力を手伝ってもらい，そこに追加・訂正・承認するシステムを採用しています．処置室からも患者さんの状態やバイタルサインなどの情報がルーティンに入ります．また，血圧は事務のレベルで自動血圧計の測定をお願いし，また予約外受診の患者さんに対しては体温のチェックを行い，インフルエンザなど流行疾患の煩雑期には待合室を分けるなどの配慮とともに，診察室にはその情報が伝えられるようにしています．このようにすべてのパートのスタッフがそれぞれのパートをきちんとこなすだけでなく，一人ひとりの患者さんに対して統合的にかかわれることを意識して，外来の仕組みを構築しています．

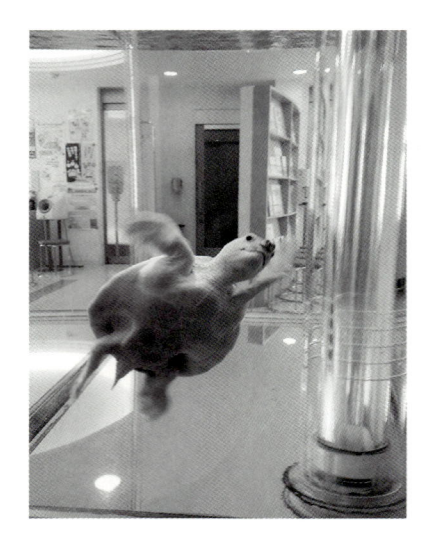

図1 ● 待合室のバニラ君（スッポンモドキ）

　それ以外の取り組みとしては，スタッフが壁新聞を作成し，筆者が監修しています．インフルエンザや花粉情報などのその時期のトピックスや，運動や食事など，頻度の多い質問などを話題として診察室の会話の助けとなっています．
　また，待合室で飼育しているスッポンモドキのバニラ君やくらげ君たちもクリニックの雰囲気づくりに貢献してくれています（図1）．

6 おわりに

　まだ完成型であるとはとても言えませんが，この仕組みの精度をより上げることが本当の意味でのチーム医療と言えるのではないかと思います．また，チーム医療の質を上げることが効率を上げる最大のポイントであると思います．このやり方が他のすべての施設で通じるとは思いませんが，1カ所でも参考となるところがあれば幸いです．

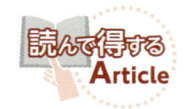

読んで得するArticle

1）「医療スタッフの協働・連携によるチーム医療の推進について」（厚生労働省医政局長通知　医政発0430第1号），2010
2）「チーム医療を円滑に進めるためのCDTMハンドブック―問題解決のための手順書」（日本薬剤師会/監，土橋朗，他/監訳），薬事日報社，2010
　↳米国のなかでも先進的にCDTMを実践するワシントン大学ハーバービューメディカルセンターの活動を通して解説した翻訳本．
3）「病院薬剤師業務推進実例集4」（日本病院薬剤師会/監，日本病院薬剤師会中小病院委員会/編），薬ゼミ情報教育センター，2015
　↳医師等と協働で行う薬物治療管理の実践事例を具体的に紹介．当院の事例も紹介されていました．

第4章 患者さんに喜ばれる外来診療

7. 治療費を安くするにはどうしたらよいのか？

田中裕士

ここがポイント！

- 吸入配合剤から吸入単剤に変更することで，かなり安くすることができる
- 吸入配合剤と吸入長時間作用性抗コリン薬（LAMA）では，新薬のほうが薬価が安い
- 長期的には，吸入回数の多い製品を処方するほうが，吸入回数の少ない製品よりも安い

1 COPD吸入薬の選択肢が倍増

　COPDの吸入長時間作用性抗コリン薬（LAMA）と吸入LABA/LAMA配合剤は最近2〜3年で倍以上に増えて薬剤の選択肢が増えました．LAMAは先発品のスピリーバ®を薬価の軸として，最近出た新薬はすべてより安価なものになっています（表1）．効果のことを度外視すると，新薬のほうが安いということになります．

表1 ● COPDの吸入薬剤1カ月の薬価（2015）

分類	一般名	商品名	薬価（円）
吸入長時間作用性抗コリン薬（LAMA）	チオトロピウム臭化物水和物	スピリーバ® レスピマット®	6704.5
	グリコピロニウム臭化物	シーブリ®	5976
	アクリジニウム臭化物	エクリラ®	6301.8
	ウメクリジニウム臭化物	エンクラッセ®	6166.60
吸入長時間作用性β₂刺激薬（LABA）	サルメテロールキシナホ酸塩	セレベント®	3943.9
	インダカテロールマレイン酸塩	オンブレス®	4188
	ホルモテロールフマル酸塩水和物	オーキシス®	3320
吸入ICS/LABA配合剤	サルメテロールキシナホ酸塩/フルチカゾンプロピオン酸エステル	アドエア®250	7132.7
		アドエア®125/50エアゾール	7586.5
	ブデソニド/ホルモテロールフマル酸塩水和物	シムビコート®（朝夕2吸入）	11503.4
LABA/LAMA配合剤	グリコピロニウム臭化物/インダカテロールマレイン酸塩	ウルティブロ®	8130.0
	ウメクリジニウム臭化物/ビランテロールトリフェニル酢酸塩	アノーロ®	7988.8
	チオトロピウム臭化物水和物/オロダテロール塩酸塩	スピオルト®	8513.8

表2 喘息吸入薬1本の薬価（2015）—①

	一般名	商品名	薬価（円）
吸入ICS/LABA配合剤	ビランテロールトリフェニル酢酸塩/フルチカゾンフランカルボン酸エステル	レルベア® 100エリプタ®（14吸入）	3164.30
		レルベア® 100エリプタ®（30吸入）	5987.20
		レルベア® 200エリプタ®（14吸入）	2835.10
		レルベア® 200エリプタ®（30吸入）	6692.60
	ブデソニド/ホルモテロールフマル酸塩水和物	シムビコート®（60吸入）	5892.8
		シムビコート®（30吸入）	2996.30
	サルメテロールキシナホ酸塩/フルチカゾンプロピオン酸エステル	アドエア® 500ディスカス®（60吸入）	8300.50
		アドエア® 500ディスカス®（28吸入）	3894.60
		アドエア® 250®ディスカス®（60吸入）	7132.7
		アドエア® 250®ディスカス®（28吸入）	3447.40
		アドエア® 250エアゾール（120吸入）	8806.0
		アドエア® 125エアゾール（120吸入）	7586.5
	フルチカゾンプロピオン酸エステル/ホルモテロールフマル酸塩水和物	フルティフォーム® 125エアゾール（120吸入）	6759.10
		フルティフォーム® 125エアゾール（56吸入）	3213.9
		フルティフォーム® 50エアゾール（120吸入）	5780.70
		フルティフォーム® 50エアゾール（56吸入）	2753.00
吸入長時間作用性抗コリン薬（LAMA）	チオトロピウム臭化物水和物	スピリーバ® レスピマット®（120吸入）	6704.5
吸入長時間作用性β_2刺激薬（LABA）	サルメテロールキシナホ酸塩	セレベント®（60吸入）	3943.9

② 喘息吸入薬の効果と価格は比例する

表2，3に示したように，吸入配合薬やLAMAのほうが，吸入ステロイド薬（ICS）単剤よりも高価であることは間違いありません．COPD治療薬と同様に，吸入配合薬では新薬のほうが安価となっています．吸入配合薬からICSに早くステップダウンできるように，環境整備，生活習慣の改善，合併症の治療を行うことが重要です（**第4章-4**参照）．ICSのなかでは価格の安いものほど効果が弱くなっており，ICSの局所副作用の強い症例では，副作用の軽減を優先して安価のものに変更するとよいかもしれません．全く中止するよりも，弱いICSで継続することが重要と思います．

同じ吸入配合薬でも，複数の吸入回数の製品があり，吸入回数の多い製品のほうがお得となっています．例えばフルティフォーム®125エアゾールは120吸入と56吸入がありますが（**表2**），1吸入あたりの単価は120吸入で56.3点，56吸入では57.4点と，長期に吸入する場合には120吸入の製品がお得となります．

表3 ● 喘息吸入薬1本の薬価（2015）—②

	一般名	商品名	薬価（円）
吸入ステロイド薬 DPI（ドライパウダー）	モメタゾンフランカルボン酸エステル	**アズマネックス**® 200 ツイストヘラー®（60 吸入）	3315.00
		アズマネックス® 100 ツイストヘラー®（60 吸入）	2598.90
	ブデソニド	**パルミコート**® 200 タービュヘイラー®（112 吸入）	2198.40
		パルミコート® 200 タービュヘイラー®（56 吸入）	1689.60
		パルミコート® 100 タービュヘイラー®（112 吸入）	1689.60
	フルチカゾンプロピオン酸エステル	**フルタイド**® 200 ディスカス®（60 吸入）	2619.20
		フルタイド® 100 ディスカス®（60 吸入）	2002.2
		フルタイド® 200 ロタディスク®（1ブリスターあたり）	43.20
吸入ステロイド薬 pMDI（スプレー式）	フルチカゾンプロピオン酸エステル	**フルタイド**® 100 エアゾール（60 吸入）	2034.0
		フルタイド® 50 エアゾール（120 吸入）	1989.9
	ベクロメタゾンプロピオン酸エステル	**キュバール**™ 100 エアゾール（100 吸入）	3235.1
		キュバール™ 50 エアゾール（100 吸入）	2447.0
	シクレソニド	**オルベスコ**® 200（56 吸入）	2378.45
		オルベスコ® 100（112 吸入）	2378.40
		オルベスコ® 100（56 吸入）	1888.00
		オルベスコ® 50（112 吸入）	1848.70

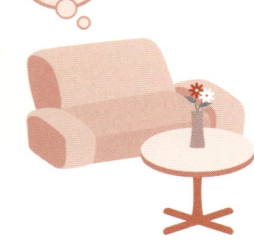

Column 休憩室

温泉療法
～どこの温泉にエビデンスがあるのか

「どこの温泉にエビデンスがあるのか」という問いに答えるのは，エビデンスレベルにもよりますが，そう簡単ではありません．海外では死海地域の硫黄泉の療養が関節リウマチや尋常性乾癬へ有効といったRCTもありますが，国内で特定の疾患への有効性が示されている温泉地として，**群馬県の草津温泉**と**北海道の川湯温泉**があげられます．前者は黄色ブドウ球菌に対する殺菌作用がアトピー性皮膚炎に有効というもので，酸性（pH2.0）の条件下でのマンガンイオンとヨウ素イオンの共存による作用と実証されています．後者は硫黄泉の飲泉でインスリン分泌が高まり，血糖が降下するというものです．

炭酸，塩化物など各種温泉成分の基礎的データは多いのですが，飲用以外では体内への吸収はわずかで，温泉地と疾患を結びつけるだけの根拠にはなりにくいのが実情です．しかし，温泉地の自然環境は，日常生活で乱れた自律神経系，内分泌系，免疫系などを本来の生体リズムに整えてくれる**総合的生体調整作用**という力をもち，皆さんもよく経験されているかと思いますが，気分は爽快となり，疾患によらず自覚症状が軽減されるのです．

岡山大学病院三朝医療センターは，温泉プールでの水中歩行や鉱泥湿布などを併用した独自の複合温泉療法で，喘息や肺気腫などの呼吸器疾患の患者に効果を示してきました．2015年度で閉院後は隣接の**三朝温泉病院**にその内容は継承されています．

また，**九州大学病院別府病院**では，自宅でも温泉入浴が可能な割合の高い別府市民を対象に大規模なアンケート調査を行って，温泉入浴による高血圧，脂質異常症，うつ病，慢性肝炎，気管支喘息の予防，動脈硬化の伸展抑止，慢性疼痛緩和，心機能改善，体細胞の抗老化促進などの効果を示し，温泉プールや鉱泥浴を利用した臨床研究では慢性心不全，線維筋痛症に対する治療効果を示しました．

結局，**食事療法や運動療法なども併用した一定期間の療養**ができれば，泉質にかかわらず多くの温泉がさまざまな疾患に効果を発揮します．環境省ホームページにある「**あんしん・あんぜんな温泉利用のいろは**」（https://www.env.go.jp/nature/onsen/docs/zentaiban.pdf）や，身近な**温泉療法医**（http://www.onki.jp/doctor/doctor_intro/）の意見なども参考にして，各自の状況に応じた最適な温泉療法を考えてみてください．

〈加藤　冠〉

第5章 専門医へのコンサルトのポイント

1. 喘息関連疾患

松瀬厚人

> **ここがポイント！**
> - 通常の治療で改善しない，あるいは合併症のために通常の治療が行えない場合には専門医に紹介する
> - 紹介する前に，診断や治療に対するアドヒアランスを確認する
> - 専門医では気道過敏性試験を用いた喘息の診断や負荷試験，抗IgE抗体や気管支サーモプラスティによる治療を行うことができる

1 専門医へのコンサルトのタイミング

非専門医の先生には，成人の常用量である**中用量の吸入ステロイド薬＋長時間作用性β_2刺激薬の吸入を行っても喘息症状がコントロールできない場合**，または合併症などのために**中用量の吸入ステロイド薬＋長時間作用性吸入β_2刺激薬が使用できない場合**は，喘息専門医にコンサルトをすることをお勧めします．ここでは，どういう時に喘息がそれほど難治性になるのか，また専門医にコンサルト前にできることについてお話しします．

初めに喘息として治療されていた悪性腫瘍の症例（**症例1**）と禁煙に加えて抗IgE抗体による治療が有効であった症例（**症例2**）を提示します．

症例1 喘息として治療されていた気管腺様嚢胞癌症例

【患　者】30歳代，男性．
【既往歴】特記事項なし．

10歳代からの重喫煙者である．約1年間の経過で進行する喘鳴，呼吸困難のため気管支喘息と診断され，高用量吸入ステロイド薬＋長時間作用性吸入β_2刺激薬の投与を受けたが改善せず，臥位も困難になったため受診した．聴診では頸部に強い笛音が聴取される．胸部X線では肺野に異常を認めないが，気管透亮像が不明瞭であった．気管支鏡を施行したところ気管はほぼ閉塞しており，同部からの生検で腺様嚢胞癌と診断された（**図1**）．

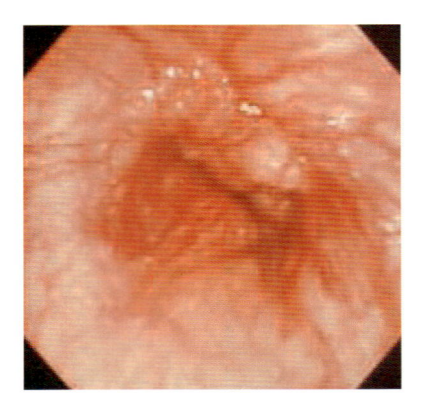

図1●症例1の気管支鏡所見

特に喫煙者の喘鳴では，中枢気道の悪性腫瘍を鑑別する必要があります．

症例2　禁煙と抗IgE抗体が著効した難治性喘息症例

【患　者】30歳代，男性．
【既往歴】アトピー性皮膚炎，アレルギー性鼻炎

　10歳代発症の重症持続型喘息患者．1日20本の現喫煙者である．高用量吸入ステロイド薬＋長時間作用性吸入β_2刺激薬に加えて経口ステロイド薬の連日投与を行っても，感冒などを契機とした喘息発作による入退院をくり返していた．入院中は禁煙するが退院後には喫煙を再開してしまう．大発作のため入院したことを契機として禁煙に成功し，血液検査で総IgE 1,200 IU/mL，特異的IgE抗体検査でダニが強陽性であったため，抗IgE抗体を開始したところ，発作頻度は減少し，経口ステロイド薬も中止することができた．禁煙したことでタバコの吸い殻がなくなり，部屋の中もきれいになったということである．

　喫煙は代表的な難治化因子であり，喫煙により総IgE値も増加します．本症例は禁煙と抗IgE抗体が著効した要因でした．禁煙を行わずに抗IgE抗体だけではこれほどの改善は望めなかったと考えられます．

2 難治性喘息について

　吸入ステロイド薬を中心とした抗炎症治療が広く導入されたことにより，喘息のコントロール状況は格段に改善されました．吸入ステロイド薬の売り上げに反比例して，少し前まで年間6,000人前後の方が亡くなっていたわが国の喘息死が徐々に減少していることは周知の通りですが，喘息死の一歩手前の挿管人工呼吸例，あるいは発作のために時間外受診する患者さんの数も激減したと感じておられる先生方も多いのではないでしょうか．しかし，数は少なくなったものの，高用量の吸入ステロイド薬を使用してもコントロール不良な**難治性喘息**の患者さんはいまだに存在しています．2014年のERS/ATSのガイドラインでは難治性喘息を**表1**のように定義しています[1]．

表1 ● 難治性喘息（6歳以上）とは？

「コントロール不良」とならないために，前年に高用量ICSおよびLABAまたはLTRA（テオフィリン）を要したか，前年の50％以上の日数に全身性のステロイド薬を要したか，これらの治療によっても「コントロール不良」の患者

「コントロール不良」の定義
・症状コントロール不良（ACT＜20など）
・増悪が高頻度（短期の全身性ステロイド薬使用＞2回/年）
・重篤（入院や人工呼吸）な増悪＞1回/年
・持続的な気流制限

文献1より引用

表2 ● 喘息と鑑別すべき他疾患

1.	上気道疾患	喉頭炎，喉頭蓋炎，vocal cord dysfunction（VCD，声帯機能不全）
2.	中枢気道疾患	気管内腫瘍，気道異物，気管軟化症，気管支結核
3.	気管支〜肺胞領域の疾患	COPD
4.	循環器疾患	うっ血性心不全，肺血栓塞栓症
5.	薬剤	アンジオテンシン変換酵素阻害薬などの薬物による咳
6.	その他	自然気胸，過換気症候群，心因性咳嗽

文献2より引用

❸ 難治性喘息の要因と非専門医ができること

1）診断が正しいかを確認

　そもそも喘息そのものが単一の病因では説明できない症候群であり，難治性喘息も複数の要因の上に成り立っています．喘息を疑って治療を開始しても改善しない場合，まず考えるべきことは**診断が正しいかどうか**です．成人が喘鳴や呼吸困難を呈する疾患は喘息以外に数多くあります．わが国の「喘息予防・管理ガイドライン」[2]のなかから表2に喘息と鑑別を要する疾患を示しますが，難治例を診た場合，基本通り胸部X線で異常陰影がないことを確認し，異常陰影を認める場合には，専門医へコンサルトし，胸部CT検査や場合によっては気管支鏡検査を行うことを考慮します．

2）アドヒアランス向上に向けた患者指導

　吸入ステロイド薬は効果が高く，副作用の少ない局所療法ですが，その効果は**患者さんの吸入手技の巧拙に依存**します．また，吸入療法を続行できるかどうかは患者さんの**アドヒアランス**にかかっています．吸入ステロイド薬で効果が得られない場合，いたずらに用量を増やすのではなく，目の前で患者さんに持参させた吸入薬を使ってもらって手技を確認したり，薬剤師の先生方に相談して，吸入指導やアドヒアランスの向上に向けた患者指導を受けていただくことも重要です．

3）合併疾患・増悪因子の管理

　喘息の重症化には他の呼吸器疾患はもちろん，多くの**合併疾患**が関連します．そのなかには，鼻副鼻腔炎，GERD，不安神経症などその分野の専門医による診断や治療が必要な疾患

```
治療によって良好なコントロールが得られない
                    ↓ Yes
           喘息の診断は正しいか ──No──→ 他疾患の治療
                    ↓ Yes
     服薬アドヒアランスが良好か
     吸入手技が正しいか ──No──→ 再指導
                    ↓ Yes
     増悪因子や合併疾患は
     正しく管理されているか ──No──→ 禁煙，増悪させうる
                                      薬剤の変更/中止，
                                      合併症管理の徹底
                    ↓ Yes
     治療のステップアップによる改善 ──No──→ 専門医へ紹介
                                              （治療ステップ4）
                    ↓ Yes
  コントロールが達成・維持されたら3カ月後にステップダウン
```

＊：治療ステップ3以上の治療にもかかわらずコントロール不良の場合は専門医への紹介が推奨される

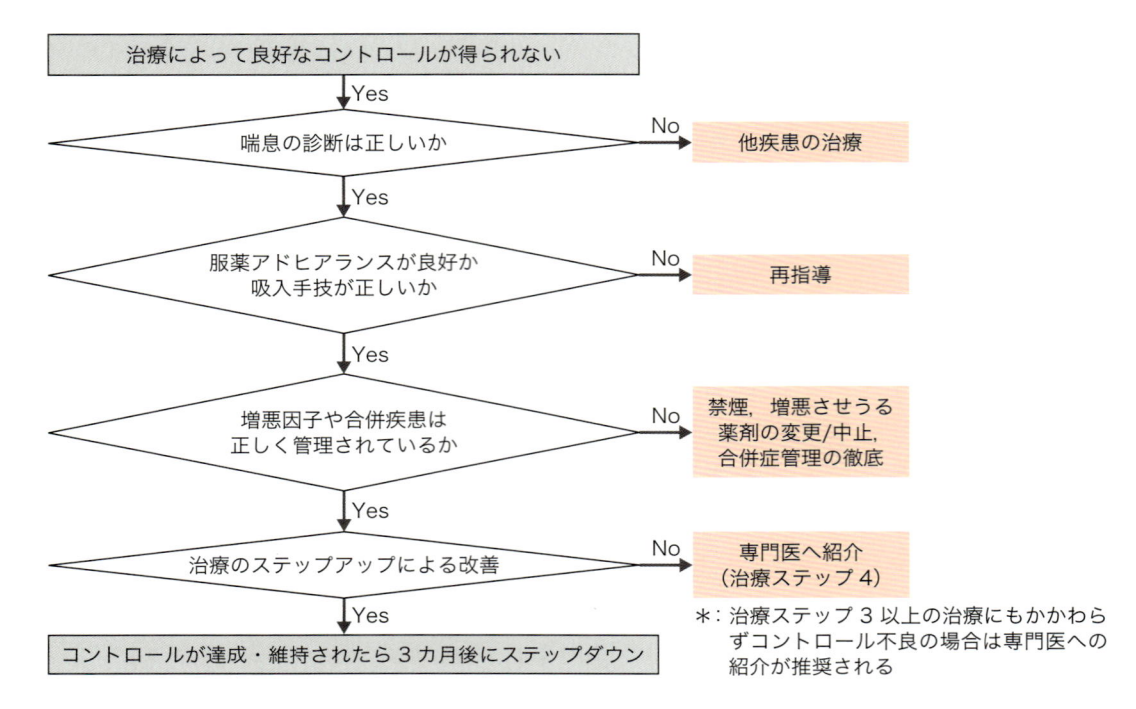

図 ● 喘息長期管理の進め方
文献2より引用
治療ステップについては文献2を参照

も含まれています．また，合併する循環器疾患のために気管支拡張薬が使用できない場合や，口腔内合併症のために吸入ステロイド薬が増量できない場合などにも専門医へ相談するのがよいでしょう．患者さん自身が気付いていない意外な**増悪因子**（飲酒，薬剤，食物など）が，専門医の診察で明らかになることもあります．

専門医への紹介のタイミングを含めた喘息長期管理の進め方を図に示します．

4 専門医が行えること

専門医は，一般診療所では容易に行うことができないCT検査などの画像診断，気道過敏性試験，誘発喀痰や呼気NO測定を用いた気道炎症の評価などを行い，喘息の診断が正しいか，他に合併症がないかを検討します．アスピリン喘息が疑われる患者さんに対しては経口アスピリン負荷試験を行うこともあります．また，アトピー型重症喘息に対する抗IgE抗体の導入や近年では気管支鏡を用いた気管支サーモプラスティを行う施設もあります．

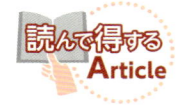

読んで得するArticle

1) Chung KF, et al：International ERS/ATS guidelines on definition, evaluation and treatment of severe asthma. Eur Respir J, 43：343-373, 2014
2) 「喘息予防・管理ガイドライン2015」（一般社団法人日本アレルギー学会 一般社団法人日本アレルギー学会喘息ガイドライン専門部会/編），協和企画，2015

第5章 専門医へのコンサルトのポイント

2. COPD・ACOS関連疾患

松永和人

ここがポイント！

- COPDやACOSの診断が明確でないときや，標準的な治療を行っても持続する症状や増悪を認める場合には専門医へのコンサルトを考慮する
- 難治症例においても禁煙や薬物療法の再指導により症状の改善や増悪の減少が認められることがあるため，専門医に紹介する前に試みる価値がある
- 症状や呼吸機能検査だけではACOSの診断が困難である場合，喀痰好酸球増多や呼気NO濃度の上昇はCOPDにおける喘息の合併を支持する

1 どのような場合に専門医へコンサルトするのか？

　喘息・COPD・ACOSは病態生理や予後が異なるため，**鑑別診断を行ったうえで治療薬を選択すること**が推奨されています．典型的な症例では，病歴・症状・肺機能検査から鑑別を進めることは困難ではありませんが，持続する咳・痰・呼吸困難などの症状から慢性気道疾患が疑われても，喘息やCOPDの特徴に乏しいことがあります．

　また，COPDやACOSは喫煙歴のある高齢者に多い共通点がありますが，正確な病歴の把握が困難な場合や合併症のため肺機能検査が実施できない場合などは鑑別に苦慮します．血痰・発熱・体重減少などのCOPDやACOSとして非典型的な症状を示す場合には，気管支拡張症・肺癌・肺結核などの可能性を念頭に置く必要があります．このように**COPDやACOSの診断が明確ではなく，他疾患の鑑別や除外が必要な場合**には専門医への紹介が推奨されます．

　さらに，COPDやACOSと診断し，標準的治療を行っても症状や増悪を認めることがあります．このような場合，診断が正しいかを確認することに加え，増悪因子・合併症・薬物療法の評価と感染対策が重要です．**禁煙ができており，服薬アドヒアランスや吸入手技に問題がないにもかかわらず症状が持続しているCOPDやACOS患者**では専門医へのコンサルトを考慮します．表1に，COPDやACOS関連疾患におけるコンサルトのポイントを示します．

2 診断が明確でない場合のアプローチ

1）COPDと喘息の鑑別の基本

　喫煙歴のある中高齢者が**労作時の息切れ**を主訴に受診した場合には，**COPD**を疑います．

表1 ● 専門医へのコンサルトのポイント（COPD・ACOS関連疾患）

1. 診断が明確でない．他疾患の除外が必要である
   （喘息，気管支拡張症，肺癌，肺結核，心疾患など）
2. COPDやACOSが疑われる患者が，非典型的な症状を示す
   （血痰，体重減少，発熱，寝汗など）
3. 慢性の気道疾患が疑われるが，喘息やCOPDの特徴に乏しい
4. 合併症のため気道疾患の評価や管理が困難である
5. 標準的な治療にもかかわらず持続する症状や増悪を認める

文献1より引用

表2 ● COPDと喘息の鑑別におけるポイント

	COPD	喘息
発症年齢	中高年	すべての年齢
原因	喫煙，大気汚染	アレルゲン，遺伝
主な症状	体動時の息切れ	発作性の喘鳴・咳
気流閉塞の原因	末梢気道病変 気腫性病変	気管支平滑筋の収縮 気道炎症・リモデリング
気流閉塞の特徴	正常に復さない	変動が大きい
肺における障害部位	気管・気管支・肺胞	気管・気管支
CTの異常（気腫化）	あり	なし
拡散（ガス交換）障害	あり	なし
炎症細胞	好中球	好酸球
呼気NO濃度	通常は正常	上昇
中心となる長期管理薬	気管支拡張薬	吸入ステロイド薬

　COPDの診断には正常に復さない気流閉塞の存在が必須であり，**気管支拡張薬投与後の1秒率が70％未満で，他の気流閉塞をきたす疾患を除外すること**が診断基準となります．

　COPDと鑑別を要する疾患としては，①喘息，②心不全，③気管支拡張症，④肺癌，⑤肺結核，⑥びまん性汎細気管支炎，⑦間質性肺炎などがあげられます．特に，喘息はCOPDにおいて最も鑑別診断に注意を要するとともに，合併症（ACOS）としても重要な疾患です．

　喘息とCOPDの鑑別では発症年齢・アトピー・喫煙歴の確認やスパイロメトリーが重要です．①若年発症，②アレルギー疾患の既往や家族歴の存在，③気管支拡張薬による**200 mL以上の1秒量の改善（気道可逆性）**は喘息の診断を支持します（表2）．しかし，前述したように，さまざまな理由から症状や肺機能検査だけでは鑑別が困難な症例も多く，その場合にはより専門的なアプローチが必要となります．

2）障害部位による鑑別

　喘息とCOPDはともに慢性の気道疾患ですが，**肺における障害部位**は異なります．気管・気管支の疾患である喘息に対して，COPDでは有害粒子の曝露により気道全体が障害されるため，**肺胞構造の破壊（気腫化）**を反映する**胸部CT検査での低吸収域**や**肺拡散障害（DLco低下など）**を認めることがあります．ただし，これらの所見があっても正常に復さない気流

閉塞がなければCOPDと診断できない点や喘息の合併を否定する根拠にはならない点に注意する必要があります．

気道過敏性亢進とは，健常者では収縮が誘発されない刺激に対して気道の収縮反応が生じること，または刺激に対して過剰な気道収縮反応が生じることです．前者の代表的な刺激は，**運動や冷気の吸入**であり，刺激により気道の炎症細胞や神経細胞から放出されたメディエーターによって気道収縮が惹起されることから，**間接刺激**と呼ばれます．この反応は喘息に特異的と考えられています．後者の代表的な刺激は**ヒスタミンやメサコリンの吸入**であり，薬剤による気道平滑筋への直接的な刺激により気道収縮が生じるため**直接刺激**と呼ばれます．気道過敏性検査では通常後者の方法を用いますが，持続する咳や喘鳴などの症状があっても気道過敏性が陰性の場合は，喘息をほぼ否定することができます．しかし，直接刺激による過敏性は気道内径の狭小化に規定されることから喘息でもCOPDでも陽性となり，両疾患の鑑別には有用でありません．

3）炎症細胞の違いによる鑑別

喘息とCOPDはともに気道の炎症性疾患ですが，両疾患は**炎症の質**が異なります．喘息の本態は慢性の**好酸球**優位の気道炎症ですが，COPDでは**好中球**が炎症細胞の中心となります（表2）．誘発喀痰の細胞分画を比べた研究によれば，喘息では好酸球が，COPDでは好中球が増加しており，ACOSでは好酸球と好中球の両方が増加していることが報告されています[1]．以下に，症状・喫煙歴・呼吸機能・画像所見から典型的なCOPDと診断したものの，喀痰検査での好酸球増多から喘息の合併を疑い，気管支拡張薬に吸入ステロイド薬を併用することで著明な症状と呼吸機能の改善を認めた症例を提示します（症例1）．

症例1　COPDとして治療されていたACOS症例

【患　者】68歳，男性．
【既往歴】既喫煙者．
【現病歴】2年前より，坂道を上るときに息切れを感じるということで来院された．これまで，発作的な喘鳴や呼吸困難を経験したことはなかった．
聴診では呼気終末に喘鳴を聴取し，肺機能検査では1秒量が710 mLで1秒率は38％であった．胸部X線では肺過膨張を認め（図1），COPDと診断して気管支拡張薬で治療を開始した．しかし，治療にもかかわらず症状が遷延していたため，喘息の合併を疑い喀痰の細胞検査を行ったところ，好酸球が28％（正常は3％未満）と増加していた．そこで吸入ステロイド薬を併用したところ1秒量は1,380 mLに上昇し，息切れも著明に改善した．

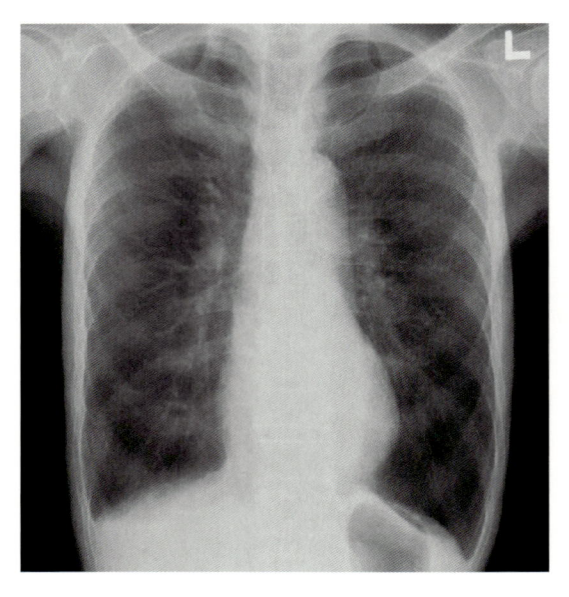

図1● 症例1の胸部X線写真

　当初は症状・喫煙歴・呼吸機能・画像所見から典型的なCOPDと診断しましたが，好酸球増多とステロイドによる有意な気流閉塞の改善からACOSであったと考えます．治療にもかかわらず症状が持続する場合の気道炎症評価（喀痰，呼気NO濃度）の重要性を示唆します．

4）呼気NO濃度による鑑別

　喀痰の細胞検査は喘息とCOPDとの鑑別に有用な検査ですが，患者に負担があり，処理や測定に時間がかかるため，日常診療で実施するのは容易ではありません．**呼気NO濃度測定**は非侵襲的かつリアルタイムに好酸球性の気道炎症を捕捉する検査として，本邦でも2013年6月より保険で承認されました．日本人の健常者における呼気NO濃度の正常値は約15 ppbですが[2]，喘息患者の呼気NO濃度はCOPD患者より有意に高値で，両者の鑑別における呼気NO濃度（標準法である50 mL/秒の呼気流速で35 ppb）の感度は91％，特異度は77％と報告されています（図2）[3]．現在，呼気NO濃度測定機器は急速に普及が進んでおり，喘息とCOPDの鑑別に苦慮する場合に有用な検査となります．

　COPD患者では心不全や肺癌などを除外したうえで，①発作性の呼吸困難や喘鳴，②気流制限の可逆性，③気道過敏性亢進，④アトピー素因，⑤喀痰中好酸球増加や呼気NO濃度上昇などの気道炎症の存在，のいずれか1つでも認めれば，喘息の合併（ACOS）を考慮し，治療方針に反映することが本邦の「COPD（慢性閉塞性肺疾患）診断と治療のためのガイドライン」で推奨されています．

　また，COPDやACOSが疑われる患者に**血痰・体重減少・発熱・寝汗**などの非典型的な症状を認めた場合には，早急に専門医への紹介を考慮します．以下に，持続する咳・痰・喘鳴があり，喘息やCOPDとして治療されていましたが，血痰を機に専門医を紹介され，気管支結核と診断された症例を提示します（症例2）．

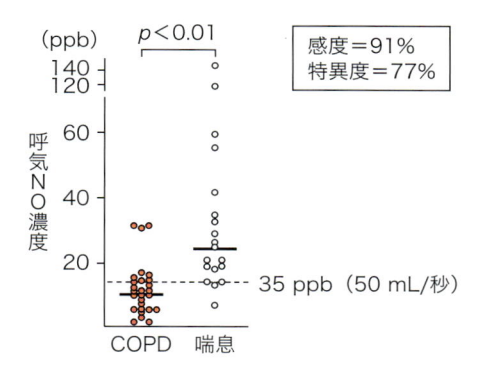

図2● COPDと喘息の鑑別診断における呼気NO濃度のカットオフ値
文献3をもとに作成

症例2　喘息やCOPDとして治療されていた気管支結核症例

【患　者】 46歳，男性．

【既往歴】 既喫煙者．

【現病歴】 1年前より，咳と痰が続いていた．半年前から喘鳴を伴うようになり近医で喘息が疑われ吸入ステロイド薬を処方されたが改善しなかった．他院でCOPDと診断され気管支拡張薬にて治療中に血痰が出現し，精査目的で紹介受診となった．
胸部X線，CTでは異常なく炎症反応も正常であり，後日判明した腫瘍マーカーも正常範囲内であった．血痰の精査目的で気管支鏡を行ったところ，右気管支は発赤と腫脹で狭窄しており，表面の壊死を伴った隆起性病変を認めた（図3）．喀痰と気管支洗浄液から結核菌が検出され，気管支結核と診断した．

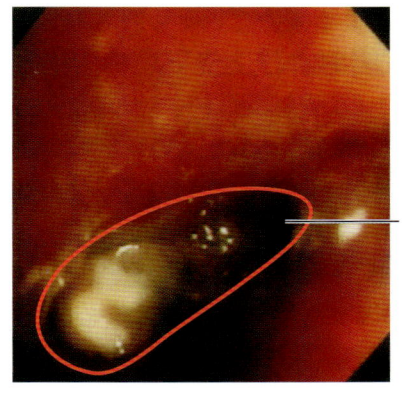

図3● 症例2の気管支鏡写真（右気管支）

　喘息やCOPDを疑う症状があっても治療による改善がない場合や，血痰・発熱などの非典型的な症状を示す場合，できるだけすみやかに専門医を紹介するべきであることを示唆します．

表3 専門医を紹介する前にチェックするポイントと対応（COPD・ACOSの難治症例）

①増悪因子の確認と排除	・現在，喫煙中であれば，禁煙を指導する ・職場や家庭での大気汚染物質の吸入を回避する ・ACOS患者では屋内でのペット飼育を回避する
②感染症の予防と対策	・手洗いとうがい，口腔清拭は患者とその家族にも指導する ・食事中や食後に咳や喀痰が多ければ，嚥下障害の評価と指導を行う ・インフルエンザワクチンと肺炎球菌ワクチンの併用で増悪の予防効果が向上するため，COPDやACOSの患者では接種が勧められる
③合併症の評価と管理	・COPD患者において，「発作性の呼吸困難・喘鳴」「アトピー素因」などを認めれば，喘息の合併（ACOS）を考慮し吸入ステロイド薬を併用する ・鼻炎や副鼻腔炎の合併があれば，治療介入を行う ・COPD患者の約30％に心不全を合併し，心不全治療における選択的β_1遮断薬の投与は危険性よりも有益性が勝っている ・COPDにおける骨格筋の機能障害は活動性の低下や呼吸困難と関連し下肢の持続力・筋力トレーニングはこれらの障害を改善する
④薬物療法の確認と再指導	・長期管理の必要性を説明し，服薬アドヒアランスを維持する ・吸入手技や服薬回数などの用法に誤りがあれば，再指導を行う ・吸入薬の使用が困難であれば，ネブライザーや家族の介助を考慮する

3 難治症例を専門医に紹介する前に

　COPDやACOSに対する標準的な治療にもかかわらず持続する症状や増悪を認める場合には専門医へのコンサルトを考慮しますが，紹介をする前に一般外来でチェックするべきポイントと対応を表3に示します．①増悪因子（喫煙，抗原など）が回避されているか，②感染症の予防と対策，③合併症の診断と治療が適切に行われているか，④薬物療法が適切に行われているか（吸入手技，アドヒアランス），などを評価します．特に，禁煙や薬物療法の再指導により症状の改善や増悪の減少が得られることも多く，試みる価値があると思います．

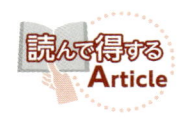

読んで得するArticle

1）GINA Report, Global Strategy for Asthma Management and Prevention, Global Initiative for Asthma (GINA) 2015.
　http://www.ginaasthma.org/.

2）Iwamoto H, et al：Differences in plasma and sputum biomarkers between COPD and COPD-asthma overlap. Eur Respir J, 43：421-429, 2014
　誘発喀痰による細胞分画の検討で，喘息，COPD，ACOSの気道炎症プロファイルは異なっており，ACOSでは好酸球と好中球がともに増加していました．

3）Matsunaga K, et al：Reference ranges for exhaled nitric oxide fraction in healthy Japanese adult population. Allergol Int, 59：363-367, 2010
　日本人の健常者における呼気NO濃度の正常値は15 ppbで，正常上限値は37 ppbでした．成人において年齢や性差は呼気NO値に影響しませんでした．

4）Fabbri M, et al：Differences in airway inflammation in patients with fixed airflow obstruction due to asthma or chronic obstructive pulmonary disease. Am J Respir Crit Care Med, 167：418-424, 2003

第6章 名医から学ぶ外来診療ケースファイル（北から南へ）

1. 長期に受診しなかったが呼吸機能がよかった喘息患者

大道光秀

症例　喘息治療長期中断例

【患　者】71歳，女性．

【現病歴】2004年12月から咳，痰，喘鳴，夜間の呼吸困難があり，近医を受診し，気管支喘息の診断でアルデシン®吸入し，少し改善し中断．2005年9月末から咳，痰，呼吸困難があり，同年10月に当院受診となった．

【身体所見】聴診上，呼吸音正常，強制呼気でも乾性ラ音なし．

【初診時肺機能】1秒量1.34 L（％1秒量97％），1秒率62.91％，1秒量改善率11％．

【経　過】鎮咳薬，去痰薬とフルタイド®＋セレベント®吸入薬を投与し，症状改善し，肺機能所見も改善．2007年3月で受診中断．その後，朝夕に咳が出るとのことで2008年4月に当院再受診となった．

1 患者さんの解説

　この患者さんは治療中断をくり返している喘息患者さんです．しかし，中断1年後の2008年4月の肺機能でも1秒量は中断前と大きな変化は認められませんでした（表1）．その後治療を続けて2008年12月の肺機能は中断前よりさらに改善しています．中等症以上の患者さんでは中断後ほとんどが肺機能の悪化を認めていますが，多くの一般内科・開業医が診ている軽症の患者さんで，症状発現時の1秒量がよい患者さんでは治療を中断しても肺機能が不可逆的に悪化しない場合もあります．

2 気管支喘息治療の理想と現実

　気管支喘息は慢性の好酸球性気道炎症疾患であり，症状がなくても定期の吸入を持続しないと，気道リモデリングが進行して不可逆的な気道狭窄となると言われています．しかし，実際の臨床においては，きちんと医師の指示に従って症状もないのに定期の吸入を守る患者さんが少ないことは多くの医師が経験しています．また，気管支喘息は多様な疾患であり，必ずしもすべての患者さんで気道リモデリングが進行して不可逆的な気道狭窄となるとは限りません．

表1 ● 本症例の肺機能の経過

	'05年10月	'06年12月	'08年4月 （中断1年後）	'08年12月
肺活量（VC [L]）	2.2	2.64	2.29	2.43
比肺活量（正常人との比較）（%VC [%]）	104	126	111	117
努力性肺活量（FVC [L]）	2.13	2.67	2.32	2.39
比努力性肺活量（正常人との比較）（%FVC [%]）	101	127	112	116
1秒量（FEV_1 [L]）	1.34	1.8	1.74	2.01
1秒量の正常人との比較（%FEV_1）	97	132	133	154
1秒量／努力性肺活量（FEV_1/FVC [%]）	62.91	67.41	75	84.1
ピークフロー（PEF）	1.82	2.74	3.93	4.12
$\dot{V}_{50}$	1.15	1.41	1.79	2.84
$\dot{V}_{25}$	0.29	0.71	0.55	1.02
サルタノール（気管支拡張剤）2 puff 吸入後				
努力性肺活量（FVC）	2.19	2.77	2.4	2.52
1秒量（FEV_1）	1.49	2.17	1.86	2.11
ピークフロー（PEF）	2.49	3.95	3.83	5.5
1秒量改善率	11	20	6	4

③ 治療中断患者への対処

　喘息治療を中断した後，症状が悪化して再受診する患者さんが多いのですが，そのときあまりにも強く叱責してしまっては反感を買い，定期治療へのモチベーションを失ってしまうかもしれず，例えば，SABAの頓用のみの治療を求めて夜間の救急外来しか行かなくなる可能性もあります（もちろん医師の話もきちんと聞かず，SABAのみの処方を求める患者さんは厳しく接しますが）．

　中断をくり返す患者さんへの対処として，再受診時に気管支喘息の病態を説明しながら定期治療の必要性をくり返し説明しますが，そのときに何らかの検査指標を提示して悪化していることを具体的にみせなければなりません．最近ではオッシレーション法（IOSやモストグラフ）による呼吸抵抗の増加や，呼気NO測定による気道の好酸球性炎症の指標がありますが，以前は肺機能のみでした（気道過敏性試験や喀痰好酸球測定などは一般臨床では実施は不可能）．そこで当院では**治療中断をくり返す患者さんには可能な限り肺機能検査を施行し，数字で患者さんにみせるようにしています**．

　そのなかで軽症の患者さんにおいて，中断後も肺機能の悪化がみられない患者さんもいることがわかりました．このような患者さんに遭遇したときでも，一応は定期吸入の必要性を説明しながら，間引きして吸入することや，一時的に休薬し半年後に肺機能検査に来院するように提案しています．そうすると再悪化時に再受診することへの患者さんのためらいがなくなります．

ここがポイント！

- 受診中断をくり返す患者さんには，あまり強く叱責しない
- 可能な限り，肺機能検査やオッシレーション法による呼吸抵抗の増加，呼気NO測定により，数値で悪化していることを提示して治療に対するモチベーションを上げる工夫をする
- 非常にコントロール良好なら，間引きして吸入することや，一時的に休薬することも提案する

第6章 名医から学ぶ外来診療ケースファイル（北から南へ）

2. COPD？ それともACOS？ ～呼吸音からの診断

福家 聡

症例

- 【患　者】63歳，男性．
- 【既往歴】特記事項なし．
- 【喫煙歴】20本／日×44年間（18～62歳）．
- 【現病歴】4年前より階段を上るなどの労作時に息切れを感じていたようである．その後，喀痰や喘鳴が出現し，健康診断の胸部X線写真で異常を指摘され，当院へ紹介受診された．CAT（COPD assessment test）13点，mMRC 1．
- 【臨床検査】白血球 5,500／μL（好中球 51.4％，好酸球 15.1％），IgE 1,008 IU/mL，シラカバ Class 4，呼気一酸化窒素（FeNO）54 ppb．
- 【身体所見】聴診上笛声音を聴取した．聴診音のサウンドスペクトログラムでは，高波長のレベルで黄，赤の強い音が持続している線が全肺野で示されていた（図1）．
- 【画像所見】胸部X線写真では，両側上肺野の透過性亢進，横隔膜は第11肋骨であり，肺過膨張の所見を認めた．胸部CTでは両上葉に肺気腫を認めたが，わずかであった．
- 【呼吸機能検査】VC 3.01 L（％VC 77％），FVC 2.87 L，FEV_1 1.45 L，FEV_1％ 50.5％，％FEV_1 46.3％，気管支拡張薬吸入後FEV_1 340 mL，23.4％改善で可逆性ありと判断した．

1 診断のポイント

　　長期喫煙歴のある中高年者が労作時呼吸困難を訴えた場合には，COPDを疑う必要があります．さらに，高齢者COPDの20～30％に喘息の合併（ACOS）が知られています．ACOSの診断には喘鳴や咳嗽が出る時間帯や発作性に出現するかを問診するなどの他に，血清IgEや呼気NOによるアレルギー素因の検査，気管支拡張薬吸入前後の気道可逆性の評価が有用です．また，聴診ではCOPD単独の場合よりも笛声音が著明な場合もあり，全肺野で呼気終末までしっかりと呼吸音を聴取しましょう（図1①～⑥，audio1）．笛声音は強制呼気をさせることで増強され，聴取しやすくなることもあります．患者さんには，「息を大きく吸って，そこで止めて，そこから一気に吐き切ってください」と声をかけながら聴診してください（図1⑦，⑧，audio2）．

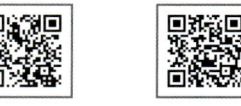

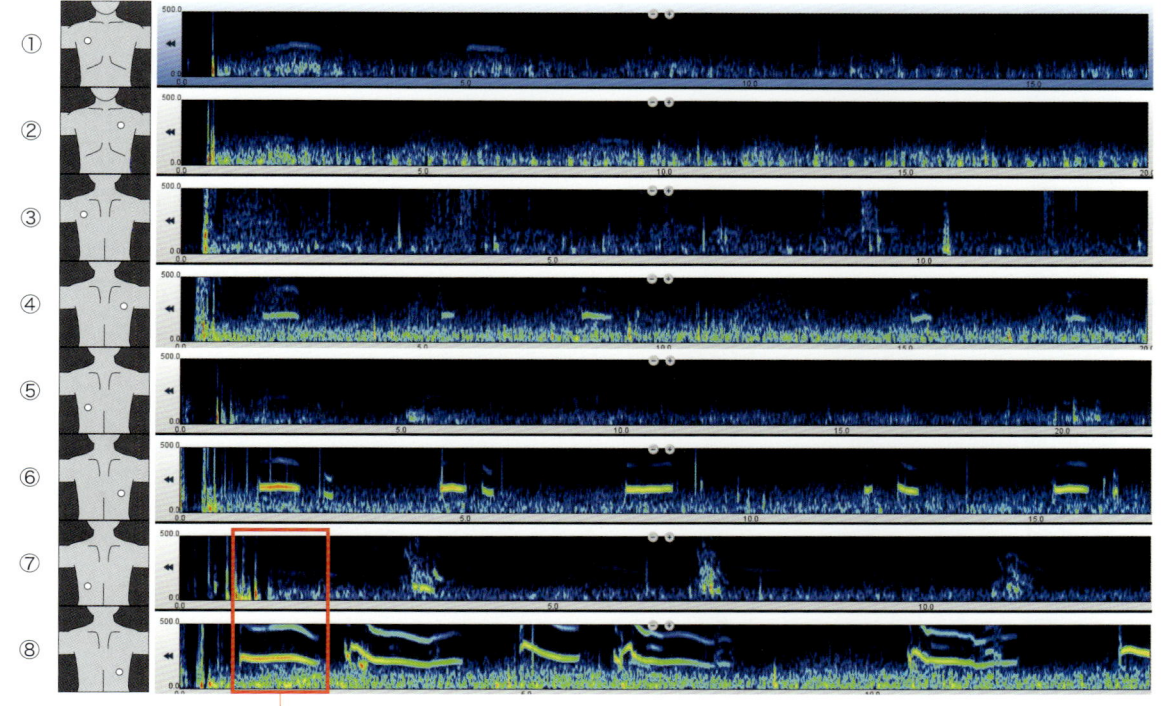

強制呼気で増強される低波長，高波長の気道狭窄音が視覚的に確認できる

図1 ● 治療前のサウンドスペクトログラム 🔊 audio
①〜⑥ 通常時，⑦・⑧ 強制呼気時

2 治療経過

　本症例では，これらの所見を認めることからACOSと診断しました．ACOSでは吸入ステロイド薬の併用が必須ですので，ICS/LABAによる治療を開始したところ，症状は著明に改善しました．呼吸機能検査でもFEV$_1$は1.45 L→2.25 Lに改善し，FeNOも54 ppb→15 ppbまで改善しました．

　聴診音をサウンドスペクトログラムで確認したところ，治療前にみられた気道狭窄を示す高波長の強い音を示す黄，赤の持続する線がほぼ消失していました（図2①〜④，audio3）．ただ，強制呼気では，気道の狭窄が増強され，緑から黄色，一部赤色の強い気道狭窄音がわずかに残存していました（図2⑤，⑥，audio4）．このように聴診所見の変化を視覚的に捉えることも可能であり，治療方針を決定する際にも客観的な判断に結びつけることができると思います．

　このように，ACOS症例では，吸入ステロイド薬への反応性が良好ですので，COPD診療では常にACOSの存在を意識しておくことが重要だと思います．

audio3：①〜④　　audio4：⑤・⑥

上肺野では肺気腫を反映して呼吸音が減弱している

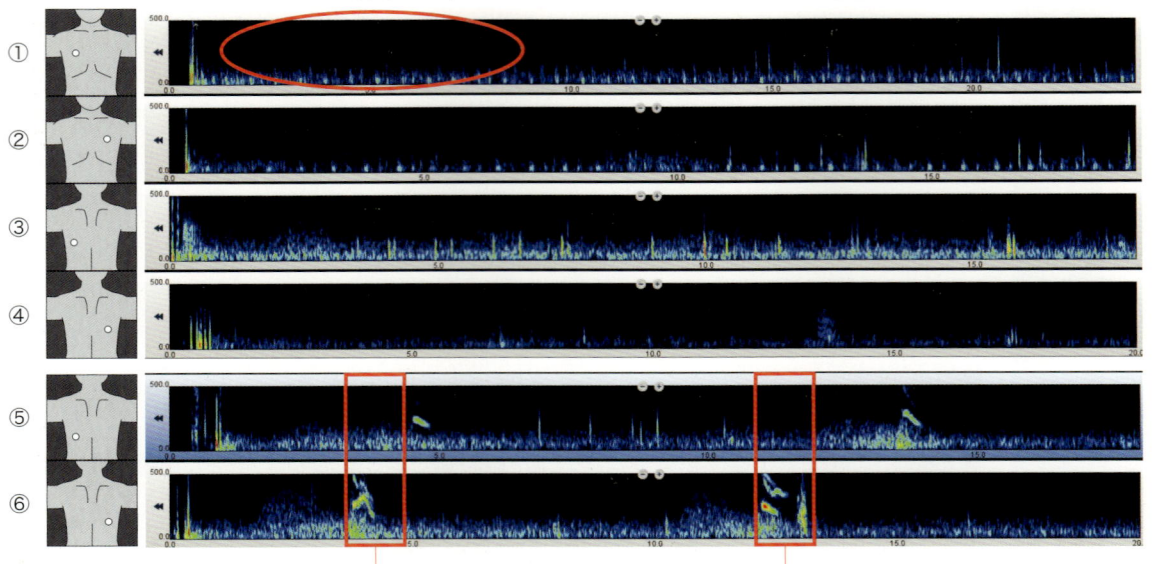

強制呼気で気道狭窄音が残存していることが視覚的に確認できる

図2 ● 治療後のサウンドスペクトログラム 🔊 audio
①〜④ 通常時，⑤・⑥ 強制呼気時

> **ここがポイント！**
> - 喘息の合併（ACOS）の併存を意識
> - 聴診は強制呼気まで行う
> - 血清IgEや呼気NO検査が有用

第6章 名医から学ぶ外来診療ケースファイル（北から南へ）

3. 肺癌を合併する COPD 患者の診断

金子教宏

症例　COPD 肺癌合併例

【患　者】64歳，男性．

【現病歴】高血圧・脂質異常症で経過観察していた．18歳から1日20本の喫煙歴があり，呼吸機能検査では1秒量が2.6 L，1秒率57.78％，％1秒量93.9％でスポーツをしても息切れがない状態であった．COPDとしては低リスクでGOLDの評価ではグループAにあてはまり，COPDに関して薬物介入はしていなかった．定期的な人間ドックのX線写真では異常は指摘できなかった（図1）．しかし，喫煙歴があるためCT検査を2年ぶりに施行したところ右中葉に存在する囊胞に腫瘍陰影を認めた（図2）．3年前のCT画像では腫瘍陰影は指摘されず，肺癌の診断で手術を施行した．

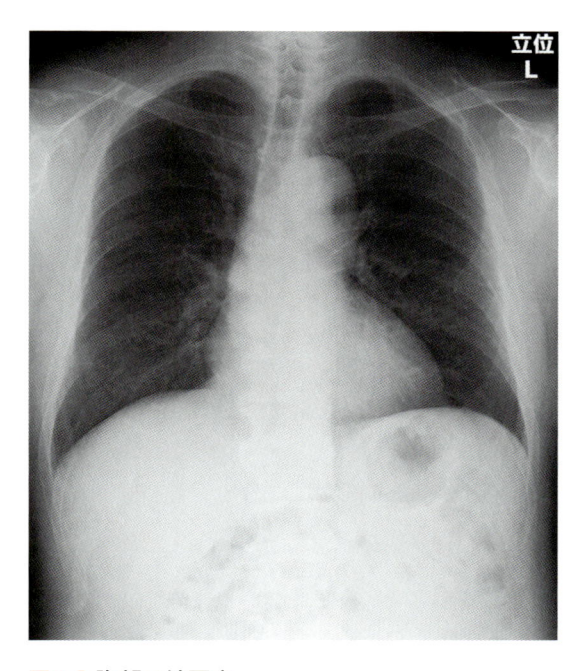

図1● 胸部X線写真
右下肺野にわずかな異常があるが明らかな腫瘍陰影は指摘できない

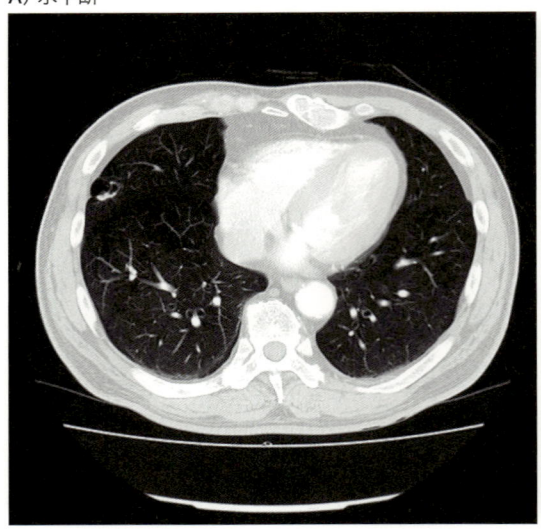

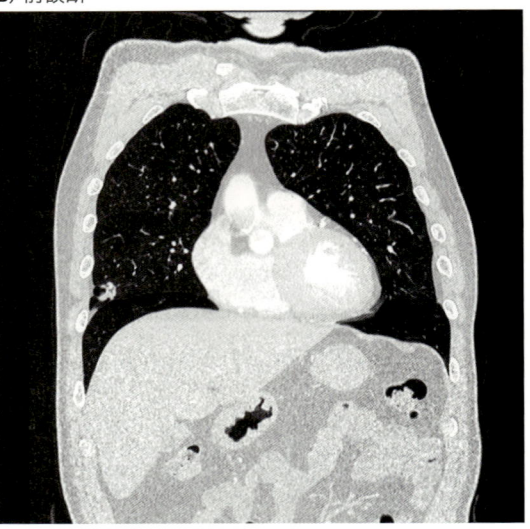

図2 ● 胸部CT

A) 水平断　　B) 前額断

右中葉に存在する囊胞壁に腫瘍陰影が存在する．3年前のCTでは囊胞壁に異常は認めていない

表1 ● 疾患別併存率

疾患名	人数	(%)
循環器疾患	128	56.1
・高血圧	103	45.2
・冠動脈疾患	44	19.3
・末梢動脈閉塞症	8	3.5
・動脈瘤	12	5.3
・不整脈	12	5.3
代謝性疾患	84	36.8
・高脂血症	47	20.6
・糖尿病	45	19.7
・高尿酸血症	20	8.8
脳血管障害	18	7.9

疾患名	人数	(%)
精神疾患	41	18.0
・認知症	4	1.8
・不安神経症	17	7.5
・うつ	16	7.0
・不眠症	11	4.8
間質性肺炎	9	3.9
睡眠時無呼吸症候群	8	3.5
骨粗鬆症	16	7.0
前立腺肥大症	31	13.6
癌の合併あり	48	21.1
・肺癌合併	11	4.8
総数	228	100

1 COPDの併存疾患

　近年，COPDは全身性の炎症性疾患であり，多くの併存疾患が混在し，特に，心血管系疾患と癌はその予後に影響を与えていると報告されています．自検例では，約半数に循環器疾患を有しており，癌は約20％，そのなかで肺癌は約5％存在していました（**表1**）．予後を検討したところ，呼吸機能からみた重症度では，最重症群の予後は悪いが決して軽症のCOPDだから死亡しないかというとそうではありませんでした．死亡率では軽症・中等症・重症に差はなく，軽症では心血管系と癌による死亡が多かったことがわかります（**表2**）．また，2011年に発表された低線量CT検査の有用性の前向き試験では，55〜74歳の30 pack-years以

表2 ● COPD患者の5年後のStage別予後

	Stage I	Stage II	Stage III	Stage IV
症例数	101人	88人	42人	23人
平均年齢	72.7歳	72.2歳	70.6歳	72.4歳
死亡数（死亡率）	14人（13.9％）	17人（19.3％）	8人（19.0％）	16人（70.0％）
死亡原因				
・呼吸器関連	2人	7人	2人	9人
（感染症）	（2人）	（3人）	（2人）	（5人）
・心血管（突然死）	8人	5人	3人	2人
・癌	4人	4人	1人	5人
・その他	0人	1人	2人	0人

Stage IVの予後は悪いが，肺機能が軽症だからといって予後がよいわけではない

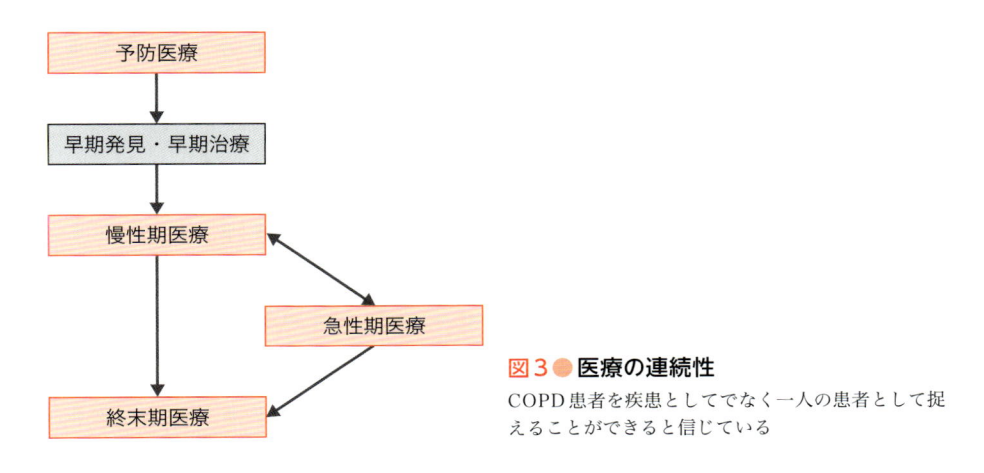

図3 ● 医療の連続性
COPD患者を疾患としてでなく一人の患者として捉えることができると信じている

上の喫煙者では，低線量CTによる検診で肺癌の死亡が20％低下したと報告されています[1]．COPD患者の多くは喫煙者であり，CT画像によるスクリーニングも必要かもしれません．

COPDは単に呼吸器のみをみていてはいけない疾患です．喫煙が背景にあるので，動脈硬化性疾患や糖尿病の発症リスクも高くなります．癌も肺癌だけでなく，食道癌や膀胱癌などの発症にも注意しなければいけません．

2 疾患ではなく患者をみる

最近，COPD患者を診ていくなかで重要と考えているのは，**COPDという"疾患"をみるのではなく，COPDを有する"患者"をみなければいけないということ**です．そして，COPDは喫煙が原因であることから，母親，特に妊婦に対する禁煙（胎児への防煙），子どもたちに対する防煙，喫煙者に対する禁煙指導，COPD患者の早期発見・早期治療，COPDに対する包括的な慢性管理・急性増悪に対する管理，終末期管理を切れ目なく管理すること．筆者はこれを，「COPDのトータルマネージメント」，「医療の連続性」と言い，重要であると考えています（図3）．

読んで得するArticle

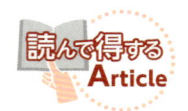

1) National Lung Screening Trial Research Team, et al：Reduced lung-cancer mortality with low-dose computed tomographic screening. N Engl J Med, 365：395-409, 2011

ここがポイント!

- COPDは全身性の炎症性疾患と言われ多くの併存疾患が存在し，特に心血管系疾患と癌が死亡に強く関連していることが示唆されている
- COPDという"疾患"をみるのではなく，COPDを有する"患者"をみることが重要

第6章 名医から学ぶ外来診療ケースファイル（北から南へ）

4. 睡眠障害を合併する喘息患者

平松哲夫

症例　ステロイド点滴を機に不眠・うつ症状が遷延した喘息患者

【患　者】60歳代，女性．

【喫煙歴】なし．

【既往歴】アレルギー性鼻炎（＋）副鼻腔炎の既往なし，精神科通院歴なし．

【現病歴】X-1年6月，慢性の咳と息苦しさを主訴に当院を初診した．1秒率66.1％の閉塞性換気障害を認め，呼気中一酸化窒素39 ppb，強制オッシレーション法における気道抵抗の異常を認め，気管支喘息を強く疑いブデソニド＋ホルモテロール（シムビコート®）で治療を開始した．喘息症状はすみやかに消失し，その後はコントロール良好であったが，翌年3月再び発作で臨時来院された．ピークフロー（PEF）値は通常の値より100近く落ちていた．

【身体所見】咽頭発赤（－），頸部リンパ節腫脹（－），呼吸音：呼気時にわずかに喘鳴（＋）．

【経　過】X年3月喘息の発作による急性増悪と判断し，メチルプレドニゾロン（ソル・メドロール®）125 mg点滴を3日間施行したところ発作は改善傾向となったものの，不眠と倦怠感，抑うつ感を訴えられた．ステロイド点滴による一過性の不眠と抑うつ症状と考え，当初は去痰不全の悪化も考え内服薬の投薬は様子をみたが，発作も改善し，去痰不全の危険も消失したにもかかわらず不眠と抑うつ状態が継続したため，ゾルピデム（マイスリー®）5 mg・1錠を追加処方した．マイスリー®の服用で数日は眠れたようであったが，服薬しても眠れなくなったとの訴えあり．また，抑うつ感情や気力・意欲の減退を強く訴えられた．診察時に，職場でのストレスや喘息発作や不眠についての不安を語られた．このときのPSQI[1]は16点，ESS[2]は15点，ISI[3]は15点，QIDS-J[4]は16点で不眠症を伴ううつ病が疑われた．

---

[1] PSQI：Pittsburgh Sleep Quality Index（ピッツバーグ睡眠質問票）．自覚的な睡眠の質を評価，正常5以下

[2] ESS：Epworth Sleepiness Scale（エプワース眠気尺度）．点数が高いほど日中の眠気強い

[3] ISI：Insomnia Severity Index（不眠重症度指標）．正常7以下

[4] QIDS-J：Quick Inventory of Depressive Symptomatology（簡易うつ症状尺度）．5以下が正常

不眠と抑うつ症状が4週間以上継続していたため，X年4月，ミルタザピン（レメロン®）15 mgに処方を変更し，臨床心理士による不眠症の認知行動療法を併用した．まず睡眠日

誌の記録をホームワークとし，2週間後，その睡眠日誌を確認し就寝時間や起床時間など睡眠スケジューリングを患者とともに行った．X年5月，患者は睡眠スケジュールを忠実に守り，良好な睡眠効率が得られた．毎日5,000歩を目標に活動するようになり，徐々に良好な睡眠コントロールが得られ，X年6月，睡眠時間は5時間と決して長くはないもののほぼスケジュール通りであり，睡眠効率も90％以上を維持，中途覚醒がなくなり熟眠感が得られ，本人は大変満足した様子であった．外出もできるようになり，趣味（パッチワークサークル）も楽しめるようになった．睡眠に対する不安感がなくなり，「今日はどれくらい眠れるだろうかとわくわく楽しみになった」と語られた．X年7月，就床時間を徐々に早め，睡眠の質を維持しつつ量も増やすことができた．PSQIは7点，ESSは9点，ISIは7点と改善し，QIDS-Jは3点となり，以前のような抑うつ症状は全く消失した．

1 喘息と睡眠障害の深い関係

気管支喘息は睡眠との関係が深いことは，周知の事実だと思います．まず発作やコントロール不良のときは，それだけで満足できる睡眠はとれません．そのため，**外来診察時に必ず，昼間の症状だけでなく，よく眠れているか確認する必要**があります．ACT（asthma control test）などの質問表を利用するのもよいでしょう．診察時の様子だけでは見落としやすいポイントです．

しかし睡眠障害が，疾患そのものからくるばかりとは限りません．**睡眠時無呼吸症候群**との関連も知られています[1]ので，いびきなどのチェックも必要となります．CPAP（continuous positive airway pressure）のアドヒアランスが悪い患者さんが，長く装着を継続できない理由を調べるうちに，喘息の存在を疑い診断がついた症例もあり，当院でも喘息の治療と睡眠時無呼吸症候群の治療を同時に行っている患者さんも少なくありません．

また治療中，使用する薬剤に関係した睡眠障害も少なくありません．その場合薬剤中止だけで改善する場合もありますが，その治療に難渋する場合もあります．

2 不眠やうつ病の併存

今回は，ステロイド点滴を機に不眠・うつ症状が遷延した喘息患者を紹介しました．そもそも喘息と不眠の合併率は高く，夜間症状が全くなくても**38％に不眠を合併している**と報告されています[2]．当院でもACTで25点と満点で，喘息の症状がトータルにコントロールされていると思われている患者さんでも，寝付きの悪さ16.2％，中途覚醒5.4％，早朝覚醒32.4％と全体を合わせると37.8％の患者さんが何らかの睡眠症状を訴えていました．

また，喘息とうつ病の合併率も高く，Baumeisterらは気管支喘息患者の41％に気分障害，52％に不安障害を認めたと報告しています[3]．不眠やうつは喘息と併存して，QOLやADLをさらに低下させます．また，アドヒアランスの低下を招き喘息コントロールの悪化要因となることもあるため，注意して診ていく必要があります．

③ 喘息患者さんへの睡眠薬の使用

　睡眠薬や抗不安薬としてよく用いられるベンゾジアゼピン系薬剤，非ベンゾジアゼピン系薬剤は，添付文書に記載されているように肺性心，肺気腫，気管支喘息および脳血管障害の急性期などで呼吸機能が高度に低下している患者さんには原則禁忌で，投与しないことを原則とします．患者さんの発作時に寝られないとき，患者さんが自らの判断で睡眠薬を服用し，朝の症状やPEF値の悪化に気付き，睡眠薬の服用が判明したときに普段の患者教育不足を反省した症例もあります．

　しかし去痰不全の悪化の危険がないと判断され，特に必要とする場合には慎重に投与しなくてはいけない症例が存在します．本症例では，はじめ非ベンゾジアゼピン系薬剤でα_1選択性で筋弛緩作用の少ないマイスリー®を使用しましたが，良好な睡眠が得られず，レメロン®に切り替えました．この薬剤はNaSSA（noradrenergic and specific serotonergic antidepressant）に分類され，脳内の2つの神経伝達物質（ノルアドレナリン，セロトニン）の遊離量を増加させて，寝られないほか，悲観的な気分や，やる気がでないなどの心の不安定さを軽減させる効果があると言われています．

　今回この薬剤の使用と認知行動療法を併用することにより，不眠を改善させるだけでなく，以前からみられたうつ症状も改善させることができました．また寛解後は，将来のリスクなどのことも考え漫然と継続投与せず，可能ならできる限り減量や中止の努力が必要と考えています．今回の症例も認知行動療法の技術を応用し短期間で減量，中止することが可能となりました．

ここがポイント！

- 不眠やうつは喘息と高頻度に合併し，QOLやADLをさらに低下させ，アドヒアランスの低下も招き，喘息コントロールの悪化要因となるため注意して診ていく必要がある
- 呼吸器疾患患者に対する睡眠薬の選択は慎重に行い，漫然と継続使用しないことが必要である．そのためには可能であれば認知行動療法など非薬物療法を検討する

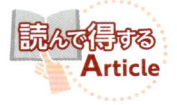

読んで得するArticle

1) Bhattacharyya N & Kepnes LJ：Ambulatory office visits and medical comorbidities associated with obstructive sleep apnea. Otolaryngol Nead Neck Surg, 147：1154-1157, 2012
2) Sundbom F, et al：Asthma symptoms and nasal congestion as independent risk factors for insomnia in a general population：results from the GA(2)LEN survey. Allergy, 68：213-219, 2013
3) Baumeister H, et al：Bronchial asthma and mental disorders —a systematic review of empirical studies. Psychother Psychosom Med Psychol, 55：247-255, 2005

第6章 名医から学ぶ外来診療ケースファイル（北から南へ）

5. 吸入薬変更により喘息が改善した例

大林浩幸

症例1　DPI型ICS/LABAから，pMDI型ICS/LABAに変更し，より改善した例①

【患　者】53歳，男性．アトピー型気管支喘息（中等症持続型）．
【既往歴】特になし，喫煙習慣なし．
【身体所見】心音・呼吸音正常，特記事項なし　【画像所見】胸部X線写真：正常
【呼吸機能各指標】切換時：％VC 108.4％，FEV1.0％ 86.8％といずれも正常域．
【現病歴】アドエア® ディスカス® 250μg朝夕1吸入を約1年間単独使用し，無症状で安定していたため，ステップダウン目的で再評価をしたところ，ACT（asthma control test）21点，呼気一酸化窒素濃度（FeNO値）が75 ppbと高値であった．吸入手技操作は適切で，アドヒアランスも良好であった．誘発喀痰（遅発相）ECP値も82.4μg/Lと高く，末梢気道に好酸球性炎症の残存を認めたため，アドエア® エアゾール125μg朝夕2吸入ずつへ切換えた．4週後，8週後のFeNO値はおのおの62，18 ppbへ著明改善し，誘発喀痰ECP値もおのおの8.4，12.9μg/Lと改善した．ACTスコアもおのおの24，25点となった．

症例2　DPI型ICS/LABAから，pMDI型ICS/LABAに変更し，より改善した例②

【患　者】36歳，男性．アトピー型気管支喘息（中等症持続型），アレルギー性鼻炎合併．
【既往歴】特になし，喫煙習慣なし．
【身体所見】心音・呼吸音正常，特記事項なし　【画像所見】胸部X線写真：正常．
【呼吸機能各指標】切換時：％VC：93.6％，FEV1.0％：85.9％といずれも正常域．
【現病歴】2週間前〜空咳があり，夜間にひどいとの主訴で5月に受診となった．毎年同時期に生じていた．アドエア® ディスカス® 250μg朝夕1吸入を開始し，2週間で無症状となり，その後安定状態を維持した．12月にステップダウン目的で再評価したところ，気道抵抗（モストグラフ）の指標が高く，FeNO値32 ppbとやや高値であった（図1）．ディスカス®の吸入手技操作は適切で，アドヒアランスも良好であった．そのため，フルティフォーム® 125μg朝夕2吸入ずつに，吸入指導し切換えた．切換2週後，4週後のモストグラフ各指標，ACTスコア，FeNO値に改善を認めた（図1）．切換え6カ月後まで，無症状の安定状態を維持したため，125μg朝夕1吸入ずつへ，治療ステップダウンをした．その後も良好なコントロール状態を保ち，アレルギー性鼻炎症状も軽快した．約1年半後に再評価したところ，モストグラフ各指標，ACTスコア，FeNO値いずれもさらに改善していた（図1）．

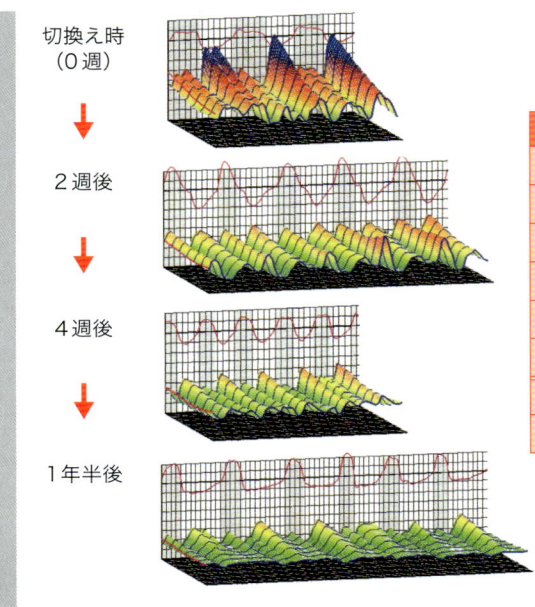

モストグラフ指標	0週	2週	4週	1年半後
R5 (cmH$_2$O/[L/s])	4.82	2.84	2.6	2.13
R20 (cmH$_2$O/[L/s])	3.77	2.45	2.34	1.95
R5-R20 (cmH$_2$O/[L/s])	1.05	0.39	0.26	0.18
X5 (cmH$_2$O/[L/s])	0.54	−0.29	−0.16	−0.23
AX (cmH$_2$O/[L/s]＊H$_2$)	0.00	0.92	0.55	0.74
Fres (Hz)	4	6.5	5.86	6.36
ACT (点)	21	22	23	24
FeNO (ppb)	32	29	19	14

図1 ● 症例2における，モストグラフ，ACTスコア，FeNO値の推移

1 無症状は，必ずしも喘息炎症コントロールの完成を意味しない

　今日臨床現場では，ドライパウダー（DPI）型ICS/LABA配合薬が盛んに用いられています．配合薬では吸入回数が減り，アドヒアランス向上も期待でき，別個に吸入する場合と比べて，高い有効性が示されています[1]．DPI型ICS/LABAを一定期間使用後，ほとんどの患者の喘息状態はコントロール良好となり，ほぼ無症状の安定期を迎えます．しかし，必ずしもこれが喘息炎症のコントロールの完成を意味しません．

2 末梢気道に，炎症が残存している可能性がある

　喘息の気道炎症は中枢気道のみならず，気道内径2mm未満の末梢気道〜肺胞までの広範囲に及んでいます[2]．末梢気道炎症を制御するため，より送達性が高い薬剤の選択が重要となり，粒子径サイズがより小さな吸入薬のほうが，物理的に有利と言えます．一般的に，DPI型製剤は，pMDI型と比較し粒子径が大きいため，一定期間使用後，良好〜完全なコントロール状態になっても，末梢気道炎症が残存する可能性があります．喘息患者の肺癌手術切除肺を用いた検討では，DPI型吸入薬が主に中枢気道に沈着し，末梢気道炎症を十分制御できない可能性を示しています[3]．自験例でもDPI型使用患者の末梢気道残存炎症がpMDI型への切換えで有意に改善しました[4]．

3 末梢気道炎症制御には，吸入パターンも要となる

　薬剤の粒子径は末梢気道送達性に影響しますが，今回，アドエア®ディスカス®の平均粒

子径3.5〜4.4μmに対し，同エアゾールは2.7〜3.4μm，フルティフォーム®は3.1〜3.6μmと大差なく，残存炎症改善の十分な理由にはなりません．筆者は，このような場合はDPI型とpMDI型の各吸入パターンの差も関係すると考えています．喘息末梢気道に残存する炎症は不均等に分布し，狭窄や閉塞がある気道には薬剤がより送達されにくくなります．このようなとき，「速く力強く」吸うDPI型の吸入パターンでは，薬剤は狭窄や閉塞が軽いまたは，ない気道から先に送達され，炎症の強い気道は取り残される可能性があります．一方，薬剤噴射と吸気を同調させ，「ゆっくりと深く吸う」pMDI型の吸入パターンは，狭窄や閉塞している末梢気道にも薬剤が送達され，これを毎回くり返すことで，末梢気道炎症制御の差が生まれたと考えます．

4 One airway, One disease も念頭に置き治療する

症例2のように，毎年花粉症の時期に悪化する例では，喘息とアレルギー性鼻炎の双方を念頭に治療します．エアゾール製剤の場合，吸入後に鼻腔を通しての呼気を戻すようにしていますが，喘息コントロールが良好になると同時に，アレルギー性鼻炎も改善する例をしばしば経験します．

ここがポイント！

- DPI型ICS/LABA配合薬を一定期間使用後，無症状になっても，必ずしも十分な炎症コントロールに達成していない場合があり，pMDI型への切換えで有意に改善できる可能性がある
- 「ゆっくりと深く吸う」pMDI型の吸入パターンは，不均等に分布している末梢気道の気道狭窄や閉塞を改善する可能性がある

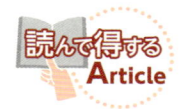

読んで得するArticle

1) Nelson HS, et al : Enhanced synergy between fluticasone propionate and salmeterol inhaled from a single inhaler versus separate inhalers. J Allergy Clin Immunol, 112 : 29-36, 2003
2) Hamid Q, et al : Imflammation of small airways in asthma. J Allergy Clin Immunol, 100 : 44-51, 1997
3) Tanaka H, et al : Reduction of eosinophils in small airways by inhaled steroids is insufficient in patients with adult asthma. Allergol Int, 55 : 305-309, 2006
4) 大林浩幸：ドライパウダー型吸入ステロイド剤を中長期使用する喘息患者の，誘発喀痰による末梢気道炎症の評価とHFA-BDP吸入剤（キュバール™）の効果．アレルギー，54 : 24-35, 2005

第6章 名医から学ぶ外来診療ケースファイル（北から南へ）

6. 吸入薬により口渇を訴える COPD患者への対応

加藤元一

症例　禁煙後に口渇を訴えるようになったCOPD症例

【患　者】79歳，男性．

【喫煙歴】40本/日×55年．

【現病歴】COPDと診断後は禁煙していたが，禁煙後から口渇を訴えるようになった．タバコを吸うと適量の唾液が出てよかったという．この患者に治療薬である抗コリン吸入薬を投与したところ，強い口渇と口腔内の痛みを訴えるようになった．喀痰量はもともと少ない気腫型のCOPDで，外来に来られるたびに口渇を訴えていた．外来でフリーズドライの特濃カテキン茶を紹介し，溶かして持ち歩くこと，口渇のたびに少量服用することを勧めた．口渇は完全には消失しなかったが，症状は軽快し，口腔内の痛みも緩和され，かつ口腔内の清浄化にもつながった．

1 抗コリン吸入薬による口渇はほぼ必発

　代表的な抗コリン吸入薬であるチオトロピウム（スピリーバ® レスピマット®）では，**口渇の頻度は6.01%**と報告されていますが，実際には**軽度の口渇を訴える患者さんの数は多く，ほぼ必発**と考えてもよいと思います．

　湿度の高い夏場には口渇の症状はあまり目立ちませんが，**秋から春までの湿度が比較的低い時期**に自覚されることが多く，またCOPD患者に多い高齢者では，唾液分泌量そのものが減少し，季節を問わず口渇を強く訴えることがあります．

2 口渇にはカテキンがおすすめ

　対応としては，ガムを噛むこと，水分の頻回な摂取，のど飴の使用などで済ませてしまっていることが多いですが，お勧めは**カテキン（catechin）**です．カテキンはお茶の「渋み」の成分で，コレステロール低下作用や血糖降下作用をもつものとして有名です．この「渋み」が唾液分泌を亢進させ，口渇を減少させるため，抗コリン薬を吸入する患者さんには，「苦いお茶」の摂取をお勧めしています．「苦み，渋み」成分であるカテキンは，長く抽出したお茶，いわゆる「出涸らし」に多く含まれていますので，お茶の「出涸らし」をポットに入れて持ち歩くことをお勧めしています．ペットボトルのお茶にもカテキンは含まれており，「濃

表1 ● コーヒー/茶の摂取とインフルエンザ感染率の関係

	社会人口統計学的特徴			P (diff) (有意差)	オッズ比	95％信頼区間
	摂取者数	感染者数	非感染者数			
コーヒー	691 (61.7%)	49 (55.1%)	642 (62.3%)	0.21	0.74	0.49〜1.13
紅茶	142 (12.7%)	12 (13.5%)	130 (12.6%)	0.74	1.08	0.55〜2.14
緑茶	193 (17.2%)	8 (9.0%)	185 (17.9%)	<0.03	0.45	0.22〜0.93

コーヒー/茶の摂取は週に数回．コーヒー，紅茶摂取では抑制されないが，緑茶摂取で感染率が抑制される
文献1をもとに作成

い味」の表示があるものは，1本に330〜350 mgのカテキンが含まれています．
　カテキンのもとである緑茶には，コーヒーや紅茶と異なりインフルエンザ感染を抑制する働きも報告されており（表1）[1]，口渇だけではなく，感染抑制の観点からも緑茶を頻繁に摂取していただくことが抗コリン薬を吸入する気管支喘息・COPD・ACOSの患者さんには有益であると思います．

ここがポイント！

- 口渇は抗コリン薬吸入ではほぼ必発の副作用
- 口渇は空気の乾燥する秋から春にかけての長期間にわたって自覚される
- 口渇をやわらげるのに有効なものはカテキンを多く含んだ緑茶

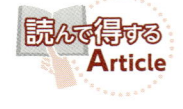

読んで得するArticle

1) Delabre RM, et al：Risk factors of pandemic influenza A/H1N1 in a prospective household cohort in the general population：results from the CoPanFlu-France cohort. Influenza Other Respir Viruses, 9：43-50, 2015
　↳ インフルエンザ感染で重症化するヒトをReviewした論文ですが，緑茶の効用もみえてきます．

第6章 名医から学ぶ外来診療ケースファイル（北から南へ）

7. 診断に苦慮した例

保澤総一郎

症例　労作時息切れを主訴とするCOPDと区別のつかない喘息症例

- 【患　者】46歳，男性．
- 【既往歴】特記すべきものなし．
- 【現病歴】最近，労作時息切れが増強し受診．咳嗽はときどきある．呼吸困難発作はなし．前医にて，この2年間アドエア®500ディスカス®を朝夕1日2回吸入を処方されるも軽快せず．
- 【喫煙歴】20本/日×26年，現喫煙．
- 【身体所見】胸部聴診にてwheezes・rhonchi聴取あり．
- 【胸部X線所見】両肺野過膨張あり．
- 【呼吸機能】FEV_1 0.87 L，%FEV_1 26 %，FEV_1% 61.3 %，サルタノール®4吸入によるFEV_1改善率6 %，FeNO 19 ppb．
- 【IgE】21 IU/mL．

1 初診時における診断・治療

COPDと診断しました．

COPDを発症させるのに十分な喫煙歴があること，主訴が，咳嗽発作や呼吸困難発作ではなく息切れであること，前医にてのアドエア®500ディスカス®朝夕1日2回吸入の効果が認められないこと，FEV_1データ，短時間作用性吸入β₂刺激薬によるFEV_1改善が認められないこと，FeNOデータ，胸部X線所見から総合して，COPDと診断しました．この診断のもと，ウルティブロ®1吸入1日1回を開始しました．もちろん，禁煙も指導しました．

2 治療経過と経過に基づく診断

ウルティブロ®1吸入1日1回開始し，1カ月後，FEV_1 1.73 L，%FEV_1 52 %と改善が認められ，その後経過をフォローアップしていきました．しかし，%FEV_1は再び40 %前後に低下していきました．吸入手技・アドヒアランスのチェックをしたのはもちろんです．そこで，拡散能と胸部CT検査を総合病院呼吸器内科に依頼しました．結果，DL_{CO}（diffusing capacity of CO）は79 %，胸部CT検査にても低吸収域は認められず，COPDとしては不合理でした．

そこで，**リモデリングの進行した気管支喘息**の可能性を考えました．FeNOを再検したと

ころ，42 ppbと上昇が認められ，少なくとも好酸球性気道炎症の存在はあるものとして，ICSの使用が必要と考えました．また，FEV$_1$低値であることから，気道全般にバランスよく薬剤を到達させるため，はじめからエアロゾル化率の高いエアタイプの吸入剤を選択する必要があると考えました．

そこで，フルティフォーム®125エアゾール1回4吸入（1日2回）＋スピリーバ®レスピマット®1回2吸入（1日1回）の治療に切り替えました．その後，FEV$_1$は60％前後を維持できており，FeNOは21 ppbに低下しました．患者の主訴である息切れにも著明な改善が認められました．もちろん，禁煙継続の指導は当然です．

以上の経過から，本症例は，**気管支喘息（リモデリング進行例）** と診断しました．

3 本症例を提示した目的

喘息病態には多様性があり，**喘鳴・呼吸困難発作**という典型的な症状を呈する場合から，**咳嗽**を主症状とする場合，また，本症例のように**労作時の息切れ**を主症状とする場合など，種々の症状を主訴として受診されます．

本症例は，非常に強いリモデリングをきたしていると考えられる喘息症例であり，喫煙歴から考えてもCOPDと臨床的には一見区別がつかない状態でした．特に，前治療も入っており，初診時のFeNO値がマスクされていた可能性があり，さらに喫煙がFeNO値を低下させるという要素もあったと考えられます．

初診時データから，喘息コンポーネントのないCOPDとして，ICSを使用せずウルティブロ®1吸入（1日1回）にて治療を開始した結果，いったんはFEV$_1$が改善してきたものの，やはり再び低下してしまったという経過は，再度，診断を見直す評価が必要であることを示しています．その結果，リモデリングの進行した喘息症例という診断に至り，エアロゾル化率の高いICS/LABA配合剤であるフルティフォーム®125エアゾール1回4吸入（1日2回）と長時間作用性吸入抗コリン薬（LAMA）で喘息適応のあるスピリーバ®レスピマット®1回2吸入（1日1回）による治療に切り替え，比較的改善傾向にもっていくことができました．

本症例から，喘息病態の多様性を念頭に置くことと薬剤選択の考え方が参考になればと考えます．

ここがポイント！

- 喘息とCOPDでは治療におけるICSの位置付けが全く異なる．喘息ではICSは長期管理に必須の薬剤であるが，COPDでは気管支拡張療法で効果不十分な場合，あるいは，喘息コンポーネントを持っている場合（特にACOS）のみICSの出番がある．さらに，COPDの場合，安易にICSを使用すると肺炎のリスクが高まる懸念もある

- したがって，喘息とCOPDの鑑別は，治療開始初期から可能な限りしておく必要がある．喘息ではICSはベース治療，COPDではICSはオプション治療と言ってよいと思う

- しかしながら，実地診療のなかでは，本症例のように両者の鑑別が難しい場合が多々あるわけで，第一線の診療では常に診断について評価していく姿勢が求められる

8. 重積発作をきたしたACOSの10年間の経過

津田 徹

症例

【患　者】64歳，男性．

【喫煙歴】20本/日×40年間．

【既往歴】小児喘息あるも入院歴はなし．慢性副鼻腔炎，アレルギー性鼻炎，鼻茸．

【現病歴】55歳頃より気管支喘息を再発．吸入ステロイド薬を使用していたが，季節の変わり目には息切れを感じていた．11月に気道感染と喘息発作にて4日間入院となった．CTRX 2 g/日，サクシゾン® 200 mg/日を使用し，小康状態を得たので退院となった．退院後，忘年会に参加し，少量飲酒後，自宅にて意識レベル低下し，救急車にて病院搬入（酸素リザーバーマスク15 L/分にてSpO$_2$ 90%）となった．

【身体所見】来院時JCS 300．チアノーゼ出現．呼吸音聴取なし．
pH 6.811，PO$_2$ 104.2 mmHg，pCO$_2$ 121.8 mmHg．

【画像所見】肺は過膨張ではなかったが，HRCTでは低吸収域，肺尖のブラなどを認めた．気管支壁の肥厚もあった（図1）．

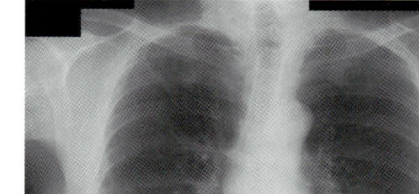

A) X線　　B) HRCT

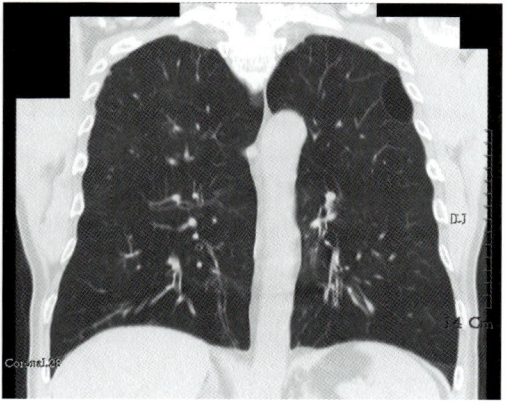

図1 ● 入院時の画像所見

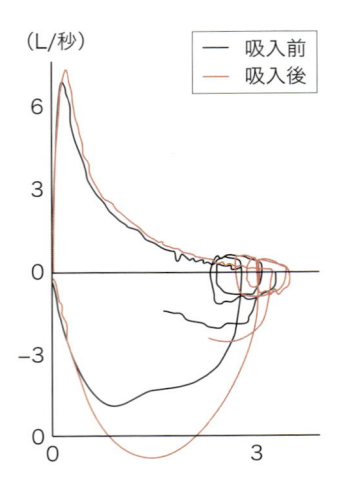

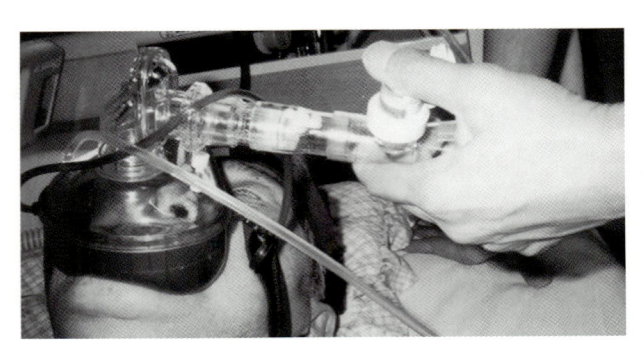

図2● 外来安定期のスパイロメトリー所見

図3● アンビューバッグで加圧しながら，SABA（メプチンエアー®）を強制吸入

【呼吸機能（外来安定期）】 VC：3.60 L（95％），1秒率：58.9％，1秒量：1.82 L（60％）．短時間作用性β_2刺激薬（SABA）の吸入にて，1秒量1.82→1.92 L（5.5％）の改善（図2）．

【喘息重積発作での治療】 サクシゾン®300 mgの点滴を開始したが，15 L/分酸素投与にて，酸素飽和度は60％台まで低下．気道を開くため，アンビューマスクに吸入用スペーサーを付け，短時間作用性β_2吸入薬を2プッシュ×4回強制的に肺へ押し込んだ（図3）．15分ほどして，呼吸音が聴取できるようになり，酸素飽和度も90％を上回るようになり，救命することができた．

　小児喘息の既往はありますが，いったん寛解し，中高年になり気管支喘息が再度出現した症例です．アトピー素因や鼻茸があり，気管支喘息があり，重喫煙歴（現在禁煙）があるため，1秒率70％未満，％1秒量も60％と低下していました．そのうえ，HRCTでも低吸収域を認め，COPDの存在，すなわちCOPDに気管支喘息がオーバーラップしたACOSと考えます．

　COPDに気管支喘息が合併した場合，健常者の1秒量の減少スピードが約30 mL/年であるのに対して，減少スピードは60 mL/年以上となります．図4にこの症例の10年間の1秒量の推移と吸入薬について記載しています．10年前は1秒量が2.4 Lでしたが，度重なる気管支喘息の発作により，10年間で1.7 Lまで減少，70 mL/年の減少スピードとなりました．

　気管支喘息重積発作状態では，気道炎症や粘液などで気道が詰まり，死に至ることがあります．この症例では救急搬送の際，酸素化を保つため，二酸化炭素の上昇には目をつぶり，高流量の酸素投与を行っていますが，気道の狭窄は進み，致死的な状態となりました．気管支喘息重積発作では，意識がある時点でも，吸入薬が自力で吸入できないことが多く，さらに，COPDを合併し肺機能が低下している患者では吸入が難しい場合があります．強制的にSABAを押し込んでやることで，救命できることが経験されます．

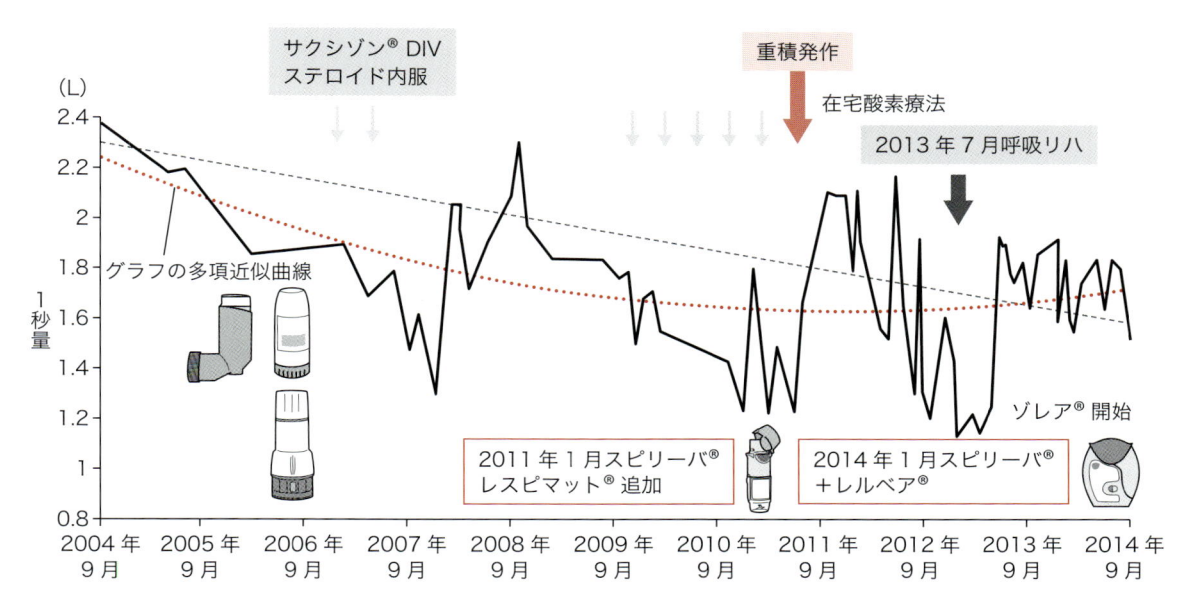

図4 ● **10年間の1秒量の推移**
10年間で2.4 L→1.7 Lへ減少（1年あたり70 mLの減少）

ここがポイント！

- 喫煙歴に加えてアトピー素因がある場合，COPDと気管支喘息の合併であるACOSを疑う
- COPDに気管支喘息を合併した場合，1秒量の減少スピードが速くなるため，厳重なコントロールが必要である
- 喘息重積状態ではSABAが肺内に入らないことがあり，アンビューバッグなどを使って強制的に押し込むのが効果的である

索 引

数　字

1秒量の減少スピード … 198, 199

欧　文

A〜D

ABPA …………………………43
ACOS (asthma-COPD overlap syndrome) … 52, 180, 181, 196, 197
adjustable maintenance dosing …………………156
air bronchogram ………………32
alveolar attachment ……………23
CAT (COPD assessment test) 質問票 ………………76, 77
Churg-Strauss症候群 …………43
coarse crackle …………………71
COPD (chronic obstructive pulmonary disease) … 10, 50, 58, 195
COPD 吸入薬 …………………163
DPB (diffuse panbronchiolitis) ………………………………25
DPI (dry powder inhaler) ………………………89, 123

E〜I

EGPA ……………………………43
fine crackle ……………………71
fixed dosing …………………156
FSSG ……………………………82
Fスケール ………………………83
GERD (gastroesophageal reflux disease) ……………82
GGO (ground glass opacity) ………………………………32
HDAC …………………………117
Hoover's sign …………………67
ICS (inhaled corticosteroid) ……………………………86, 87
ICS/LABA 配合剤 …… 87, 88, 196

L〜P

LABA ……………………………54
LABA/LAMA 配合剤 …………163
LAMA ………………… 54, 163, 196
MERS ……………………………85
mMRC 質問票 …………………77
MRC 質問票 ……………………77
N95 ………………………………84
NSAIDs 過敏喘息 ……………115
One airway, one disease … 115
PM2.5 ………………… 84, 153, 154
pMDI (pressurized metered-dose inhaler) ………… 89, 123

R〜W

rhonchi …………………………70
RSウイルス ……………………66
SARS ……………………………85
SMART 療法 (symbicort maintenance and reliever therapy) …… 90, 125, 150, 159
SMI ………………………………91
SPMs (specialized pro-resolving mediators) …… 122
Swiss cheese appearance … 32
wheezes …………………… 47, 70

和　文

あ行

秋口 ……………………………153
アドヒアランス … 93, 140, 169, 190
アトピー素因 …………………199
アレルギー性気管支肺アスペルギルス症 ……………………43
アレルギー性鼻炎 …… 66, 78, 79
胃食道逆流症 ……… 55, 58, 80, 82
咽喉頭逆流症 ……………… 80, 82
咽頭後壁 ………………………78
異常ラ音 ………………………69
インフルエンザ …………… 85, 153
ウイルス性肺炎 ………………43
運動誘発性喘息 ………………116
エアートラッピング ……………38
エアロゾル化率 ……………89, 196
オメガ3脂肪酸 ………………122
音声解析ソフト ………………47
温泉療法 ………………………166

INDEX

か行

加圧式定量吸入器	123
開胸肺生検	25
咳嗽	55
可逆性	59
過剰治療	153
カテキン	193
下鼻甲介	80
過膨張	28, 40
過膨張所見	59
患者吸入指導	140
患者教育	161
乾性咳嗽	56
乾性ラ音	49
感冒	62
感冒様症状	62
気管呼吸音	47
気管支拡張薬	56, 130
気管支キャスト	20
気管支鏡検査	169
気管支結核	43
気管支呼吸音	47
気管支サーモプラスティ	167, 170
気管支喘息	195
気管支喘息（リモデリング進行例）	196
気管支喘息重積発作	198
気管支透亮像	32
気管支肺アスペルギルス症	44
気管支肺炎	32
気管支平滑筋	24
起坐呼吸	72
基底膜の肥厚	13
気道可逆性	15
気道狭窄音	181
気道線毛上皮の杯細胞化	13
気道の好酸球性炎症	178
気道分泌促進薬	119
気道平滑筋の増生	13
気道リモデリング	13, 20
吸気性呼吸困難	72
急性咳嗽	57
吸入指導	92, 126, 156
吸入指導箋	147
吸入指導法	147
吸入手技	93, 126
吸入手技操作	190
吸入ステロイド薬	139, 181
吸入速度	156
吸入長時間作用性β_2刺激薬	163
吸入長時間作用性抗コリン薬	163
吸入手順説明書（吸入指導箋）	139
吸入デバイス	123, 139
吸入パターン	192
胸鎖乳突筋	67
胸式呼吸	67
強制オッシレーション法	59
強制呼気	180
強制呼出	58
共同薬物治療管理	159
胸部CT	30
胸部X線写真の特徴	29
胸膜陥入像	33
去痰薬	119
気流閉塞	15, 50
筋線維芽細胞	24
空気感染	85
経気道散布	33
軽症間欠型	150
軽症持続型	150
継続率	148, 149
結核	85
血管運動性鼻炎	78
血管新生	13, 25
月経随伴性喘息	116
抗IgE抗体	167, 170
抗炎症性脂質メディエーター	122
口渇	193
口腔内カンジダ症	78
抗コリン吸入薬	193
好酸球	13
好酸球性肉芽腫性多発血管炎	43, 44
好酸球性肺炎	43
好酸球性副鼻腔炎	80
好中球エラスターゼ	52
喉頭アレルギー	78, 80
後鼻漏症候群	80
高分解能CT	41
呼気NO	178, 180
呼気NO測定	59

呼気性呼吸困難 … 72	睡眠障害 … 188	沈着部位 … 156
呼吸音 … 180	睡眠薬 … 189	テオフィリン … 117
呼吸困難 … 70	ステップダウン … 148, 150	テオフィリンの有効血中濃度 … 118
呼吸細気管支 … 14	スパイロメトリー … 63	
呼吸細気管支の破壊 … 20	スペーサー … 90, 143	笛音 … 47
呼吸補助筋 … 67	すりガラス陰影 … 33	電子聴診器 … 47
	生活環境病 … 152	同調 … 89
さ行	喘鳴 … 56, 64, 66	ドライパウダー定量吸入器 … 123
最重症 … 152	咳喘息 … 55	
サウンドスペクトログラム 48, 181	遷延性咳嗽 … 57	**な行**
嗄声 … 128	線状影 … 34	難治性喘息 … 168, 169
篩骨洞炎 … 80	喘息 … 10, 166	妊娠中の患者さん … 128
脂質メディエーター … 113	喘息吸入薬 … 164	認定吸入指導薬剤師 … 140
視診 … 67	喘息治療長期中断例 … 177	粘液修復薬 … 120
湿性咳嗽 … 56	喘息日誌 … 158	粘液溶解薬 … 120
湿性ラ音 … 49	喘息発作時 … 41	粘膜潤滑薬 … 120
縦隔気腫 … 40	早期のCOPD … 31	
重症 … 152	総合的生体調整作用 … 166	**は行**
修正MRC質問票（mMRC質問票） … 76	ソフトミスト吸入器 … 91	肺過膨張 … 36
		肺癌 … 183
重積発作 … 197	**た行**	肺気腫 … 13, 166
終末細気管支 … 24	大葉性肺炎 … 32	配合剤 … 124
上顎洞内の囊胞 … 80	チーム医療 … 158	肺透過性の亢進 … 38
小葉間結合織 … 39	中枢気道 … 10	肺胞呼吸音 … 47
小葉性肺炎 … 32	中等症 … 152	肺胞性肺炎 … 32
小葉中心性粒状陰影 … 26	中鼻甲介 … 80	肺野濃度の上昇 … 41
食道カンジダ症 … 78	長時間作用性交感神経β_2刺激薬 … 54	春先 … 153
新規喘息患者 … 149	長時間作用性抗コリン薬 54, 163	パルミコート®吸入液 … 125
浸潤影 … 32	聴診 … 67	ピークフロー … 158
心臓喘息 … 72	超微粒子 … 156	鼻炎合併喘息 … 115
身体活動量 … 161	治療中断患者 … 178	皮下気腫 … 40
診断的治療 … 59		ヒストン脱アセチル化酵素 … 117

INDEX

びまん性汎細気管支炎 ……… 25
百日咳 …………………………62
副鼻腔炎 ……………………78
服薬アドヒアランス ………… 146
不眠 …………………………188
プランルカスト ……………… 114

末梢気道病変 ……………… 23
慢性咳嗽 ……………………57
慢性気管支炎 ……………… 13
慢性閉塞性肺疾患 ………… 50
無気肺 …………………… 40
モンテルカスト …………… 114

ら行

ライノウイルス ……………… 66
リモデリング ………… 117, 195
粒子径 ……………………… 191
粒状陰影 ……………… 40, 41
緑茶 ………………………… 194
連続性ラ音 …………………69
ロイコトリエン受容体拮抗薬 113

ま行

マイコプラズマ …………… 62, 85
末梢気管支 ………………… 21
末梢気道 ……………… 10, 25, 191

や行

夜間症状 ………………… 148
薬剤粒子径 ………………… 156
有病率 ………………………63

執筆者一覧

◆ 編　集

田中裕士	NPO法人 札幌せき・ぜんそく・アレルギーセンター／医大前南4条内科

> **プロフィール**　1983年札幌医科大学卒業後，呼吸器・アレルギー内科学教室でマイコプラズマ感染症，気管支喘息，酸性霧やきのこ胞子による慢性咳嗽の研究に従事．2011年に大学病院の南向いに医大前南4条内科を開業，翌年にNPO法人札幌せき・ぜんそく・アレルギーセンターを開設し現在に至っています．長引く咳，気管支喘息，COPDの専門クリニックの院長として地域医療に従事すると同時に，NPO法人の理事長の立場から，他の医療機関との共同臨床研究，さらに学会，啓蒙および執筆活動にも力を入れています．他業種との連携を深め，生活環境の改善からアレルギーを克服する新しい医療研究を地方から発信することを目標に活動しています．
> ほかの人がやっていない領域から重要なものを見つけ出すことが好きで，趣味は歌って踊ること，現在は気持ち良い音楽を聴きながら，ゆったりできる時間を作るように努力しています．

◆ 執　筆 （掲載順）

田中裕士	NPO法人 札幌せき・ぜんそく・アレルギーセンター／医大前南4条内科
松永和人	山口大学医学部呼吸器・感染症内科
福家　聡	KKR札幌医療センター呼吸器内科
加藤元一	市立岸和田市民病院呼吸器センター
松瀬厚人	東邦大学医療センター大橋病院呼吸器内科
加藤　冠	NPO法人 札幌せき・ぜんそく・アレルギーセンター／東京健生病院／大泉生協病院
金子教宏	亀田京橋クリニック呼吸器内科
保澤総一郎	広島アレルギー呼吸器クリニック
津田　徹	霧ヶ丘つだ病院
福永興壱	慶應義塾大学医学部呼吸器内科
大道光秀	大道内科・呼吸器科クリニック
大林浩幸	東濃中央クリニック／一般社団法人 吸入療法アカデミー
平松哲夫	平松内科・呼吸器内科／小牧ぜんそく睡眠リハビリクリニック

もう悩まない！ 喘息・COPD・ACOSの外来診療
名医が教える吸入薬の使い分けと効果的な指導法

2016年4月15日 第1刷発行

編 集	田中裕士
発行人	一戸裕子
発行所	株式会社 羊 土 社
	〒101-0052
	東京都千代田区神田小川町2-5-1
	TEL　03（5282）1211
	FAX　03（5282）1212
	E-mail　eigyo@yodosha.co.jp
	URL　http://www.yodosha.co.jp/
装 幀	Malpu Design（宮崎萌美＋李生美）
印刷所	永和印刷株式会社

© YODOSHA CO., LTD. 2016
Printed in Japan

ISBN978-4-7581-1785-2

本書に掲載する著作物の複製権，上映権，譲渡権，公衆送信権（送信可能化権を含む）は（株）羊土社が保有します．
本書を無断で複製する行為（コピー，スキャン，デジタルデータ化など）は，著作権法上での限られた例外（「私的使用のための複製」など）を除き禁じられています．研究活動，診療を含み業務上使用する目的で上記の行為を行うことは大学，病院，企業などにおける内部的な利用であっても，私的使用には該当せず，違法です．また私的使用のためであっても，代行業者等の第三者に依頼して上記の行為を行うことは違法となります．

JCOPY ＜（社）出版者著作権管理機構 委託出版物＞
本書の無断複写は著作権法上での例外を除き禁じられています．複写される場合は，そのつど事前に，（社）出版者著作権管理機構（TEL 03-3513-6969，FAX 03-3513-6979，e-mail：info@jcopy.or.jp）の許諾を得てください．

羊土社のオススメ書籍

亀田流 驚くほどよくわかる 呼吸器診療マニュアル

青島正大／編

呼吸器疾患の診断、検査、治療法までを具体的に解説し、後期研修医・一般内科医に最適！熱意あふれる執筆陣が「亀田流の診療のコツ」も教えます！多様なケースに対応できる"呼吸器generalist"になろう！

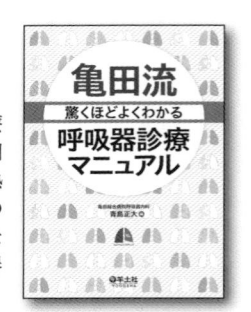

- 定価(本体5,500円＋税)　B5判
- 343頁　ISBN 978-4-7581-1770-8

病理像＋X線・CTで一目でわかる！臨床医が知っておきたい 呼吸器病理の見かたのコツ

河端美則, 清水禎彦, 叶内 哲／編

病理を手軽に学び直したい方におすすめ！矢印や丸囲みを多用しているから、特徴的な病理所見がすぐわかる！「CTのすりガラス状陰影は病理組織では何に対応するの？」などの臨床医のギモンにも答えています．

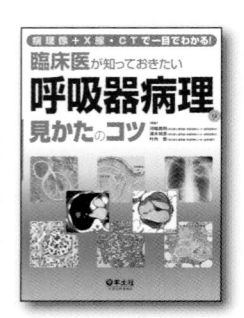

- 定価(本体6,000円＋税)　B5判
- 199頁　ISBN 978-4-7581-1778-4

目で見る感染症

見ためでここまで診断できる！
感染症の画像アトラス

原永修作, 藤田次郎／編

感染症を"見ため"で的確に掴んで診断するコツを伝授！正しい診断に導くための炎症所見・検査所見の見かたを解説．さらに確定診断までのアプローチもわかる！感染症の診断力を磨きたいすべての方、必携！

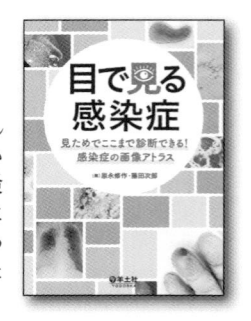

- 定価(本体4,200円＋税)　B5判
- 167頁　ISBN 978-4-7581-1774-6

トライアングルモデルで身につける 感染症診療の考え「型」

"患者背景からPitfall、今後のマネジメントまで"
デキる医師の思考プロセス完全版

佐田竜一／編

「トライアングルモデル」を使えば感染症診療の基本となる考え方が身につく！患者背景からPitfall, 治療後のマネジメントまでを見やすく、丸ごと解説．この1冊で、見逃しのない感染症診療ができる！

- 定価(本体3,800円＋税)　B5判
- 198頁　ISBN 978-4-7581-1789-0

発行　羊土社 YODOSHA

〒101-0052　東京都千代田区神田小川町2-5-1　TEL 03(5282)1211　FAX 03(5282)1212
E-mail：eigyo@yodosha.co.jp
URL：http://www.yodosha.co.jp/

ご注文は最寄りの書店、または小社営業部まで

羊土社のオススメ書籍

Dr.竜馬の やさしくわかる 集中治療 循環・呼吸編

内科疾患の重症化対応に自信がつく！

田中竜馬／著

敗血症，肺炎，COPDなど，病棟や外来でよくみる内科疾患が重症化したときの考え方を，病態生理に基づいて解説．集中治療の基本が面白いほどよくわかり，重症化への適切な対応が身につく！

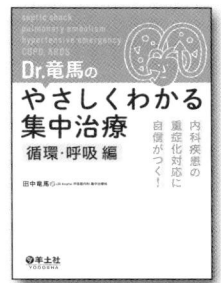

- 定価（本体3,800円＋税）　■ A5判
- 351頁　■ ISBN 978-4-7581-1784-5

Dr.竜馬の 病態で考える 人工呼吸管理

人工呼吸器設定の根拠を病態から理解し，ケーススタディで実践力をアップ！

田中竜馬／著

「患者にやさしい人工呼吸管理」を行いたい方は必読！病態に応じた人工呼吸器の設定や調節，トラブルの対処が根拠から身につきます．軽妙な語り口でスラスラ読めて，専門書では難しい…という初学者にもオススメ！

- 定価（本体5,000円＋税）　■ B5判
- 380頁　■ ISBN 978-4-7581-1756-2

わかって動ける！ 人工呼吸管理ポケットブック

「どうしたらいいのか」すぐわかる，チェックリストと頻用データ

志馬伸朗／編

研修医必携！「こういう時はどうするんだっけ？」現場で知りたいことをすぐ引けて，呼吸器設定や患者評価の表など対応時に役立つデータが満載！設定から調節，離脱，トラブル対応まで，チェックリストで判断できる！

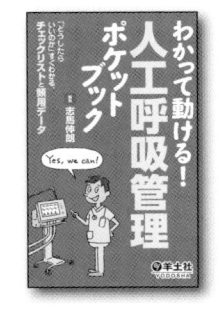

- 定価（本体3,500円＋税）　■ B6変型判
- 189頁　■ ISBN 978-4-7581-1755-5

ビジュアル実践リハ 呼吸・心臓 リハビリテーション 改訂第2版

カラー写真でわかるリハの根拠と手技のコツ

居村茂幸／監
高橋哲也，間瀬教史／編著

呼吸・循環系障害のリハが学べる好評書が改訂！根拠がわかる「知識の整理」編と実際の手技が身につく「リハプログラム」編の2部構成による解説に，「喘息」などの新たな項目を追加．現場ですぐに役立つ1冊です！

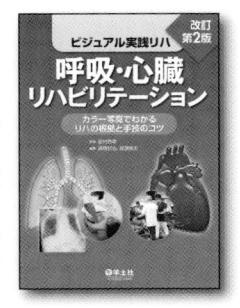

- 定価（本体4,600円＋税）　■ B5判
- 245頁　■ ISBN 978-4-7581-0794-5

発行　羊土社 YODOSHA
〒101-0052　東京都千代田区神田小川町2-5-1　TEL 03(5282)1211　FAX 03(5282)1212
E-mail：eigyo@yodosha.co.jp
URL：http://www.yodosha.co.jp/

ご注文は最寄りの書店，または小社営業部まで

羊土社のオススメ書籍

ステロイドのエビデンス
ステロイドの使い方の答えはここにある

川合眞一／編

感染症やワクチン接種に影響するステロイドの用量は？妊婦・授乳婦にステロイド投与はできる？…等，臨床現場でよく出会う疑問を，エビデンスに基いて解消！ステロイドを使用する，あらゆる診療科の疑問に答えます！

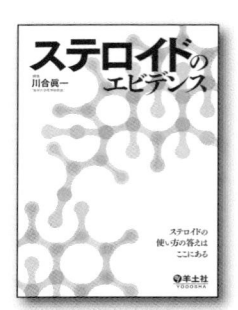

- 定価（本体4,600円＋税）　■ A5判
- 374頁　■ ISBN 978-4-7581-1783-8

改訂版 ステロイドの選び方・使い方ハンドブック

山本一彦／編

大好評書籍の改訂版！新薬追加やガイドライン改訂に合わせ大幅アップデート！どの薬を何錠，何日間？効果がなかったら？副作用が出たら？ステロイドの基礎知識と使用の根拠から疾患別の処方とコツまでわかる一冊.

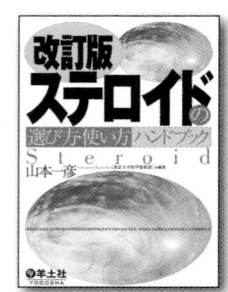

- 定価（本体4,300円＋税）　■ B6判
- 343頁　■ ISBN 978-4-7581-1706-7

症状と患者背景にあわせた 頻用薬の使い分け 改訂版

藤村昭夫／編

頭痛や不眠，めまいなど，よく出合う症状別に頻用する薬の特徴を比較して解説．患者の年齢や基礎疾患，本人の希望などあらゆる状況を考慮した薬選びのコツがよくわかる．処方例も充実し日常診療にすぐ活かせる一冊．

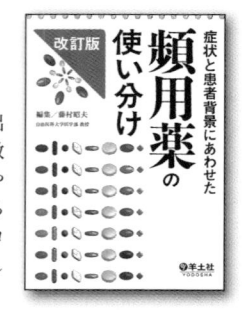

- 定価（本体3,600円＋税）　■ A5判
- 333頁　■ ISBN 978-4-7581-1779-1

プライマリ・ケアでうつを診たら
見立てから治療まで，やさしくわかるうつ病診療

河西千秋／編著
加藤大慈／共著

抑うつ状態の患者さんに出会ったとき，どう対応すればよいか，治療の基盤であるコミュニケーションのとり方，信頼関係をどう構築するか，自殺のリスク・アセスメントなど，わかりやすく解説！ケーススタディやコラムも充実！

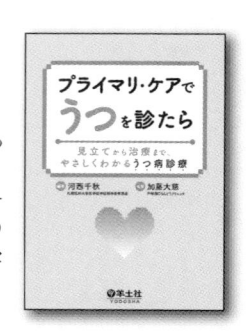

- 定価（本体3,000円＋税）　■ A5判
- 206頁　■ ISBN 978-4-7581-1787-6

発行　羊土社 YODOSHA

〒101-0052　東京都千代田区神田小川町2-5-1　TEL 03(5282)1211　FAX 03(5282)1212
E-mail：eigyo@yodosha.co.jp
URL：http://www.yodosha.co.jp/

ご注文は最寄りの書店，または小社営業部まで